山东省职业教育规划教材

供中职护理、助产及其他医学相关专业使用

健 康 评 估

主　编　包春蕾　战金霞

副主编　郭颖华　赵　欣　王丽萍

编　者（按姓氏汉语拼音排序）

包春蕾（山东省青岛卫生学校）

陈　莹（泰山护理职业学院）

程飞飞（高唐县职业教育中心学校）

郭颖华（曲阜中医药学校）

王丽萍（山东省临沂科技普通中等专业学校）

战金霞（山东省烟台护士学校）

张学增（山东省青岛卫生学校）

赵　欣（山东省济宁卫生学校）

科学出版社

北　京

内 容 简 介

  本书为山东省职业教育规划教材之一,以山东省护理专业课程标准为参考。全书内容包括绪论、健康评估的方法、常见症状评估、身体评估、心理与社会评估、心电图检查、实验室检查、影像学检查、护理病历书写,体现了健康评估的方法和内容。本书注重培养学生技能和解决临床问题的能力,为今后学生的学习打下扎实的基础。

  本书适合中等职业教育护理、助产专业使用,也适合护理工作者参考使用。

图书在版编目(CIP)数据

健康评估 / 包春蕾,战金霞主编. —北京:科学出版社,2019.1
山东省职业教育规划教材
ISBN 978-7-03-059505-8

Ⅰ. 健… Ⅱ. ①包… ②战… Ⅲ. 健康-评估-中等专业学校-教材
Ⅳ. R471

中国版本图书馆 CIP 数据核字(2018)第 260834 号

责任编辑:丁海燕 丁彦斌 / 责任校对:王萌萌
责任印制:徐晓晨 / 封面设计:图阅盛世

科 学 出 版 社 出版
北京东黄城根北街16号
邮政编码:100717
http://www.sciencep.com

北京虎彩文化传播有限公司 印刷
科学出版社发行 各地新华书店经销

*

2019 年 1 月第 一 版 开本:787×1092 1/16
2019 年 1 月第一次印刷 印张:12
字数:272 000

定价:39.80 元
(如有印装质量问题,我社负责调换)

山东省职业教育规划教材质量审定委员会

Preface 前言

健康评估是护理程序的基础，既是护理过程的起点，又贯穿于护理过程的始终。护理过程需要的知识和技能必须通过健康评估课程来培养。因此，健康评估是护理专业学生的职业基础课程，也是医学基础课程和临床专科护理课程间的衔接课程。

本书内容包括绪论、健康评估的方法、常见症状评估、身体评估、心理与社会评估、心电图检查、实验室检查、影像学检查、护理病历书写等，旨在培养学生从身体、心理、社会等方面收集资料，进行以人为中心的评估，结合实验室及其他检查的结果，从护理的角度对个体、家庭或社区现存的或潜在的健康问题及生命过程的反应作出护理诊断，以及监测和判断病情变化的能力，为进一步确立护理目标，制订护理措施奠定基础。

本书体现职业教育培养理念，在每一章正文内容之外设案例、链接/护考链接、自测题，在教材后附实训指导、自测题参考答案、教学基本要求，注重培养学生的技能和解决临床问题的能力。本书注重数字化资源建设，正文中穿插数字化资源点，每章都附有 PPT 课件。

本书在编写过程中得到了科学出版社、各编写单位的大力支持和帮助，在此谨表诚挚的谢意。

由于编写时间紧迫，编者水平有限，书中若有不足之处，敬请广大师生和读者不吝赐教，惠予指正，以便在下次修订时进一步完善。

包春蕾

2018 年 7 月

Contents 目 录

第 1 章　绪论 / 1
第 2 章　健康评估的方法 / 4
　　第 1 节　收集健康资料的方法 / 4
　　第 2 节　健康史评估 / 10
　　第 3 节　资料分析与护理诊断 / 12

第 3 章　常见症状评估 / 16
　　第 1 节　发热 / 16
　　第 2 节　咳嗽与咳痰 / 19
　　第 3 节　咯血 / 20
　　第 4 节　呼吸困难 / 22
　　第 5 节　水肿 / 24
　　第 6 节　恶心与呕吐 / 26
　　第 7 节　呕血与便血 / 27
　　第 8 节　黄疸 / 30
　　第 9 节　意识障碍 / 32

第 4 章　身体评估 / 36
　　第 1 节　一般状态评估 / 36
　　第 2 节　皮肤、浅表淋巴结评估 / 40
　　第 3 节　头部、面部和颈部评估 / 45
　　第 4 节　胸部评估 / 51
　　第 5 节　腹部评估 / 70
　　第 6 节　肛门与直肠评估 / 78
　　第 7 节　脊柱、四肢与关节评估 / 80
　　第 8 节　神经功能评估 / 83

第 5 章　心理与社会评估 / 94
　　第 1 节　心理评估 / 94
　　第 2 节　社会评估 / 99

第 6 章　心电图检查 / 103
　　第 1 节　心电图的基本知识 / 103
　　第 2 节　正常心电图 / 107
　　第 3 节　常见异常心电图 / 112

第 7 章　实验室检查 / 120
　　第 1 节　血液检查 / 121
　　第 2 节　尿液检查 / 127
　　第 3 节　粪便检查 / 133
　　第 4 节　肾功能检查 / 135
　　第 5 节　肝功能检查 / 138
　　第 6 节　脑脊液及浆膜腔积液检查 / 142
　　第 7 节　临床常用生物化学检查 / 144
　　第 8 节　常用的免疫学检查 / 148

第 8 章　影像学检查 / 153
　　第 1 节　X 线检查 / 153
　　第 2 节　计算机体层摄影 / 159
　　第 3 节　磁共振成像 / 161
　　第 4 节　超声检查 / 163
　　第 5 节　放射性核素检查 / 165

第9章　护理病历书写　　　　　　　/ 168

实训指导　　　　　　　　　　　　/ 169

　　实训1　一般状态、皮肤和淋
　　　　　　巴结、头颈部评估　/ 169
　　实训2　肺和胸膜评估　　　　/ 170
　　实训3　心脏和血管评估　　　/ 172
　　实训4　腹部评估　　　　　　/ 173

　　实训5　脊柱、四肢、神经
　　　　　　反射评估　　　　　/ 174
　　实训6　心电图检查与分析　　/ 176

参考文献　　　　　　　　　　　　/ 178

教学基本要求　　　　　　　　　　/ 179

自测题参考答案　　　　　　　　　/ 183

第1章 绪　论

患者，男，36 岁，因饱餐并大量饮酒后出现上腹部疼痛 3 小时入院。疼痛为持续性刀割样，向腰背部放射，伴恶心呕吐，呕吐物为胃内容物。

问题： 1. 患者入院后应该从哪些方面进行评估？

2. 该患者的症状有哪些？

3. 患者做哪些检查有助于诊断？

健康评估（health assessment）是研究诊断个体、家庭及社区对现存的或潜在的健康问题，或生命过程的反应的基本理论、基本技能和临床思维方法的学科，是形成护理理念、从护理的角度思考健康问题的起点课程，是医学基础课程与临床各科护理学课程的桥梁课程，是顺应生物医学模式向生物-心理-社会医学模式转变，适应健康观念和现代护理模式转变而设置的一门课程。

随着人们对卫生保健服务要求的不断提高，实施以患者为中心、以护理程序为基础的整体护理已成为当今的护理理念。护理程序是护士在为患者提供护理照顾时所应用的工作程序，是一种科学的解决问题的方法，是由评估、诊断、计划、实施和评价所组成的循序渐进、不断循环的动态过程，其中健康评估是最为重要、最为关键的环节。它既是执行护理程序的基础，又贯穿于整个护理过程之中，因而全面、完整、正确的评估是确保高质量护理的先决条件。及时、准确的评估，可使护理程序正确运行，使被评估者获得恰当的处理，从而达到减轻痛苦、缩短病程、早期康复、提高生命质量的目的；而错误或延迟的评估，却可使健康问题由简单发展至复杂，由轻微发展至严重，甚至危及生命。美国护士协会（American Nurses Association，ANA）早在 1980 年确定的护理实践标准中就特别强调了评估的重要性："评估阶段为实施高质量的个体化护理提供坚实的基础，需要有标准、完整的评估来推进人类反应的诊断与治疗。"因而，护士作为"健康守护者"，就必须学好各科护理学的基础课程——健康评估，学会健康评估的基本知识、基本技能和基本方法。

一、健康评估的内容

健康评估的内容包括健康评估的方法、常见症状评估、身体评估、心理与社会评估、心电图检查、实验室检查、影像学检查等。

1. 健康评估的方法　健康评估是一个有计划、系统地收集有关评估对象的健康资料，并对资料的价值进行判断的过程。常见的方法有交谈、身体评估、实验室检查和辅助检查评估等，其中最常用、最基本的方法是交谈和身体评估，其最终结果是形成护理诊断。

2. 常见症状评估　症状（symptom）是指患者主观感受到的不适、痛苦或者某些客观病态改变，如咳嗽、咳痰、恶心等。症状作为被评估者健康状况的主观资料，是健康史的重要组成部分。研究症状的发生、发展和演变，以及由此发生的被评估者身心两方面的反应，对护理诊断的形成、临床护理病情的观察起着主导作用。

3. 身体评估　身体评估是指评估者通过自己的感官或借助听诊器、血压表、体温表等辅助工具对被评估者进行全面而系统检查，找出机体正常或异常征象的评估方法。通过对患者进行身体评估所获得的客观征象称为体征（sign），如水肿、心脏杂音等，是形成护理诊断的重要依据。身体评估以解剖生理和病理学等知识为基础，是一种技巧性很强的技能，需要经过反复的学习和训练。正确、娴熟的操作可获得明确的评估结果；反之，则难以达到评估的目的。

4. 心理与社会评估　心理与社会评估是对患者的各种心理现象做出客观量化的评价，以了解患者的心理健康水平。从自我概念、认知水平、情感与情绪、个性、压力与应对、角色与角色适应、文化及家庭、环境等方面全面阐述如何对被评估者进行评估。心理、社会功能与人的生理健康是紧密相关的，通过这种评估为制订心理护理措施提供依据。由于社会与心理评估受主观因素影响较大，资料的收集、分析及结果的判断都比较困难，故其评估结果不能简单地以正常与否来划分。

5. 心电图检查　将心电活动用心电图机描记下来的曲线称为心电图。心电图检查是临床上应用最广泛的检查之一，对心律失常和心肌梗死的诊断具有确诊价值，还可协助心脏房室肥大、心肌缺血、药物作用和电解质紊乱的诊断，另外心电图机和心电监护仪还广泛应用于手术麻醉、危重急症患者的抢救等。

6. 实验室检查　实验室检查是用物理、化学、生物学、分子生物学、微生物学、免疫学、细胞学及遗传学等学科的实验技术，对被评估者的血液、体液、分泌物、排泄物及组织细胞等标本进行检测，以获得反映机体功能状态、病理变化及病因等方面的资料，对协助病因诊断、观察病情、制订护理措施及判断预后等具有重要作用。实验室检查与临床护理有着密切的关系，其检查结果是客观资料的重要组成部分。评估者必须熟悉常用实验室检查的目的、正常值及临床意义，学会正确采集和送检标本。

7. 影像学检查　影像学检查是借助于不同的成像手段显示人体内部结构的影像，帮助了解机体结构、功能状态及其病理变化，并对其他评估结果进行验证和补充。影像学检查包括放射学检查、超声检查、放射性核素检查三个部分。护士应重点熟悉各种检查前的准备、检查中的配合及注意事项，了解常见的正常、异常图像及其临床意义。

8. 护理病历书写　护理病历是将问诊、体格检查、心理与社会评估、实验室及其他辅助检查所获得的资料经过医学的思维后形成的书面记录。它既是护理活动的重要文件，也是有关被评估者病情的法律文件。其格式和内容有严格而具体的要求。

二、健康评估的学习方法与要求

健康评估是一门实践性很强的学科，教学方式与基础课有显著不同，除课堂教学、多媒体与信息化教学、实践操作练习等，更重要的是在医院和社区实践学习。学习方法要灵活多样，注意理论联系实际，勤学苦练，反复实践，巩固强化，不断提高。通过健康评估课程的学习，学生应达到如下要求。

1. 坚持以患者为中心的服务理念，培养爱岗敬业、热忱奉献的职业情感，具有严谨的学习态度和科学的思维能力。

2. 能应用沟通技巧进行健康史的采集，并了解主诉和症状的临床意义。

3. 能独立、规范地进行全面、系统的身体评估，掌握常见的异常体征及临床意义。

4. 掌握心电图描记的方法，能初步识别正常的心电图及常见的异常心电图。

5. 掌握实验室检查标本采集的方法，熟悉检查结果的正常值及临床意义。

6. 熟悉常用影像学检查前准备和术中配合。

7. 对被评估者心理、社会、家庭状况做出整体评估。

8. 能书写完整的护理病历，能根据所收集的资料做出初步的护理诊断。

自 测 题

A₁/A₂ 型题

1.护理程序的第一步是（　　）

A.评估 　　　　　B.诊断

C.计划 　　　　　D.实施

E.评价

2.健康评估的内容不包括（　　）

A.症状评估 　　　B.身体评估

C.实验室检查 　　D.护理病历书写

E.临床诊断

3.实验室检查不包括（　　）

A.血液检查 　　　B.肾功能检查

C.血糖检查 　　　D.X线胸片检查

E.肝功能检查

4.下列临床表现中属于体征的是（　　）

A.头痛 　　　　　B.咳嗽

C.瘀点 　　　　　D.发热

E.呼吸困难

（包春蕾）

第2章 健康评估的方法

健康评估是一个有计划、系统地收集有关评估对象的健康资料，并对资料的价值进行判断的过程。健康评估是护理程序的基础，既是护理过程的起点，又贯穿于护理过程的始终，是一个连续的动态过程。健康资料的收集不仅是评估和进一步形成护理诊断的基础，也为制订和实施护理计划及其评价提供依据，作为护士必须掌握有关健康评估的方法和技巧，以确保所收集资料的准确和完整，并为准确、系统地分析资料，提出正确的护理诊断提供强有力的保证。

第1节 收集健康资料的方法

案例 2-1

患者，男，60岁。农民，小学文化。因持续性右上腹痛2年，伴有恶心、呕吐、厌油腻，消瘦伴皮肤黄染2个月而入院。

问题： 1. 与该患者交谈时应注意哪些方法及技巧？

2. 身体评估时应注意什么？

收集健康资料的方法很多，包括与被评估者交谈、身体评估、阅读有关辅助检查结果及查阅既往健康资料等，其中最常用、最基本的方法是交谈和身体评估。

一、交 谈

交谈是通过护士与患者或其他有关人员之间的语言交流而进行评估的一种方法。交谈的目的是获得健康史等主观资料，并为进一步的身体状况评估提供线索，评价治疗和护理效果，了解患者对医疗和护理的需求。交谈是收集主观资料的主要方法，成功的交谈是正确评估的基础，是护士必须掌握的基本功。

（一）交谈的方式

交谈的方式包括正式交谈和非正式交谈。

1. 正式交谈 指事先通知患者，有目的、有计划地交谈，如入院时收集健康资料。这种交谈方式可以使话题紧紧围绕着交谈的目的而进行，评估者可在短时间内有效地收集到所需要的资料，在正式交谈中，护士往往根据交谈的目的和内容拟出问题，逐一询问患者。一次完整而专业的正式交谈大致可分为准备阶段、开始阶段、展开阶段和结束阶段四部分。

（1）准备阶段：主要是做好心理、物质、环境的准备。

1）明确交谈的目的及内容：交谈前须了解患者的基本情况、主要表现及诊治经过，以明确交谈的目的，拟定交谈提纲，以便有目的、有计划地进行交谈。

2）选择合适的交谈时间：一般在患者入院事项安排就绪后进行，不宜在其就餐或其他不便时交谈，同时应考虑患者的情绪状态，以免影响交谈结果。

3）安排良好的交谈环境：交谈环境应安静、舒适、具有私密性，光线充足，温度适宜。优良的交谈环境能避免受到干扰，使患者放松，较好地说出内心的感受。

（2）开始阶段：是护士与患者之间建立良好护患关系的开始，护士应礼貌地称呼患者，并做自我介绍，说明交谈的目的和所需要的时间。营造轻松、融洽的交谈氛围，使患者愿意敞开心扉，说出自己的想法和感受。

（3）展开阶段：为交谈的主要环节，按照事先准备的交谈提纲，一般从主诉开始，有目的、有顺序地进行，提问应选择一般性易于回答的开放性问题，如"请问您哪儿不舒服？""有多长时间了？"由浅入深，由易到难，逐步展开到现病史、既往史、用药史、成长发育史、家族史等。交谈中对含糊不清、有疑问的内容护士要进行核实，常用的核实方法有澄清、复述、反问、质疑、解析等。

（4）结束阶段：在交谈获得必要的资料后，即可进入结束阶段。护士对本次交谈的内容及效果进行简要的评价小结，并向患者致谢。

2. 非正式交谈　指护士在护理工作中与患者之间的随意交谈，谈话内容不受限制，让患者自由表达。可了解患者的多种信息，从中选择有价值的资料进行记录。

正式交谈和非正式交谈各有利弊，临床上常是两者结合使用。一般情况下，在交谈之初，由于双方不太熟悉，不容易自然交谈，常以正式交谈开始，以后随着交谈的深入、相互间的了解，可以使用非正式交谈，以获取大量的有用信息，同时适当采用正式交谈引导交谈方向。

（二）交谈的注意事项

1. 尊重和关爱患者　护士应和蔼、耐心，以真情实感去同情、体贴、关心患者；对患者应一视同仁，对外观异常或身体有异味患者不可表现出轻视、戏谑、怠慢的态度，以免伤害患者的自尊心；尊重患者的隐私权，对患者不愿回答的问题，不应追问。

2. 避免重复提问　提问时要注意系统性、目的性和侧重性，提出问题后，应认真倾听。重复或杂乱无章的提问，会降低患者对护士的信心和期望。

3. 避免不良的刺激　避免影响沟通进行的不良行为，如露出厌恶、惊讶的表情，这样会增加患者的思想负担，甚至加重病情。

4. 避免使用医学术语　交谈时，护士应使用患者能够理解的、熟悉的词汇与之交流，避免使用一些有特定意义的医学术语，如粪便隐血、黄疸、谵妄、里急后重等。必须要用时，应对医学术语加以解释。

5. 避免不正确的提问方式

（1）暗示性或诱导性问题：暗示性提问是一种为患者提供带有倾向性的特定答案的提问方式，如"您的胸痛是发生在活动后吗？"此时，患者可能会为了迎合评估者而随声附和。这样的暗示往往影响收集资料的准确性。正确的提问方式是，"请问您的胸痛通常在什么情况下发生？"

（2）连续提问：连续提出一系列问题，造成患者对要回答的问题含糊不清。应逐一提问，让患者有思考的时间。

（3）责备性提问：如"你为什么吸那么多烟？"患者难以回答，并可能产生防御心理。

（4）逼问：对敏感的问题或患者不愿意回答的问题不要强行逼问，要尊重患者的隐私。

6. 适当使用非语言沟通技巧　交谈中，适当地应用非语言沟通技巧，可以更好地促进交谈双方的交流。

（1）良好的体态语言及眼神接触：在交谈中，应随时注意姿势、仪态及眼神接触。适时点头或微笑，表示听懂对方所说的话，鼓励交谈继续。护士的眼睛不要一直注视着患者，间歇的眼神接触可以显示对患者的尊重，表示交谈的双方是平等的。

（2）合适的交谈距离：一般以双方能看清楚对方表情，说话不费力又能听清楚。理想的交谈距离为 50～120cm。

（3）触摸：适时的触摸具有鼓励和关爱的含义，有助于建立彼此信任的关系。例如，在对方悲伤的时候轻轻握着他的手，在对方沮丧的时候拍拍他的肩膀，都能给予对方鼓励，稳定对方情绪，获得对方的信任。

（4）沉默：适当的沉默对交谈双方都是有益的。一方面，为患者提供思考问题、组织想法、调整情绪的机会；另一方面，护士可借此观察患者的情绪状态，思考患者所反映的问题。

7. 注意文化差异　不同文化背景的人在人际沟通的方式和对疾病的反应方面存在着明显的差异，护士应了解自己与患者文化间的差异，在交谈中充分体现对他人文化的理解和尊重。

8. 特殊患者的交谈技巧

（1）焦虑与抑郁：是患者常见的负性情绪。焦虑者常有许多非特异性主诉，且混淆不清，语速快，易激动。交谈时，护士对交谈目的应加以说明，所提问题应尽量简单而有条理，同时注意鼓励、宽慰患者，让其缓慢、平静地叙述病情。抑郁者多有孤独、情绪低落、行动迟缓、无助、哭泣、自尊低下、自杀等表现，他一般不会积极参与交谈，也不愿提供有关自己的信息。护士应给予理解、同情和安抚，了解患者平时情绪并加以疏导。

（2）愤怒：愤怒的患者情绪失控，易迁怒于人，容易出现过激行为。与此类患者交谈，护士应采取冷静、克制、理解、宽容的态度，允许患者以无害的方式发泄情绪，以利于交谈的顺利进行。提问应谨慎，以免触怒患者。

（3）病情危重者：对危重患者只做简要询问和重点检查，并立即实施抢救，待病情稳定后再详细询问或从其亲属处获得评估资料。

（4）儿童与老年人：不同年龄的患者因所处的生理、心理发展阶段不同，参与交谈的能力也不同。对于儿童，信息的主要提供者为其父母或监护人，护士可通过与其父母交谈或观察而获取信息；5 岁以上的儿童，已具备一定的交谈能力，可让其补充一些病情的细节，在与他们交谈时应仔细观察并注意其表达及记忆的准确性。老年人因体力、听力、视力的减退，交谈时应减慢语速，提高音量，采取面对面交流的方式，使其能看清护士的表情和口型，问题应简单、易懂。护士提出问题后，应有足够的时间让患者思考、回忆，必要时适当重复。

二、身 体 评 估

身体评估是检查者运用自己的感官或借助简单工具（体温计、血压计、听诊器、叩诊锤等）来了解被检查者身体状况的基本检查方法。身体评估一般在采集完病史之后进行，目的是进一步验证交谈中所获得的有临床意义的症状，发现患者所存在的体征，为确定护理诊断提供客观依据。

身体评估的注意事项如下：

1. 检查环境必须安静、舒适、具有私密性，光线充足，最好在自然光线下进行身体评估。

2. 护士应着装整洁，态度和蔼，关心体贴患者，检查前向患者说明检查的原因、目的和要求，以便取得患者配合。

3. 评估前先洗手，以避免医源性交叉感染。

4. 如患者为卧位时，护士者应站在患者右侧，一般以右手进行检查。

5. 评估应按一定的顺序进行，避免重复或遗漏。通常先进行生命体征和一般状态的评估，然后依次评估头、颈、胸、腹、脊柱、四肢和神经系统，必要时评估外生殖器、肛门和直肠。

6. 评估动作轻柔、准确、规范，内容完整而有重点；做到手脑并用，边评估边思考其解剖位置关系及病理生理意义。

7. 根据病情变化及时复查，以便及时发现新的症状和体征，不断补充和修正评估结果，调整、完善护理诊断及护理措施。

身体评估的基本方法包括视诊、触诊、叩诊、听诊及嗅诊。

（一）视诊

视诊是检查者用视觉来观察被检查者全身或局部情况的检查方法。全身一般状态视诊包括性别、年龄、生命体征、意识状态、营养状况、发育与体型、面容与表情、体位、步态等。局部视诊包括被检查者的皮肤黏膜、头颈、胸部、腹部、脊柱与四肢等。

视诊方法简单，适用范围广，可提供重要的健康资料，有时仅通过视诊就可以明确一些疾病的诊断。评估者必须具有丰富的医学知识、临床经验及敏锐的观察力，才能发现有重要意义的临床征象，否则会出现视而不见的情况。

（二）触诊

触诊是检查者通过手触摸被检查部位后的感觉来判断该部位有无异常的评估方法。手的不同部位对触觉的敏感度不同，其中以指腹和掌指关节的掌面最为敏感，触诊时多用这两个部位。触诊适用范围广，以腹部触诊最常用。

由于触诊目的不同，施加的压力轻重不一，可分为浅部触诊法和深部触诊法。

1. 浅部触诊法 将一只手轻放于被检查部位，以掌指关节和腕关节协同运动，轻柔地进行滑动触摸，触诊深度约为1cm。适用于体表浅在病变的检查。

2. 深部触诊法 用一只手或双手重叠，由浅入深，逐步加压以达深部。触诊深度为4～5cm。适用于检查腹腔病变和腹部器官情况（图2-1），根据检查目的和手法不同分为以下几种。

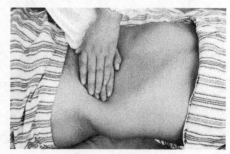

（1）深部滑行触诊法：检查者用右手并拢的二、三、四指指端逐渐触向腹腔脏器或包块，并在其上、下、左、右做滑动触摸。常用于检查腹腔深部包块及胃肠道病变。

图2-1 深部触诊法

（2）双手触诊法：检查者左手置于被检查脏器或包块的背面，并将被检查部位推向右手方向，右手中间三指在相应部位进行触诊。常用于肝、脾及腹腔肿物的触诊。

（3）深压触诊法：用一两个手指逐渐用力深压被检查部位，以探测腹腔深在病变的部位或确定腹部压痛点，如阑尾压痛点、胆囊压痛点等。

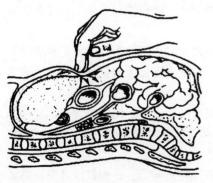

图2-2 冲击触诊法

（4）冲击触诊法：检查时用三四个并拢的手指，取70°～90°角，置于腹壁相应的部位，做数次急速而有力的冲击动作，在冲击时即会出现腹腔内脏器在指端浮沉的感觉，此法一般仅用于大量腹水肝、脾难以触及者（图2-2）。因急速冲击会使腹水患者感到不适，故切勿用力过猛，以免给患者造成不适。

(三) 叩诊

叩诊是指用手指叩击体表某一部位，使之震动而产生音响，根据震动和音响的特点判断被检查部位的脏器有无异常的一种检查方法。叩诊可用于分辨被检查部位组织或器官的位置、大小、形状及密度，如确定肺下界的位置、心界的大小、腹水的有无及量等。

1. 叩诊方法　依据叩诊的目的和手法不同，分为直接叩诊法和间接叩诊法。

（1）直接叩诊法：用右手中间三指的掌面直接拍击被检查部位，借拍击的反响和指下的振动感来判断病变情况。常用于检查胸部、腹部面积较广泛的病变，如大量胸腔积液或腹水等。

（2）间接叩诊法：检查者左手中指第二指节紧贴叩诊部位，其余手指稍抬起，勿与体表接触。右手自然弯曲，以中指指端垂直叩击左手中指第二指节前端。叩诊时以腕关节和掌指关节的活动为主，肘关节和肩关节不参与活动，叩击后右手立即抬起。叩击力量要均匀，叩击动作要灵活、短促、富有弹性。每一叩诊部位应连续叩击2～3下，如未能获得明确印象，可再连续叩击2～3下（图2-3）。

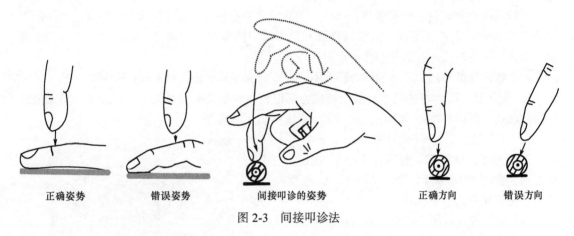

正确姿势　　　　错误姿势　　　　间接叩诊的姿势　　　　正确方向　　　错误方向

图2-3　间接叩诊法

2. 叩诊音　由于被叩击部位的组织或脏器的密度、弹性、含气量、与体表的距离不同，叩击时产生的音响强弱（振幅）、音调高低（频率）及振动持续时间也不同。临床将其分为：

（1）清音：是一种音调较低、音响较强、振动时间较长的叩诊音，为正常肺部叩诊音，提示肺组织的弹性、含气量、密度正常。

（2）浊音：是一种音调较高、强度较弱、振动持续时间较短的叩诊音。正常情况下产生于叩击少量含气组织覆盖的实质脏器，如心脏和肝脏的相对浊音区；病理情况下见于肺部炎症所致肺组织含气量减少时。

（3）实音：是一种音调较浊音更高、强度更弱、振动持续时间更短的叩诊音。正常情况下见于叩击无肺组织覆盖区域的心脏和肝脏所产生的音响；病理情况下见于大量胸腔积液或肺实变等。

（4）鼓音：是一种音响较清音更强，振动持续时间也较长的叩诊音。在叩击含有大量气体的空腔器官时出现，正常情况下见于左前下胸部的胃泡区和腹部；病理情况下见于肺内空洞、气胸、气腹等。

（5）过清音：是一种介于鼓音与清音之间的叩诊音，音调较清音低，音响较清音强。临床上主要见于肺组织含气量增多、弹性减弱时，如肺气肿。

护考链接

患者，男，56 岁，有慢性咳嗽、咳痰史 10 余年，今晨剧咳时突感右侧胸痛，呼吸困难明显，查体：口唇发绀，右肺叩诊闻及鼓音，该患者可能为（　　）

A. 自发性气胸　　　　B. 肺气肿　　　　C. 胸腔积液　　　　D. 肺炎　　　　E. 肺癌

答案： A。分析：气胸叩诊闻及鼓音，并有突发呼吸困难与胸痛。

（四）听诊

听诊是检查者根据被检查者身体各部位发出的声音判断其正常与否的一种检查方法。听诊是身体评估的重要手段，在心、肺检查中尤为重要，常用以听取呼吸音、心音、杂音及心律等。

1. 听诊方法

（1）直接听诊法：用耳直接贴于被检查者的体表进行听诊的方法。听到的声音一般较弱，现已很少使用，仅用于某些特殊或紧急情况下。

（2）间接听诊法：是借助听诊器进行听诊的方法，为临床常用方法。此法简便，应用范围广，对器官运动的声音可起放大作用，常用于心脏、肺脏、腹部、血管等听诊。

2. 注意事项

（1）听诊环境须安静、温暖、避风。寒冷可引起肌束震颤，产生附加音，影响听诊效果。

（2）根据病情采取适当体位，充分暴露被检查部位，并使肌肉放松。

（3）正确使用听诊器。听诊器由耳件、体件和软管三部分组成（图 2-4）。听诊前应注意耳件方向是否正确，管腔是否通畅。体件有钟型和膜型两种，钟型体件适用于听取低音调的声音，如二尖瓣狭窄时的舒张期隆隆样杂音；膜型体件适用于听取高音调的声音，如呼吸音、心音、肠鸣音等。使用时应紧贴被检查部位。

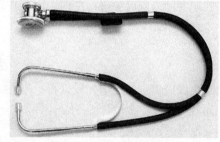

图 2-4　听诊器

（4）听诊时注意力要集中，听诊肺部时要避免心音的干扰，听诊心脏时要避免呼吸音的干扰。

（五）嗅诊

嗅诊是用嗅觉来判断发自被检查者的异常气味与疾病关系的一种检查方法。这些异常气味多来自皮肤、黏膜、呼吸道、胃肠道、呕吐物、排泄物、分泌物、脓液和血液等。常见的异常气味及其临床意义见表 2-1。

表 2-1　临床常见异常气味及其临床意义

异常气味	临床意义
痰液恶臭味	支气管扩张或肺脓肿
恶臭的脓液	气性坏疽
尿液呈鼠尿味	苯丙酮尿症
呼气呈刺激性蒜味	有机磷农药中毒
呼气呈烂苹果味	糖尿病酮症酸中毒
呼气呈氨味	尿毒症
呼气呈肝腥味	肝性脑病

1. 汗液味 正常人的汗液无强烈刺激性气味。酸性汗味见于发热性疾病，如风湿热或长期服用水杨酸、阿司匹林的患者；特殊狐臭味见于腋臭者。

2. 痰液味 正常痰液无特殊气味。血腥味见于大量咯血患者；恶臭味见于支气管扩张或肺脓肿患者。

3. 脓液味 脓液有恶臭味提示有气性坏疽。

4. 呕吐物 呕吐物呈酸臭味提示食物在胃内滞留时间长，见于幽门梗阻患者；呕吐物有粪臭味见于肠梗阻患者。

5. 粪便味 腐败性臭味见于消化不良或胰腺功能不足；腥臭味见于细菌性痢疾；肝腥味见于阿米巴痢疾。

6. 尿液味 尿液出现浓烈的氨味见于膀胱炎及尿潴留；鼠尿味见于苯丙酮尿症；大蒜味见于有机磷农药中毒。

7. 呼气味 刺激性蒜味见于有机磷农药中毒；烂苹果味见于糖尿病酮症酸中毒；氨味见于尿毒症；肝腥味见于肝性脑病。

第 2 节 健康史评估

一、健康史评估的方法和注意事项

健康史评估的基本方法是交谈。成功的交谈是确保健康资料完整性和准确性的关键。不仅在患者刚入院时要进行交谈，而且在患者整个住院期间应随时进行交谈（方法和注意事项详见本章第 1 节）。

二、健康史评估的内容

健康史主要包括一般资料、主诉、现病史、既往史、用药史、成长发展史、婚姻生育史和家族史。

（一）一般资料

一般资料包括患者的姓名、性别、年龄、职业、民族、籍贯、婚姻状况、文化程度、宗教信仰、工作单位、家庭地址及电话号码、入院日期、记录日期、入院方式、入院诊断、病史陈述者及可靠程度等。

（二）主诉

主诉是患者感受到最主要、最明显的症状或体征及其持续时间，也是本次就诊的最主要原因。主诉要求简明扼要，并注明主诉自发生到就诊的时间，如"发热、咳嗽 2 天"。一般不超过 20 字，或不超过 3 个主要症状。若主诉症状在 1 个以上，应按发生的先后顺序排列，如"低热、咳嗽 2 年，咯血 3 天"。记录主诉应尽可能使用患者自己的语言，而不是诊断用语，如"风湿性心脏病 3 年"，应记述为"活动后气促 3 年"。

（三）现病史

现病史是健康史的主体部分，即围绕主诉详细描述疾病的发生、发展、演变和诊治的全过程，包括：

1. 起病情况与患病时间 包括起病的时间、起病时的环境及起病缓急。

2. 主要症状及其特点 主要症状出现的部位、性质、持续时间、发作频率、严重程度及有无使其加重或减轻的因素等。

3. 病情的发展与演变 患病过程中主要症状的变化或有无新症状出现。

4. 伴随症状 指与主要症状同时或随后出现的其他症状，应记录其发生的时间、特点和演变情况，与主要症状之间的关系等。

5. 诊断、治疗和护理经过 包括发病后曾于何时、何地做过何种检查和治疗。已接受治疗者，应询问治疗方法，使用过的药物名称、用法、剂量、疗效和不良反应，已采取的护理措施及其效果等。

6. 一般情况 患病后精神、体力、食欲与食量、体重的变化，睡眠与大小便的情况等。

（四）既往史

既往史包括患者既往健康状况、曾患疾病（包括传染病）、手术外伤史、预防接种史及过敏史等，特别是与现病史有关的疾病。一般按疾病发生的先后顺序记录。主要内容：①既往患过的疾病；②急、慢性传染病史、地方病史；③手术外伤史，包括手术或外伤的名称、日期及有无后遗症等；④预防接种史，包括预防接种类型及接种时间；⑤过敏史，包括食物、药物、环境因素中已知过敏物质等。

（五）用药史

用药史包括患者过去及现在使用药物的名称、用法、剂量及不良反应等。特别要询问是否有药物过敏史，对有药物过敏者，应记录药物的名称、过敏时间、过敏反应等。

（六）成长发展史

成长发展史是反映患者健康状况的重要指标之一。

1. 生长发育史 根据患者所处的生长发育阶段，判断其生长发育是否正常。对于儿童主要询问家长，了解出生时的情况及生长发育情况。

2. 月经史 包括月经初潮的年龄、月经周期和经期天数、经血量和颜色、经期症状、有无痛经和白带、末次月经日期或绝经年龄。记录格式如下：

$$初潮年龄 \frac{行经期（天）}{月经周期（天）} 末次月经时间或绝经年龄$$

3. 个人史 包括出生地、居住地区（尤其是疫源地和地方病流行区）和居留时间、受教育程度、经济生活和业余爱好等社会经历；工种、工作环境、接触有害毒物的情况及劳动保护措施；生活起居、饮食规律与卫生习惯；有无烟酒嗜好，时间和摄入量，有无其他不良嗜好；有无不洁性生活史，是否患过性病等。

（七）婚姻生育史

1. 婚姻史 包括婚姻状况（已婚或未婚）、结婚年龄、配偶健康状况、性生活情况、夫妻关系等。

2. 生育史 包括妊娠与生育次数、人工或自然流产次数、有无死产、手术产、围生期感染及计划生育情况等。男性患者应询问是否患过影响生育的疾病。

（八）家族史

家族史包括双亲与兄弟、姐妹及子女的健康和疾病情况，特别应询问是否患有与患者相同的疾病，有无与遗传有关的疾病。对已死亡的直系亲属要询问死因与年龄。

第3节 资料分析与护理诊断

一、资料分析

资料分析是将收集到的资料进行整理核实和分析判断的过程，以确保做出正确的护理诊断。

1. 找出异常 护士利用所学的基础医学知识、护理学知识、人文科学知识，对资料进行解释、推理，判断其是否正常，以发现异常。

2. 找出相关因素或危险因素 发现异常后，应进一步寻找引起异常的相关因素或危险因素，为形成护理诊断提供线索和可能性，对指导护士制订护理措施具有重要意义。

二、资料来源

健康评估所收集的资料可以是被评估者或有关人员主观描述，也可以是身体评估、器械检查或实验室等辅助检查的结果；既可以是目前的健康资料，也可以是既往的资料。资料可来源于以下几个方面：

1. 被评估者本人 是资料的主要来源。被评估者本人所提供的资料如患病后的感受、对健康的认识及需求、求医的目的与要求、对治疗及护理的期望等，被评估者本人最清楚，也最能准确地加以表述，因此最为可靠。此外，还可从其他人员或记录中获取所需资料来进一步证实和充实被评估者本人的资料。

2. 被评估者的亲属或与之有关的人员 如父母、至亲好友、同事、老师、保姆及邻居等，他们对被评估者生活或工作的环境、既往的生活习惯、身心健康状况等有较全面的了解，这些资料对确定护理诊断、制定护理计划等有重要的参考价值。

3. 目击者 指目睹被评估者发病过程的人员，可提供有关被评估者发病当时的状况及病因和病情进展等资料。

4. 其他卫生保健人员 指与被评估者有关的主管医师、心理医师、营养师、理疗师及其他护理人员等，可收集与之相关的诊疗、护理措施，对治疗、护理的反应，就医行为等身心两方面的资料。

5. 目前或既往的健康记录或病历 如儿童预防接种记录、健康体检记录、病历记录等，可印证被评估者等所提供资料的准确性。

6. 实验室及其他检查报告 是指各种实验室检查结果、影像检查、心电图检查报告等。

三、资料分类

为了更好地收集、整理、分析健康资料，根据健康资料不同的来源、资料的主客观性及产生的时间不同，可将其分为主观资料和客观资料、目前资料和既往资料。

1. 主观资料 是患者对于健康状态的主观感觉和情绪体验，可以通过与患者及有关人员交谈获得，包括患者的主诉、亲属的代诉及经提问而获得的有关患者健康状况等的描述。主观资料不能经评估者直接观察或检查。患者主观感受到的不适或某些客观病态改变称为症状，如头痛、发热、咳嗽、呕吐等。症状是主观资料的重要组成部分。

2. 客观资料 是指经观察、体检及借助医疗仪器检查等所获得的有关被评估者健康状态的资料。客观检查到的病态表现称为体征,如皮疹、肝脾肿大、心脏杂音等。体征是形成护理诊断的主要依据。

3. 目前资料 是指现在发生的有关疾病的状况。例如,疾病的演变过程、现在的体温、脉搏、呼吸、血压或疼痛所表现的状态等。

4. 既往资料 指在此之前发生的有关疾病的状况,包括既往病史、治疗史、过敏史等。

健康评估过程中,主观资料的获得可指导客观资料的收集,而客观资料则可进一步证实或补充所获得的主观资料。对于健康评估来说,主观资料和客观资料同等重要,都是构成护理诊断依据的重要来源。因此必须将各种类型的资料组合起来,通过综合分析和判断,才能达到为确定护理诊断、制订和实施护理计划提供完整、准确和客观的健康资料的目的。此外,还需经常将目前资料与既往资料进行对照比较,以便于问题的确定或排除。

四、资料整理

健康资料内容庞杂,必须采用适当的方法进行归类整理,使相关的资料组合在一起,才能有效避免资料出现遗漏。常用的归类方法有 3 种。

1. 按马斯洛的需要层次理论归类 可将健康资料分为 5 个方面:生理需要、安全需要、爱与归属的需要、尊重与被尊重的需要、自我实现的需要。这种归类方法虽然和护理诊断没有直接的对应关系,但有利于指导护士从患者的生理、心理、社会等各个方面去收集资料。

2. 按戈登的功能性健康型态归类 可将健康资料分为 11 个型态,即健康感知与健康管理型态、营养与代谢型态、排泄型态、活动与运动型态、睡眠与休息型态、认知与感知型态、自我感知与自我概念型态、角色和关系型态、性与生殖型态、应对与应激耐受型态、价值与信念型态。这种归类方法和护理诊断有直接的对应关系,因为每个功能性健康型态下都有相应的护理诊断,健康资料归类后,如发现有功能异常或处于功能异常的危险之中,可从其所属功能性健康型态下选择相应的护理诊断。

3. 按 NANDA(北美护理诊断协会)分法 II 的领域归类 可将健康资料分为 13 个领域,即健康促进、营养、排泄、活动与休息、感知与认知、自我感知、角色关系、性、应对与应激耐受性、生活准则、安全与防御、舒适、成长与发展。此类归类方法和护理诊断有直接的对应关系,也可在相应领域所提供的护理诊断中进行选择。

五、提出护理诊断

北美护理诊断协会(North American Nursing Diagnosis Association,NANDA)在 1996 年将护理诊断定义为:护理诊断是护士针对个人、家庭或社区对现存的或潜在的健康问题或生命过程的反应的一种临床判断。护理诊断为护士在其职业范围内选择护理措施提供了依据,是护士为达到预期结果选择护理措施的基础,这些结果应由护士负责。NANDA 将护理诊断分为现存的护理诊断、有危险的护理诊断、可能的护理诊断、健康的护理诊断和综合的护理诊断 5 种类型。不同类型的护理诊断,其构成亦不同。

护理诊断确立后,若同时存在多个护理诊断和合作性问题,还需将这些诊断或合作性问题按重要性和紧迫性排出主次顺序,以便护士根据问题的轻、重、缓、急执行护理措施。一般按首优问题、中优问题和次优问题进行排序,同时也应注意排序的可变性(详见护理学基础相关章节)。

自 测 题

A_1/A_2 型题

1. 患者，女，34岁。因急性阑尾炎入院。护士收集资料时，询问："您感到哪里不舒服？"这一问题属于（　　）

A. 间接问题　　　　B. 主观问题

C. 开放性问题　　　D. 闭合性问题

E. 非指导问题

2. 有关交谈不正确的是（　　）

A. 要使用通俗的语言

B. 要给患者一定的暗示

C. 要全面了解、重点突出

D. 小儿可询问监护人，昏迷患者可询问知情者

E. 危重患者扼要询问后先抢救

3. 下列主诉的书写方式正确的是（　　）

A. 头痛3年，咳嗽、咳痰2天

B. 发热、咳嗽

C. 腹痛、腹泻2天并加重

D. 上腹痛，呕血近500ml

E. 腹痛伴里急后重2天

4. 现病史中不包括（　　）

A. 起病的情况

B. 主要症状的特点

C. 主要体征的特点

D. 病情的发展演变情况

E. 伴随症状

5. 属于既往史内容的是（　　）

A. 目前健康状况　　　B. 社会经历

C. 烟酒嗜好　　　　　D. 疫区居住情况

E. 曾患疾病的时间及诊治情况

6. 患者，女，17岁。间断咯血2年，每月发作1次，同时伴有下腹坠痛，无心慌气短、发热、盗汗，无胸痛、咳痰，需进一步询问（　　）

A. 既往史　　　　　B. 月经史

C. 结核病史　　　　D. 家族史

E. 吸烟史

7. 腹部评估以下列哪种方法为主（　　）

A. 视诊　　　　　　B. 触诊

C. 叩诊　　　　　　D. 听诊

E. 嗅诊

8. 有关间接叩诊方法，下列哪项是错误的（　　）

A. 以左手指紧贴叩诊部位

B. 右手中指指端叩击左手中指第二指骨的前端

C. 叩击方向应与叩诊部位的体表垂直

D. 叩诊时应以腕关节与指掌关节的活动为主

E. 叩击后立即抬起

9. 下列关于各种叩诊音的临床意义不正确的是（　　）

A. 清音为正常肺部叩诊音

B. 浊音见于肺炎

C. 实音见于大量胸腔积液

D. 鼓音见于正常的胃泡区

E. 过清音见于气胸

10. 下列情况叩诊呈过清音的是（　　）

A. 气胸　　　　　　B. 肺气肿

C. 胸腔积液　　　　D. 肺实变

E. 胃泡区

11. 有关听诊的叙述不正确的是（　　）

A. 听诊检查不一定使用听诊器才能进行

B. 听诊器的体件要紧贴检查部位，以免产生皮肤摩擦音

C. 听诊时注意充分暴露患者躯体

D. 听诊时可播放背景音乐让患者放轻松

E. 脏器活动时产生的声音有些可以用耳直接听取

12. 关于听诊不正确的是（　　）

A. 常用于胸部检查

B. 直接听诊法在临床上已经很少使用

C. 间接听诊法在临床上广泛应用

D. 听诊应在安静状态下进行

E. 不宜听取肠鸣音

13. 对糖尿病酮症酸中毒患者嗅诊可收集到（　　）

A. 呼气味为烂苹果味

B. 呼气味为氨味

C. 呼气味为蒜味

D. 呼气味为酒味

E. 呼气味为肝臭味

14. 患者呼气味为大蒜味，见于（　　）

A. 有机磷农药中毒

B. 糖尿病酮症酸中毒

C. 尿毒症

D. 肝性脑病

E. 阻塞性黄疸

15. 戈登功能性健康型态分类法共有几个功能型态（　　）

A. 8 个　　　　　　　　B. 9 个

C. 10 个　　　　　　　D. 11 个

E. 12 个

（包春蕾）

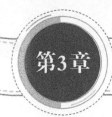

第3章

常见症状评估

症状是指患者主观感受到的不适、痛苦或某些客观病态改变；体征是指医护人员通过感官或借助简单的工具对患者进行体格检查所获得的客观征象。广义的症状也包括一些体征，有些异常既是症状也是体征，如黄疸、水肿、发热。症状是健康史的重要组成部分，是提出护理诊断的重要线索及依据，也是反映病情的重要指标之一。症状评估也能为身体评估和其他评估提供线索。

第1节 发 热

案例 3-1

患者，男，22岁。5天前上班路上遭遇大雨。4天前出现寒战、发热、乏力，自测体温波动于39.5～40.2℃，自行服用"清开灵颗粒"后仍然体温不降，遂来医院就诊。

问题： 1. 如何收集与该患者发热相关的健康资料？

2. 如何应用发热的评估要点对收集到的健康资料进行评估？

正常人的体温受体温调节中枢所调控，使产热和散热过程呈动态平衡，保持体温在相对恒定的范围内，一般为36～37℃。机体在致热源作用下或其他原因引起体温升高超出正常范围，称为发热（fever）。

一、病因及发生机制

（一）病因

引起发热的原因很多，临床可分为感染性发热和非感染性发热。

1. **感染性发热** 感染是临床上引起发热的主要原因。各种病原微生物如病毒、细菌、支原体、衣原体、立克次体、螺旋体、真菌、寄生虫等引起的感染，不论是急性还是慢性，局部或全身均可出现发热。

2. **非感染性发热** 引起非感染性发热有下列几类原因。

（1）无菌坏死组织的吸收：如大面积烧伤、手术组织损伤、急性心肌梗死等。

（2）抗原-抗体反应：如风湿热、药物热、血清病、自身免疫性疾病等。

（3）内分泌代谢障碍：如甲状腺功能亢进症、重度脱水等。

（4）皮肤散热减少：如广泛性皮炎、鱼鳞病、慢性心力衰竭等。

（5）体温调节中枢功能障碍：如中暑、安眠药中毒、颅内出血、颅内肿瘤、颅脑细胞损伤等。

（6）自主神经功能紊乱：属功能性发热的范畴。患者多表现为低热，常伴有其他自主神经功能紊乱的表现，如夏季发热、感染性发热治愈后低热等。

（二）发生机制

1. **致热源性发热** 是导致发热的主要原因，根据致热源的来源又可分外源性致热源和内源性致热源两大类。

（1）外源性致热源：如微生物病原体及其产物、炎症渗出物、无菌性坏死组织、抗原-抗体复合物等，不能直接作用于体温调节中枢，而是通过激活血液中的中性粒细胞、嗜酸性粒细胞和单核吞噬细胞系统，使其产生并释放内源性致热源而引起发热。

（2）内源性致热源：又称白细胞致热源，如白细胞介素、肿瘤坏死因子和干扰素等。通过血-脑屏障直接作用于体温调节中枢，使体温调定点上移，体温调节中枢重新发出冲动，使机体产热增加，散热减少，最终使产热大于散热，体温升高引起发热。

2. 非致热源性发热　由于体温调节中枢直接受损如脑出血、颅脑外伤，或有引起产热过多及散热减少的疾病如甲状腺功能亢进症、广泛性皮肤病等。

二、发热的临床表现

（一）临床过程

发热的过程可分为 3 个阶段。

（1）体温上升期：常表现为乏力、肌肉酸痛、皮肤苍白、畏寒或寒战、无汗。此期产热大于散热，体温升高。体温上升有两种方式：体温在数小时内达 39～40℃或以上，常伴有寒战，称为骤升型，见于疟疾、大叶性肺炎、败血症、流感、急性肾盂肾炎、输液反应等；体温在数日内逐渐上升达高峰，多不伴寒战，称为缓升型，见于伤寒、结核病及布氏杆菌病等。

（2）高热期：是指体温上升达高峰后保持一定时间，持续时间长短可因病因不同而不尽相同，产热和散热过程在较高的水平上保持相对平衡。临床表现为皮肤潮红、灼热，呼吸深快，寒战消失，开始出汗并逐渐增多。

（3）体温下降期：体温中枢的体温调定点逐渐恢复正常，产热减少，散热增加，使体温降至正常水平。此期表现为出汗多、皮肤潮湿。体温下降有两种方式：在数小时内迅速下降至正常，称为骤降；体温在数天内逐渐降至正常，称为渐降。

（二）临床特点

1. 发热的分度　以口腔温度为标准，可将发热分为：低热（37.3～38.0℃）、中等度热（38.1～39.0℃）、高热（39.1～41.0℃）、超高热（41.0℃以上）。

2. 热型　将患者不同时间的体温数值记录在体温单上然后连接起来形成体温曲线，该曲线的不同形状（形态）称为热型。临床上常见热型有以下几种。

（1）稽留热：体温维持在 39.0～40.0℃或以上水平达数日或数周，24 小时内波动范围不超过 1.0℃（图 3-1）。常见于肺炎球菌性肺炎、伤寒等。

（2）弛张热：体温常高达 39.0℃以上，24 小时内波动范围大于 2.0℃，最低时在正常水平以上（图 3-2）。常见于败血症、风湿热、重症结核病及化脓性感染等。

（3）间歇热：体温骤升达高峰后持续数小时，又迅速降至正常，无热期可持续 1 天或数天，如此高热期与无热期反复交替出现（图 3-3）。常见于疟疾、急性肾盂肾炎等。

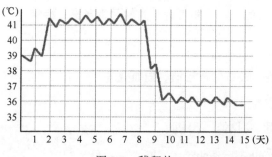

图 3-1　稽留热

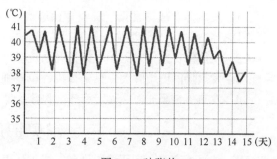

图 3-2　弛张热

（4）波状热：体温逐渐上升达 39.0℃或以上，持续数天后又逐渐降至正常水平，再过数日后体温又逐渐升高，如此反复多次（图 3-4）。常见于布氏杆菌病。

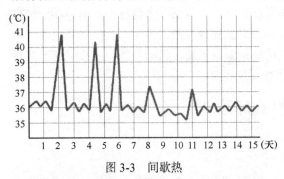
图 3-3　间歇热

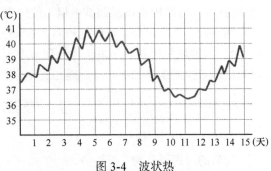
图 3-4　波状热

（5）回归热：体温骤升至 39℃或以上，持续数天后又骤然下降至正常水平，数日后又出现高热，这样高热期与无热期各持续数日规律地交替出现（图 3-5）。可见于回归热、霍奇金病等。

（6）不规则热：发热的体温曲线无一定规律（图 3-6）。可见于结核病、风湿热、支气管肺炎、胸膜炎等。

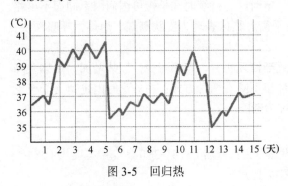
图 3-5　回归热

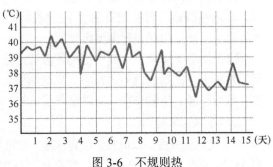
图 3-6　不规则热

✎ 护考链接

体温持续在 39.0～40.0℃或以上水平，持续数天或数周，24 小时以内波动范围不超过 1.0℃，称之为（　　）

A. 弛张热　　　　　　　　　B. 间歇热　　　　　　　　　C. 回归热

D. 稽留热　　　　　　　　　E. 波状热

答案：D。分析：考察稽留热特点。

（三）伴随症状

1. 发热伴寒战　常见于肺炎球菌肺炎、败血症、急性胆囊炎、急性肾盂肾炎、疟疾、流行性脑脊髓膜炎、急性溶血、输液反应等。

2. 发热伴昏迷　常见于中枢神经系统感染或急性脑血管病。

3. 发热伴淋巴结肿大　见于传染性单核细胞增多症、淋巴瘤、白血病等。

4. 发热伴结膜充血　见于麻疹、斑疹伤寒等。

三、常见护理诊断 / 问题

1. 体温过高　与病原体感染和（或）体温调节中枢功能障碍有关。

2. 体液不足 与出汗过多和（或）液体摄入量不足有关。

3. 营养失调：低于机体需要量 与长期低热代谢率增高和营养物质摄入不足有关。

4. 潜在并发症：意识障碍、惊厥。

第 2 节 咳嗽与咳痰

案例 3-2

患者，男，60 岁。反复咳嗽、咳痰 20 余年。痰液为白色黏液痰，偶有脓性痰，早晚明显，每年发作 3 个月以上，多在冬春季节发作，近 10 年来出现活动后气短且进行性加重，3 天前受凉后病情加重入院。查体：桶状胸，肺部叩诊闻及过清音。

问题： 1. 该患者的主要症状是什么？

2. 发生上述症状的可能原因是什么？

3. 该患者主要的护理诊断有哪些？

咳嗽（cough）是一种保护性反射动作，通过咳嗽能有效清除呼吸道内的分泌物或进入气道内的异物。但长期、频繁、剧烈的咳嗽会影响工作、休息，引起呼吸肌疼痛，则属病理现象。咳痰（expectoration）是通过咳嗽动作将呼吸道的分泌物或肺泡内的渗出物排出体外的过程。

一、病因及发病机制

（一）病因

1. **呼吸系统疾病** 是引起咳嗽、咳痰最常见的原因。呼吸道黏膜受到刺激时，均可引起咳嗽，如吸入刺激性气体及异物、炎症、出血、肿瘤等。胸膜受到刺激（如胸膜炎、自发性气胸、胸腔穿刺）时也可引起咳嗽。

2. **心血管疾病** 二尖瓣狭窄或其他原因所致左心衰竭引起肺淤血、肺水肿时，因肺泡和支气管内的漏出液或渗出液刺激肺泡壁、支气管黏膜引起咳嗽。

3. **神经和精神因素** 中枢神经系统疾病刺激咳嗽中枢、膈神经反射或迷走神经（耳支）反射，可引起神经反射性咳嗽；神经官能症如习惯性咳嗽、癔症亦可引起咳嗽。

（二）发病机制

1. **咳嗽** 是由延髓咳嗽中枢受刺激所引起。刺激主要来自呼吸道黏膜、肺泡与胸膜，经迷走神经、舌咽神经、三叉神经和皮肤的感觉神经传导；激动通过喉下神经、膈神经和脊神经分别传到咽肌、声门、膈肌与其他呼吸肌，引起咳嗽动作。

2. **咳痰** 正常支气管黏膜腺体和杯状细胞只分泌少量黏液，使呼吸道保持湿润。在炎症、过敏因素及物理因素刺激等病理情况下，黏膜充血、水肿、黏液分泌增多，毛细血管通透性增大，浆液渗出增多，与组织破坏产物、吸入的异物等一起混合成痰。痰液借助支气管上皮细胞的纤毛运动、支气管平滑肌收缩及咳嗽的冲击力将其排出体外。

二、临床表现

（一）临床特点

1. **咳嗽的性质** 咳嗽无痰或痰量很少称为干性咳嗽，常见于急性咽喉炎、急性支气管炎初期、胸膜炎、肺结核、肺癌、支气管异物等。咳嗽伴有痰液称湿性咳嗽，常见于慢性支气管炎、支气管扩张、肺脓肿、肺炎和空洞性肺结核等。

2. 咳嗽的时间和规律　突发性咳嗽常见于吸入刺激性气体或异物、百日咳、支气管哮喘等；长期慢性咳嗽常见于慢性支气管炎、支气管扩张、肺结核等；周期性咳嗽可见于慢性支气管炎或支气管扩张，且往往体位改变时咳嗽、咳痰加重；卧位时咳嗽明显，以左心衰竭常见。

3. 咳嗽的音色　咳嗽声音嘶哑多为声带炎症或肿瘤压迫喉返神经所致；金属音调咳嗽见于纵隔肿瘤、主动脉瘤、支气管肺癌等压迫气管；阵发性连续剧咳伴高调吸气回声（鸡鸣样咳嗽），见于百日咳、会厌和喉部疾病、气管受压等。

4. 痰的性状和量　白色黏液痰常见于支气管炎、支气管哮喘等；黄色脓性痰见于呼吸系统化脓性感染，伴恶臭提示厌氧菌感染；血性痰见于支气管扩张、肺结核、肺癌等；大量脓痰，静置后分三层（上层为泡沫，中层为浆液或浆液脓性，下层为坏死组织），且排痰与体位有关，常见于支气管扩张、肺脓肿、支气管胸膜瘘；大量粉红色泡沫痰见于急性肺水肿；铁锈色痰见于肺炎链球菌肺炎。

✎ 护考链接

　　患者，男，20岁。淋雨后出现寒战、高热、乏力，自测体温波动于39.0～41.0℃，伴有咳嗽、咳痰和胸痛，痰液呈铁锈色，该患者最有可能的疾病是（　　）

A. 肺脓肿　　　　　　　　B. 慢性支气管炎　　　　　　　C. 肺炎链球菌肺炎

D. 支气管哮喘　　　　　　E. 肺结核

答案： C。分析：铁锈色痰见于肺炎链球菌肺炎。

（二）伴随症状

咳嗽伴发热提示呼吸系统感染；咳嗽伴胸痛，多见于肺炎、胸膜炎、支气管肺癌、自发性气胸等；咳嗽伴咯血见于支气管扩张、肺结核、支气管肺癌等；有大量脓痰，见于支气管扩张症、肺脓肿、肺囊肿合并感染等；伴哮鸣音，常见于慢性支气管炎、慢性阻塞性肺气肿、支气管哮喘等。

三、常见护理诊断/问题

1. 清理呼吸道无效　与痰液黏稠、咳嗽无力等有关。
2. 活动无耐力　与长期频繁咳嗽和机体缺氧有关。
3. 有窒息的危险　与呼吸道分泌物阻塞大气道有关。
4. 潜在并发症：自发性气胸。

第3节 咯　　血

案例3-3

　　患者，男，20岁。咳嗽、咳脓痰、反复咯血8年。3天前咳嗽加重，咳脓痰，痰量增多，今晨突然咯血600ml而入院。身体评估：T 39.8℃，P 106次/分，R 35次/分，BP 95/75mmHg，消瘦，紧张不安，呼吸急促。

问题： 1. 该患者主要的症状是什么？

　　　　 2. 根据咯血量，该患者属于什么程度咯血？

　　　　 3. 该患者主要的护理诊断有哪些？

咯血（hemoptysis）是指喉及喉以下的呼吸道任何部位的出血，经口腔咯出。临床表现为痰中带血或大量咯血，大咯血可引起窒息或休克，危及生命。须与口腔、鼻、咽部出血或上消化道出血引起的呕血相鉴别。

一、病因和发病机制

（一）病因

1. 支气管疾病　如支气管炎、支气管扩张、支气管内膜结核、支气管肺癌等。

2. 肺部疾病　如肺结核、肺炎、肺脓肿、肺梗死等。

3. 心血管疾病　最常见于风湿性心脏病二尖瓣狭窄和各种原因所致的左心衰竭。此外，先天性心脏病、肺动脉高压时也可引起咯血。

4. 其他疾病　某些急性传染病（钩端螺旋体病肺出血型、流行性出血热等），血液病（血小板减少性紫癜、白血病等），风湿病（结节性多动脉炎等），肺出血-肾炎综合征、子宫内膜异位症等也可致咯血。

肺结核、支气管扩张、支气管肺癌及风湿性心脏病二尖瓣狭窄是临床上咯血常见的四大病因。

（二）发病机制

支气管疾病由于炎症或肿瘤损伤支气管黏膜或病灶处毛细血管，使其通透性增高或血管破裂引起咯血。肺部疾病是由于病变的侵袭使毛细血管通透性增高、血液渗出，表现为痰中带血丝，如病变侵及小血管使之破裂，可引起中等量咯血，如空洞壁上肺动脉分支形成的小动脉瘤破裂，则引起大咯血。心血管疾病由于肺淤血而引起的咯血，咯血量较少，若为支气管黏膜下层静脉曲张破裂引起的咯血，则咯血量较多。

二、临床表现

（一）临床特点

1. 年龄特点　青、壮年咯血多见于肺结核、支气管扩张症、风湿性心脏病二尖瓣狭窄等；40 岁以上的有长期大量吸烟史（纸烟 20 支 / 日 ×20 年以上）者，发生咯血，要高度警惕支气管肺癌。

2. 咯血量　咯血可分为痰中带血、少量咯血（每日咯血量在 100ml 以内）、中等量咯血（每日咯血量在 100～500ml）及大咯血（每日咯血量在 500ml 以上或一次咯血 300～500ml）。中等量咯血患者咯血前多先有喉痒、胸闷等先兆，随之咯出鲜红色血痰；大咯血常咯出满口血液，患者恐惧，伴脉速、呼吸急促、出冷汗，可发生休克和窒息。

✎ 护考链接

患者，男，59 岁。支气管扩张 10 年，今晨起床时突然出现咯血，一次咯血量达 400ml，该患者属于什么程度的咯血（　　）

　　A. 少量咯血　　　　　　　　　B. 痰中带血　　　　　　　　　C. 中等量咯血
　　D. 大咯血　　　　　　　　　　E. 超量咯血

答案： D。分析：大咯血是指每日咯血量 500ml 以上或一次咯血 300～500ml。

---

3. 颜色和形状　咯血多为鲜红色；铁锈色血痰主要见于肺炎球菌性肺炎和肺吸虫病；砖红色胶冻样血痰主要见于克雷伯菌肺炎；二尖瓣狭窄肺淤血咯血一般为暗红色；左心衰竭肺水

肿时咯粉红色泡沫血痰；并发肺梗死时，咯黏稠暗红色血痰。

（二）伴随症状

咯血伴发热，见于肺炎、肺脓肿、肺结核、流行性出血热等；咯血伴胸痛见于肺炎、肺结核、肺梗死、肺癌等；咯血伴脓痰见于肺脓肿、支气管扩张症、肺结核空洞并发感染等。咯血伴皮肤出血，见于血液病、流行性出血热等。

三、常见护理诊断 / 问题

1. 有窒息的危险　与大咯血、意识障碍或无力咳痰有关。
2. 恐惧　与突然大咯血或咯血不止有关。
3. 焦虑　与咯血不止、对检查结果感到不安有关。
4. 潜在并发症：肺不张、休克。

第 4 节　呼 吸 困 难

案例 3-4

　　患者，男，38 岁。有哮喘史 13 年。近日来咳嗽、气短，咳少量黏液，昨晚突然气急加重伴大汗淋漓、发绀，P 110 次 / 分，BP 90/60mmHg。查体：双肺广泛哮鸣音，叩诊呈过清音，心脏无杂音。

问题： 1. 该患者主要的症状是什么？
　　　　 2. 该患者属于哪种类型的呼吸困难？
　　　　 3. 该患者主要护理诊断有哪些？

呼吸困难（dyspnea）是指患者主观上感觉空气不足、呼吸费力，客观上表现为用力呼吸、张口抬肩，严重者出现发绀、鼻翼扇动、端坐呼吸，辅助呼吸肌也参与呼吸活动，并伴有呼吸频率、节律和深度的改变。

一、病因及发病机制

（一）病因

1. 呼吸系统疾病

（1）呼吸道阻塞或痉挛：如慢性阻塞性肺气肿、支气管哮喘，以及喉、气管、支气管的炎症、水肿、肿瘤等。

（2）肺部疾病：如肺炎、肺结核、肺不张、肺淤血、肺水肿、肺栓塞等。

（3）胸廓与胸膜疾病：如严重的胸廓畸形、胸廓外伤、胸腔大量积液或气胸等。

（4）各种原因引起的呼吸肌功能障碍：如重症肌无力、急性多发性神经根炎、脊髓灰质炎、大量腹水、膈肌麻痹等。

2. 循环系统疾病　左心或右心功能不全、大量心包积液等。

3. 中毒　尿毒症、代谢性酸中毒、有机磷农药中毒、一氧化碳中毒、吗啡及巴比妥类药物中毒等。

4. 血液系统疾病　重度贫血、高铁血红蛋白血症等。

5. 中枢神经系统疾病　颅脑外伤、脑出血、脑肿瘤、脑膜炎等。

6. 精神心理因素 情绪激动、癔症等。

（二）发病机制

1. 肺源性呼吸困难 由于呼吸系统疾病引起肺通气、换气功能障碍，导致机体缺氧和（或）二氧化碳潴留。

2. 心源性呼吸困难 左心功能不全时，呼吸困难主要是由于肺淤血、换气功能障碍所致。右心功能不全时，呼吸困难主要是由于体循环淤血所致。

3. 中毒性呼吸困难 常因血中酸性代谢产物或其他毒性代谢产物刺激呼吸中枢或药物、毒物抑制呼吸中枢所致。

4. 血源性呼吸困难 因红细胞携氧减少、血氧含量降低反射性刺激呼吸中枢所致。

5. 神经、精神性呼吸困难 常因颅内高压或供血减少抑制呼吸中枢所致。亦可由精神心理因素所致。

二、临床表现

（一）临床特点

1. 肺源性呼吸困难

（1）吸气性呼吸困难：特点是吸气显著费力，吸气时间延长。严重者出现"三凹征"，即胸骨上窝、锁骨上窝和肋间隙明显凹陷（图 3-7），常见于大气道梗阻，如喉部水肿、气管异物等。

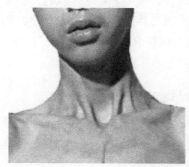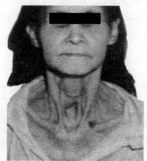

图 3-7 三凹征

✎ **护考链接**

"三凹征"指的是（ ）

A. 呼气时胸骨上窝、锁骨上窝和肋间隙明显凹陷

B. 吸气时胸骨上窝、锁骨上窝和肋间隙明显凹陷

C. 吸气时胸骨上窝、锁骨上窝和腋窝明显凹陷

D. 吸气时胸骨上窝、锁骨上窝和锁骨下窝明显凹陷

E. 呼气时胸骨上窝、锁骨上窝和锁骨下窝明显凹陷

答案：B。分析：吸气性呼吸困难特点是吸气显著费力，吸气时间延长，严重者出现"三凹征"，即胸骨上窝、锁骨上窝和肋间隙明显凹陷。

（2）呼气性呼吸困难：特点是呼气特别费力，呼气缓慢、时间延长，常伴哮鸣音。常见于小呼吸道梗阻，如支气管哮喘、喘息性支气管炎等。

（3）混合性呼吸困难：吸气和呼气均费力，呼吸浅快，常伴有病理性呼吸音，常见于肺部严重病变、胸腔积液、气胸等。

2. 心源性呼吸困难　由循环系统疾病所引起，主要见于左心或右心功能不全，左心功能不全所致呼吸困难较为严重。呼吸困难常为左心功能不全最早出现的症状。表现为：

（1）劳力性呼吸困难：其特点为活动时出现或加重，休息时减轻或缓解。

（2）夜间阵发性呼吸困难：随着左心功能不全的加重，呼吸困难常于夜间发生，患者常于熟睡中因突然憋气而惊醒，轻者胸闷、气促、咳嗽，坐起后渐缓解；重者气喘、面色青紫、大汗，呼吸有哮鸣音，咳粉红色泡沫痰，两肺底有湿啰音，心率增快，有奔马律，称"心源性哮喘"。

（3）端坐呼吸：严重心功能不全时，患者不能平卧，被迫采取端坐位以减轻呼吸困难。

3. 中毒性呼吸困难　尿毒症、糖尿病酮症酸中毒时，呼吸深长而规则，称为酸中毒大呼吸（Kussmaul 呼吸）。吗啡、巴比妥类药物中毒时，呼吸变浅、缓慢，常伴呼吸节律异常。

4. 血源性呼吸困难　重度贫血、高铁血红蛋白血症、一氧化碳中毒时呼吸常加快加深。

5. 神经、精神性呼吸困难　重度颅脑疾病时，呼吸深而慢，常伴有呼吸节律的改变，如潮式呼吸（Cheyne-Stokes 呼吸）及毕奥呼吸（Biot 呼吸）。精神性呼吸困难，呼吸浅快，伴有叹息样呼吸或手足抽搐。

（二）伴随症状

呼吸困难伴胸痛，常见于肺炎、急性渗出性胸膜炎、自发性气胸、急性心肌梗死等；呼吸困难伴发热，常见于感染；呼吸困难伴有哮鸣音，常见于支气管哮喘、心源性哮喘；呼吸困难伴咳嗽、脓痰，常见于慢性支气管炎、阻塞性肺气肿并发感染、支气管扩张症、肺脓肿等；呼吸困难伴有意识障碍，常见于严重的代谢性疾病与中枢神经严重损害；呼吸困难伴严重发绀、大汗、皮肤湿冷、脉弱及血压下降等，提示严重的休克。

三、常见护理诊断／问题

1. 低效性呼吸型态　与上呼吸道梗阻有关，与心、肺功能不全有关。
2. 活动无耐力　与呼吸困难、缺氧有关。
3. 气体交换障碍　与心肺功能不全、肺部感染等有关。
4. 语言沟通障碍　与严重喘息、辅助呼吸有关。
5. 恐惧　与严重呼吸困难有关。

第5节　水　　肿

案例3-5

患儿，男，9岁。因晨起眼睑、颜面部水肿3天入院。患儿于10天前出现感冒，有发热、咽痛。近3天来眼睑、颜面部水肿，尿色呈洗肉水样，遂来医院就诊。

问题： 1. 该患儿水肿的特点是什么？
2. 该患儿可能是什么原因的水肿？

人体组织间隙中有过多的液体潴留而使组织出现肿胀称为水肿（edema）。过多的液体积聚在体腔内称为积液，如胸腔积液（胸水）、腹腔积液（腹水）、心包积液。水肿按波及范围分为全身性水肿和局部性水肿；按性质分为凹陷性水肿和非凹陷性水肿。

一、病因及发病机制

（一）病因

1. 全身性水肿　心源性水肿如右心衰竭、心包炎等。肾源性水肿如急性肾小球肾炎、肾病综合征等。肝源性水肿如肝硬化、肝炎等。营养不良性水肿如慢性消耗性疾病、营养不良、重度烧伤等。其他如特发性水肿、黏液性水肿、药物性水肿等。

2. 局部性水肿　静脉阻塞性水肿，如上腔静脉阻塞综合征、静脉血栓形成、妊娠子宫压迫静脉等。炎症性水肿如疖、痈、蜂窝织炎等。淋巴性水肿，如淋巴管炎丝虫病等。血管神经性水肿，如变态反应性疾病等。

（二）发生机制

正常人体组织间液量通过机体内外和血管内外液体交换的平衡来保持相对稳定。其中毛细血管内静水压、血浆胶体渗透压、组织液静水压和组织液的胶体渗透压是维持液体交换平衡的主要因素。这些因素的改变，将导致组织液生成过多或再吸收减少，形成水肿。

二、临 床 表 现

（一）全身性水肿

1. 心源性水肿　首先出现在身体的低垂部位，能起床活动者，最早出现在足踝内侧，长期卧床者以腰骶部最为明显；活动后明显，休息后减轻或消失；水肿为对称性、凹陷性；常伴有颈静脉怒张、肝大、静脉压升高等，严重者出现胸腔积液、腹水及心包积液。

2. 肾源性水肿　首先出现于结缔组织最疏松处，如晨起眼睑与颜面水肿，逐渐发展为全身水肿（肾病综合征时为重度水肿）。常有尿液改变、高血压、肾功能损害的表现。心源性水肿与肾源性水肿的鉴别见表 3-1。

表 3-1　心源性水肿与肾源性水肿的鉴别点

鉴别点	心源性水肿	肾源性水肿
病因	右心衰竭	各种肾炎、肾病综合征
首发部位	身体低垂部位	眼睑、颜面
发生速度	发展比较缓慢	发展常迅速
水肿性质	凹陷性，较坚实，移动性较小	凹陷性，软，移动性较大
伴随病症	伴有心功能不全症状，如心脏增大、心律失常、心脏杂音、肝大、肝颈静脉回流征阳性	伴有肾脏疾病症状，如高血压、蛋白尿、管型尿、眼底改变等

3. 肝源性水肿　肝硬化失代偿期水肿主要表现为腹水，也可出现下肢或全身水肿。其特点是发展缓慢，起于脚踝，逐渐向上发展，但头面及上肢常无水肿。

4. 营养不良性水肿　水肿发生前有消瘦、体重减轻的表现，以后出现水肿，水肿多从脚踝开始蔓延至全身。

5. 其他原因的全身性水肿　①黏液性水肿：特点是非凹陷性水肿，以颜面及下肢胫前明显。主要见于甲状腺功能减退症。②特发性水肿：原因不明，女性多见，水肿与体位有明显关系，主要出现在身体下垂部位，直立和劳累后出现，休息后减轻或消失。③药物性水肿：用药后出现的轻度水肿，停药后水肿消失。

心源性水肿者，其水肿常先出现于（　　　）

A. 腹腔　　　　　　　　　B. 眼睑　　　　　　　　　C. 全身

D. 胸腔　　　　　　　　　E. 人体的低垂部位

答案： E。分析：心源性水肿首先出现在身体的低垂部位，能起床活动者，最早出现在足踝内侧，长期卧床者以腰骶部最为明显。

（二）局部性水肿

1. 静脉阻塞性水肿　　如上腔静脉受阻时，水肿出现在头颈部、两上肢及上胸部，常伴有颈静脉怒张；下腔静脉受阻时，水肿以下肢和会阴部明显，伴有腹壁及下肢静脉曲张或腹水，可有肝脾肿大。

2. 炎症性水肿　　如疖、痈、蜂窝织炎，患处常有红、肿、热、痛、功能障碍等表现。

3. 淋巴性水肿　　如丝虫病可表现为象皮肿，皮肤粗糙、增厚。

4. 血管神经性水肿　　特点是突然发生、无痛、硬而有弹性，多见于面部、舌、唇部，声门水肿可危及生命。

（三）伴随症状

水肿伴有肝大、颈静脉怒张常为心源性水肿；水肿伴肝大、腹水明显，常为肝源性水肿；水肿伴有重度蛋白尿，常为肾源性水肿；水肿伴有呼吸困难与发绀者，常见于心脏病、上腔静脉阻塞综合征；水肿与月经周期有明显关系，可见于特发性水肿。

三、常见护理诊断/问题

1. 体液过多　　与右心衰竭或肾脏疾病所致水、钠潴留有关。

2. 有皮肤完整性受损的危险　　与水肿所致组织、细胞营养不良有关。

3. 活动无耐力　　与胸腔积液、腹水所致呼吸困难有关；与心功能不全等所致容量负荷过重有关。

4. 潜在并发症：急性肺水肿。

第6节　恶心与呕吐

恶心（nausea）是一种紧迫欲吐的上腹不适感，常为呕吐的先兆。呕吐（vomiting）是胃内容物或部分小肠内容物经食管、口腔排出体外的现象。呕吐可排出胃内有毒物质，对人体有保护作用，但持久、剧烈的呕吐常导致脱水、电解质紊乱，酸碱平衡失调和营养障碍。

一、病因及发病机制

（一）病因

1. 反射性呕吐　　见于消化系统疾病或咽部受刺激、胃肠疾病，如急慢性胃肠炎、消化性溃疡、急性胃扩张、幽门梗阻等；肝胆胰疾病如胆囊炎、胰腺炎、阑尾、急慢性肝炎、肝硬化等；腹膜及肠系膜疾病，如急性腹膜炎等。其他疾病也可见于青光眼、肾绞痛、急性心肌梗死等。

2. 中枢性呕吐　　见于中枢神经系统疾病，如各种脑炎、脑膜炎、脑出血、脑梗死、脑外伤、脑肿瘤等使颅内压增高所致。某些药物或化学毒物影响，如洋地黄、吗啡、有机磷杀虫药、某些抗生素、抗癌药等。内源性中毒，见于各种代谢障碍，如尿毒症、肝性脑病、酮症酸中毒、低钠血症。也可见于甲状腺危象、妊娠等。

3. 神经性呕吐　见于神经性厌食、癔症、胃肠神经症等。

4. 前庭功能障碍　见于梅尼埃病（Ménière 病）、晕动病等。

（二）发病机制

多种因素可引起恶心，如内脏器官疼痛、颅内高压、迷路刺激、某些精神因素等。恶心发生时胃蠕动减弱或消失、排空延迟，十二指肠及近端空肠紧张性增加，出现逆蠕动，导致十二指肠内容物反流至胃内。恶心常是呕吐的前奏。呕吐是一种复杂的病理生理反射过程，其过程分为恶心、干呕、呕吐三个阶段。呕吐中枢位于延髓，有神经反射中枢（即呕吐中枢）和化学感受器触发带。化学感受器触发带接受刺激引发冲动，传至呕吐中枢，呕吐中枢支配呕吐动作。

二、临床表现

（一）临床特点

1. 呕吐的性质　分中枢性呕吐和反射性呕吐。中枢性呕吐，常无恶心先兆，呈喷射状，较顽固，吐后不感轻松，常伴剧烈头痛，头痛越剧，呕吐越烈；反射性呕吐常有恶心先兆，呈非喷射状。胃源性呕吐，吐后即感轻松。

2. 呕吐的时间　妊娠呕吐多发生在清晨；幽门梗阻呕吐常发生在晚上或夜间；前庭功能障碍呕吐常发生在头部位置改变时；晕动病则与乘车、乘船有关。

3. 呕吐与进食的关系　胃源性呕吐常与进食有关，集体发病者多由食物中毒所致；餐后即刻呕吐见于神经症；餐后 1 小时以上呕吐，提示胃张力下降或胃排空延迟；餐后较久或数餐后呕吐，见于幽门梗阻。

4. 呕吐物的性质　呕吐大量酸酵宿食，提示幽门梗阻；伴粪臭味，提示低位小肠梗阻；伴有胆汁，提示高位肠梗阻。米泔水样呕吐物见于霍乱。有蒜臭味，见于有机磷农药中毒。

（二）伴随症状

呕吐伴腹痛、腹泻，多见于急性胃肠炎、细菌性食物中毒及各种急性中毒；伴剧烈头痛、意识障碍，见于中枢神经系统疾病；伴眩晕、耳鸣、眼球震颤，见于前庭功能障碍。

三、常见护理诊断 / 问题

1. 舒适改变　与恶心、呕吐的各种原因通过神经反射或直接刺激呕吐中枢使其兴奋性增高有关。

2. 体液不足或有体液不足的危险　与呕吐引起体液丢失过多有关。

3. 营养失调：低于机体需要量　与长期呕吐和摄入不足有关。

4. 潜在并发症：窒息。

第 7 节　呕血与便血

案例 3-6

患者，男，70 岁。15 年前开始出现间断上腹胀痛，餐后明显，持续 2～3 小时，可自行缓解。

近 2 周来腹痛症状加重，食欲缺乏。5 小时前突发上腹部疼痛、恶心，先后两次排柏油样便，共约 700g，并呕吐咖啡色胃内容物 1 次，约 200ml，伴心悸、头晕、出冷汗。查体：T 36.7℃，P 108 次 / 分，R 22 次 / 分，BP 90/70mmHg，神清，四肢湿冷，肠鸣音 10 次 / 分。

问题： 1. 什么是呕血、便血？
2. 该患者首要的护理诊断是什么？

呕血（hematemesis）是指上消化道疾病（指十二指肠悬韧带以上的消化器官，包括食管、胃、十二指肠、肝、胆、胰等疾病）或全身性疾病所致的急性上消化道出血，出血经口腔呕出。便血是指消化道出血后，血液由肛门排出。便血一般提示下消化道出血，便血颜色可因出血部位和速度不同而呈鲜红、暗红或黑色。

一、病　　因

（一）呕血

1. 食管疾病　食管炎、食管癌、食管异物、食管憩室炎等。
2. 胃、十二指肠疾病　消化性溃疡、急性胃黏膜炎症、胃癌等。
3. 肝、胆、胰等疾病　肝硬化及胆石症、胰腺癌等。
4. 其他疾病　尿毒症、血小板减少性紫癜、白血病、流行性出血热等。
5. 药物作用　肾上腺皮质激素、水杨酸类药物、抗生素等。

（二）便血

1. 直肠及肛管疾病　直肠癌、直肠息肉、痔疮、肛裂等。
2. 结肠疾病　结肠癌、结肠息肉、细菌性痢疾、溃疡性结肠炎等。
3. 小肠疾病　肠结核、伤寒、急性出血坏死性肠炎、肠套叠等。
4. 上消化道疾病　引起呕血的疾病均可引起便血，视出血量和速度不同可表现为黑便或便血。
5. 全身性疾病　血小板减少性紫癜、血友病、尿毒症、流行性出血热等。

二、临 床 表 现

（一）呕血

1. 呕血和黑便　呕血和黑便是提示上消化道出血的直接证据。

呕血前先有上腹部不适、恶心，随后呕出血性胃内容物。呕出血液的颜色取决于出血量、速度及血液在胃内停留的时间。若出血量大，在胃内停留的时间短，则呕出的血液呈鲜红色或暗红色；若在胃内停留的时间长，则为咖啡色或棕褐色。呕血说明胃内潴留血量至少达 250～300ml。呕血还要注意与咯血的鉴别，见表 3-2。

表 3-2　咯血与呕血的鉴别

鉴别点	咯血	呕血
病史	呼吸系统或心血管系统疾病	消化系统疾病
先兆症状	喉痒、胸闷	上腹部不适、恶心、呕吐
出血方式	咯出	呕出
出血颜色	鲜红	暗红色、咖啡色，偶有鲜红色

续表

鉴别点	咯血	呕血
血中混合物	泡沫、痰液	食物残渣、胃液
酸碱反应	碱性	酸性
黑粪	无（咽下血液时可有）	有，可为柏油样便。呕血停止后持续数日
出血后痰性状	痰中带血	无痰

呕血可伴有黑便，而黑便不一定伴有呕血。呕血和黑便主要取决于出血部位及出血量的多少。上消化道大出血，既有呕血，也可有黑便，而小量出血只有黑便。下消化道出血可仅有黑便而无呕血，黑便者出血量至少在 70ml 以上，出血量较小时粪便外观可无异常，须通过粪便隐血试验加以鉴别，每日出血量达 5ml，粪便隐血试验即可呈阳性。

2. 失血的表现　大量呕血和黑便可引起周围循环衰竭，其程度与出血量有关。①轻度出血：出血量不超过 500ml 时，患者有头晕、乏力等表现，但血压、脉搏无变化。②中度出血：出血量达 800～1000ml 时，患者头晕、乏力、心悸明显，有面色苍白、四肢厥冷、脉搏增快、血压下降等急性失血表现。③重度出血：出血量达 1500ml 以上时，患者出现脉搏细速、血压下降、尿量减少、呼吸急促等休克的表现。

3. 血液学改变　早期不明显，后期可出现贫血表现。

（二）便血

便血的颜色、性状，因病因、出血部位、出血速度、出血量及血液在肠道停留的时间长短而异。下消化道出血，如出血速度快、量多、血液在肠道停留的时间短则呈鲜红色，反之则呈暗红色。血色鲜红，仅黏附于粪便表面或于排便后有鲜血滴落或喷射出，提示肛门或肛管疾病。上消化道及小肠出血血液在肠内停留时间较长，血红蛋白与硫化物结合形成硫化亚铁，使粪便呈黑色，表面附有黏液而发光，似柏油，称柏油样便。阿米巴痢疾多为暗红色果酱样脓血便；急性细菌性痢疾多为黏液脓性鲜血便；急性出血坏死性肠炎可排出洗肉水样血便，伴特殊的腥臭味。

（三）伴随症状

呕血伴有蜘蛛痣、肝掌、肝脾肿大，多提示肝硬化；呕血伴有黄疸、发热、右上腹绞痛，多提示肝胆疾病；呕血伴有慢性、周期性与节律性的上腹痛，提示消化性溃疡；如中老年患者呕血，伴有慢性上腹痛，疼痛无明显规律性并有厌食及消瘦，要警惕胃癌。

便血伴里急后重提示肛门、直肠疾病，如细菌性痢疾、直肠癌等；伴发热，提示急性细菌性痢疾、肠伤寒、流行性出血热等传染病，也可见于恶性肿瘤、急性出血性坏死性肠炎等。

三、常见护理诊断 / 问题

1. 组织灌注不足　与上消化道出血所致的血容量不足有关。
2. 恐惧　与急性上消化道大出血有关。
3. 活动无耐力　与出血所致的贫血有关。
4. 潜在并发症：休克。
5. 皮肤完整性受损的危险　与排泄物刺激肛周皮肤有关。

第8节　黄　疸

案例 3-1

　　患者，男，56岁。皮肤黄染伴瘙痒10天。体格检查：皮肤、巩膜明显黄染，血清总胆红素及结合胆红素明显增高，非结合胆红素正常，尿胆红素阳性，大便颜色呈白色陶土样，尿液颜色加深。

问题：1. 该患者的黄疸类型和诊断依据是什么？
　　　　2. 该患者的主要护理诊断有哪些？

　　黄疸（jaundice）是由于血清中胆红素浓度升高（超过 34.2μmol/L）而使皮肤、黏膜、巩膜发黄的现象。正常血清胆红素浓度为 1.7～17.1μmol/L，超过 34.2μmol/L 即出现黄疸。当血清胆红素浓度达到 17.1～34.2μmol/L 时，虽然超过了正常范围，但皮肤、黏膜、巩膜无黄染，称为隐性黄疸。

一、病因与发生机制

　　体内的胆红素主要来源于血红蛋白。正常人体内的红细胞寿命约为 120 天，衰老的红细胞经单核-吞噬细胞系统破坏形成游离的胆红素，又称非结合胆红素（unconjugated bilirubin，UCB），不溶于水。UCB 经血循环运输至肝脏时，被肝细胞摄取，并在肝细胞内经葡糖醛酸转移酶的作用与葡糖醛酸相结合，形成结合胆红素（conjugated bilirubin，CB）。CB 为水溶性，可通过肾小球滤过从尿中排出，主动排泌进入毛细胆管，随胆汁经胆道进入肠道，在肠道内细菌的作用下，被还原为无色的尿胆原（又称粪胆原）。大部分粪胆原自粪便排出，遇空气氧化为粪胆素，粪便呈黄褐色。小部分尿胆原在肠内被重吸收入血液，经门静脉带回肝脏。大部分回肝的尿胆原在肝细胞内再次转变成结合胆红素，即"胆红素的肝肠循环"。小部分回肝的尿胆原则经体循环由肾脏排出，遇到空气被氧化为尿胆素，尿液呈浅黄色（图 3-8）。

　　临床上根据黄疸的发生机制将黄疸分为溶血性黄疸、肝细胞性黄疸和胆汁淤积性黄疸 3 种类型。

　　1. 溶血性黄疸　凡能引起溶血的疾病都可产生溶血性黄疸。临床上多见于蚕豆病、自身免疫性溶血性贫血、新生儿溶血、不同血型输血后的溶血、蛇毒中毒等。随着大量红细胞的破坏，大量的 UCB 形成，超过了肝细胞的摄取、结合、排泌能力，使 UCB 在血液中潴留而浓度增高，出现黄疸（图 3-9）。

　　2. 肝细胞性黄疸　各种使肝细胞广泛损害的疾病均可发生黄疸，如病毒性肝炎、肝硬化、中毒性肝炎、败血症等。由于肝细胞的损伤使其对

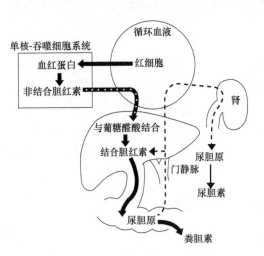

图 3-8　胆红素正常代谢示意图

胆红素的摄取、结合及排泄功能降低，因而血中的 UCB 增加，而未受损的肝细胞仍能将 UCB 转变为 CB，CB 一部分经毛细胆管从胆道排泄，一部分经已损害或坏死的肝细胞反流入血中，

亦可因肝细胞肿胀、汇管区渗出性病变与水肿以及小胆管内的胆栓形成使胆汁排出受阻而反流进入血循环中，致血中 CB 亦增加而出现黄疸（图 3-10）。

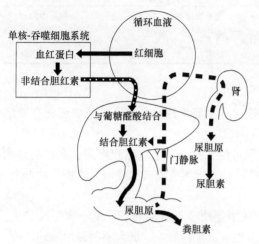 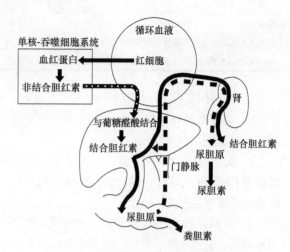

图 3-9　溶血性黄疸发生机制示意图　　　　　　图 3-10　肝细胞性黄疸发生机制示意图

3. 胆汁淤积性黄疸　是指各种原因导致胆汁淤积，胆管内压力增高，毛细胆管、小胆管破裂，胆汁中的 CB 反流入血而引起血中 CB 增高所致的黄疸（图 3-11）。胆汁淤积可分为肝内胆管淤积与肝外胆管淤积。

二、临床表现

（一）临床特点

1. 溶血性黄疸　黄疸程度一般较轻，皮肤呈浅柠檬黄色。急性溶血时可伴有寒战、高热、头痛、呕吐、腰背酸痛，同时出现血红蛋白尿，尿呈酱油色或浓茶色。实验室检查：总胆红素升高，以 UCB 升高为主，尿胆原增高，尿色加深，粪胆素随之增加，粪便颜色加深。

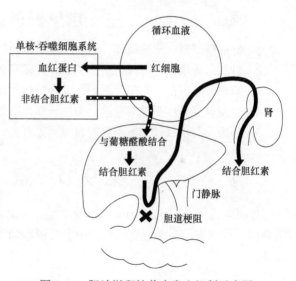

图 3-11　胆汁淤积性黄疸发生机制示意图

2. 肝细胞性黄疸　黄疸程度不等，皮肤、黏膜浅黄至深黄色，伴疲乏、食欲减退，肝区疼痛，尿色加深。实验室检查：UCB 和 CB 均增高，尿胆红素与尿胆原也增高，尿色加深，粪便颜色不变或变浅。

3. 胆汁淤积性黄疸　黄疸程度一般较重，皮肤呈暗黄色，完全阻塞者可呈黄绿色。并有皮肤瘙痒、心动过缓，尿色深如浓茶，粪便颜色变浅或呈白陶土色。实验室检查：总胆红素升高，以 CB 升高为主，尿胆红素强阳性，尿色加深，尿胆原减少或消失，粪便颜色变浅，重者呈白陶土色。

根据患者皮肤颜色、粪便颜色、尿液颜色、血生化、尿常规，三种黄疸鉴别见表 3-3。

表 3-3　三种黄疸的鉴别要点

类型	肤色	粪便颜色	尿液颜色	血液		尿液	
				UCB	CB	胆红素	尿胆原
溶血性黄疸	浅柠檬色	加深	酱油或浓茶色	明显增加	正常	—	明显增加
肝细胞性黄疸	浅黄至深黄色	不定	加深	增加	增加	+	轻度增加
胆汁淤积性黄疸	暗黄或黄绿色	变浅或白陶土色	加深	正常	明显增加	++	减少或消失

（二）伴随症状

1. 黄疸伴发热　见于急性胆管炎、肝脓肿、败血症。病毒性肝炎或急性溶血可先有发热而后出现黄疸。

2. 黄疸伴上腹剧烈疼痛　可见于胆道结石和胆道蛔虫病；右上腹剧烈疼痛、寒战高热和黄疸为 Charcot 三联征，提示急性化脓性胆管炎。持续性右上腹钝痛或胀痛可见于病毒性肝炎、肝脓肿或原发性肝癌。

3. 黄疸伴肝大　若轻度至中度肿大，质地软或中等硬度且表面光滑，见于病毒性肝炎。明显肿大、质地坚硬、表面凸凹不平有结节见于原发性或继发性肝癌。肝大不明显而质地较硬、边缘不整、表面有小结节者见于肝硬化。

三、常见护理诊断 / 问题

1. 舒适度减弱：皮肤瘙痒　与胆红素排泄障碍、血液中胆盐过高刺激皮肤有关。
2. 自我形象紊乱　与黄疸所致皮肤、黏膜和巩膜黄染有关。
3. 睡眠型态紊乱　与胆汁淤积性黄疸所致的皮肤瘙痒有关。
4. 有皮肤完整性受损的危险　与皮肤瘙痒有关。
5. 焦虑　与皮肤严重黄染影响自我形象有关；与病因不明、创伤性检查有关。

第 9 节　意 识 障 碍

意识障碍（conscious disturbance）是指人对周围环境及自身状态的识别和觉察能力发生障碍的一种状态。多由于高级神经中枢功能活动受损引起，可表现为嗜睡、意识模糊、昏睡、昏迷。

一、病因和发病机制

（一）病因

1. 感染性疾病　颅内感染如脑炎、脑膜炎等。全身性严重感染如败血症、肺炎、伤寒、严重胆道感染等。

2. 非感染性疾病　脑血管疾病如脑出血、脑栓塞、蛛网膜下腔出血等。脑占位性病变如脑肿瘤等。颅脑损伤如脑震荡、脑挫裂伤等。内分泌与代谢障碍如尿毒症、肝性脑病、肺性脑病等。心血管疾病如心律失常等。中毒如有机磷农药中毒、急性酒精中毒、一氧化碳中毒等。其他如电击、中暑、淹溺等。

（二）发病机制

意识状态的正常有赖于大脑皮质和皮质下的网状结构功能的正常。任何导致大脑皮质弥漫性损害或脑干网状上行系统的损害，均可引起意识内容改变或觉醒状态减弱，导致意识障碍。

二、临床表现

（一）临床特点

1. 嗜睡 为最轻的意识障碍，患者处于一种病理性睡眠状态，可以被轻度刺激所唤醒，并能正确回答问题和做出各种反应，但当刺激去除后很快又入睡。

2. 意识模糊 较嗜睡为深的一种意识障碍，意识水平轻度下降。患者能保持简单的精神活动，但对时间、地点、人物的定向能力存在障碍。

3. 昏睡 患者处于病理性熟睡状态，不易唤醒，但在强烈刺激下如压眶、摇动身体、大声呼喊等可被唤醒。醒时答语模糊或答非所问。当刺激去除后很快又入睡。

4. 昏迷 是最严重的意识障碍，表现为意识持续的中断或完全丧失。按程度不同又分为以下三种。

（1）浅昏迷：意识大部分丧失，无自主运动，对声、光刺激无反应，对疼痛刺激尚可作出防御反应。角膜反射、瞳孔对光反射、吞咽反射、眼球运动、腱反射等生理反射存在，血压、呼吸、脉搏等生命体征稳定。

（2）中度昏迷：对各种刺激无反应，对剧烈刺激可有防御反应。角膜反射、瞳孔对光反射迟钝，眼球无转动，血压、呼吸、脉搏可有变化。

（3）深昏迷：意识完全丧失，对各种刺激均无反应，所有深、浅反射都消失，生命体征不稳定，血压下降，呼吸不规则。

5. 谵妄 是一种以兴奋性增高为主的高级神经中枢急性活动失调状态。临床上表现为意识模糊、定向力丧失、思维与语言不连贯，可有错觉、幻觉、躁动不安、胡言乱语或精神错乱等。谵妄可见于急性感染高热期、肝性脑病、中枢神经系统疾病和某些药物中毒等。

（二）伴随症状

1. 伴发热 先发热后有意识障碍见于重症感染性疾病；先有意识障碍后有发热见于脑出血、蛛网膜下腔出血等。

2. 伴瞳孔改变 伴瞳孔散大见于颠茄类、乙醇、氰化物等中毒；伴瞳孔缩小可见于吗啡类药物、巴比妥类药物、有机磷类杀虫剂等中毒。

3. 伴血压改变 伴血压升高可见于高血压脑病、脑血管意外、肾炎等；伴血压降低可见于各种原因的休克。

4. 伴皮肤黏膜改变 伴出血点、瘀斑和紫癜等可见于严重感染和出血性疾病；伴口唇樱桃红色提示一氧化碳中毒等。

5. 其他 伴脑膜刺激征见于脑膜炎、蛛网膜下腔出血等；伴偏瘫见于脑出血、脑栓塞、颅内占位性病变等。

三、常见护理诊断/问题

1. 急性意识障碍 与脑出血、肝性脑病等有关。
2. 清理呼吸道无效 与意识障碍致咳嗽反射减弱或消失有关。
3. 有误吸的危险 与意识丧失致咳嗽和吞咽反射减弱或消失有关。
4. 有外伤的危险 与意识障碍有关。
5. 营养失调：低于机体需要量 与意识障碍致不能正常进食有关。

6. 有皮肤完整性受损的危险　与意识障碍致患者长期卧床和（或）排尿、排便失禁有关。

7. 有感染的危险　与意识丧失、咳嗽和吞咽反射减弱或消失有关；或与留置导尿管有关。

8. 完全性尿失禁　与意识障碍所致的排尿失控有关。

9. 排便失禁　与意识障碍所致排便失控有关。

自 测 题

A₁/A₂ 型题

1. 发热最常见的原因是（　　）

A. 无菌性坏死性物质吸收

B. 内分泌与代谢障碍

C. 自主神经功能紊乱

D. 体温调节中枢功能失调

E. 病原体感染

2. 伤寒患者常见热型为（　　）

A. 张弛热　　　　B. 波状热

C. 稽留热　　　　D. 间歇热

E. 不规则热

3. 严重吸气性呼吸困难最主要的特点是
（　　）

A. 端坐呼吸　　　B. 鼻翼扇动

C. 哮鸣音　　　　D. 呼吸加深加快

E. 三凹征

4. 左心功能不全时出现呼吸困难的主要
机制是（　　）

A. 体循环淤血　　B. 腹水

C. 肺淤血　　　　D. 肺小动脉压力降低

E. 膈活动障碍

5. Kussmaul 呼吸最常见于（　　）

A. 神经症

B. 心源性呼吸困难

C. 血源性呼吸困难

D. 糖尿病酮症酸中毒

E. 肺源性呼吸困难

6. 下列哪项可引起金属音调咳嗽（　　）

A. 纵隔肿瘤　　　B. 声带炎

C. 喉炎　　　　　D. 喉结核

E. 喉癌

7. 咳大量粉红色泡沫痰主要见于下列哪
种疾病（　　）

A. 支气管扩张　　B. 肺结核

C. 慢性支气管炎　D. 细菌性肺炎

E. 急性肺水肿

8. 每天咯血量为多少时属于大量咯血
（　　）

A. ＞100ml　　　B. ＞500ml

C. 100～500ml　　D. ＞300ml

E. ＞1000ml

9. 心源性水肿最常见的病因是（　　）

A. 左心衰竭　　　B. 右心衰竭

C. 渗出性心包炎　D. 缩窄性心包炎

E. 心绞痛

10. 肾源性水肿者，其水肿常先出现于
（　　）

A. 下肢　　　　　B. 全身

C. 眼睑　　　　　D. 胸腔

E. 腹腔

11. 水肿的产生机制不包括（　　）

A. 钠、水潴留

B. 毛细血管滤过压升高

C. 毛细血管通透性增高

D. 血浆胶体渗透压增高

E. 淋巴液或静脉回流受阻

12. 呕血最常见的疾病是（　　）

A. 消化性溃疡

B. 食管静脉曲张破裂出血

C. 胃癌

D. 急性胃黏膜病变

E. 慢性胃炎

13. 中老年患者，慢性上腹痛，无明显规
律性，伴消瘦、呕血，应警惕（　　）

A. 慢性胃炎　　　　B. 消化性溃疡
C. 胃癌　　　　　　D. 肝硬化
E. 胆囊炎

14. 黏液脓血便伴里急后重可见于（　　　）
A. 消化性溃疡　　　B. 急性细菌性痢疾
C. 肠结核　　　　　D. 小肠血管畸形
E. 结肠癌

15. 患者，男，76岁。吸烟者，有慢性支气管炎病史40年，近3天来因受凉后再发伴烦躁，在小区内静脉滴注"头孢类抗生素"（具体药物不详）和"氨茶碱"2天，口服"地西泮"2片（具体不详）。今晨发现唤之不醒而急诊。查体：T 39℃，BP 160/90mmHg。意识不清，角膜反射减弱，瞳孔大小正常，对光反射迟钝。双肺布满干湿啰音，脑膜刺激征阴性，未引出病理反射。该患者意识障碍的程度属于（　　　）
A. 嗜睡　　　　　　B. 意识模糊
C. 昏睡　　　　　　D. 轻度昏迷
E. 中度昏迷

16. 患者，男，45岁。患十二指肠球部溃疡5年，近日原疼痛节律消失，变为持续性上腹痛，伴频繁呕吐宿醇酸性食物。最可能发生的并发症是（　　　）
A. 上消化道出血　　B. 溃疡穿孔
C. 幽门梗阻　　　　D. 溃疡癌变
E. 复合性溃疡

A_3/A_4 型题

（17、18题共用题干）

张先生，25岁，淋雨受凉后突发寒战、高热、咳嗽、胸痛3天，伴呼吸困难，口唇发绀1天入院。

17. 引起该患者发热的原因是（　　　）
A. 感染
B. 变态反应
C. 无菌性坏死物质吸收
D. 自主神经功能失调
E. 内分泌代谢紊乱

18. 下列哪种痰液是本病的特征性痰液（　　　）
A. 黄色脓性痰　　　B. 白色黏液痰
C. 粉红色泡沫痰　　D. 铁锈色痰
E. 痰有恶臭

（19、20题共用题干）

何先生，25岁，反复上腹部疼痛5年，本次因饮食不当使症状加重，恶心，呕吐咖啡色液体约300ml，伴眩晕、口渴、心慌、尿少。查体：BP 94/70mmHg，P 110次/分。

19. 目前该患者的最主要症状是（　　　）
A. 腹痛　　　　　　B. 恶心呕吐
C. 眩晕　　　　　　D. 呕血
E. 便血

20. 患者的粪便可呈（　　　）
A. 脓血样　　　　　B. 果酱样
C. 米泔样　　　　　D. 柏油样
E. 白陶土样

（张学增）

第4章 身体评估

身体评估是评估者运用自己的感觉器官或借助简单的辅助工具（如体温表、血压计、听诊器、手电筒、叩诊锤等）对被评估者进行细致的观察和检查，找出正常和异常征象的评估方法。身体评估是健康评估的重要内容，也是形成护理诊断的重要依据。身体评估包括一般状态评估，皮肤、浅表淋巴结评估，头部、面部和颈部评估，胸部评估，腹部评估，肛门、直肠评估，脊柱、四肢及关节评估，神经反射评估。

第1节　一般状态评估

一般状态评估是对被评估者全身状况的概括性检查。评估方法以视诊为主，配合触诊和听诊。评估内容包括性别、年龄、生命体征、发育与体型、营养状态、意识状态、面容与表情、体位、步态等。

一、性　　别

根据男女性征特点，性别一般不难判断。评估中应注意：①某些疾病对性征的影响，如肾上腺皮质肿瘤可使男性乳房女性化及出现第二性征的改变；②某些疾病的发病率与性别有关系，如系统性红斑狼疮和甲状腺疾病多发生于女性；③长期应用雌激素或雄激素者可出现第二性征改变；④性染色体异常对性征的影响，如性染色体数目和结构异常所致的两性畸形。

二、年　　龄

一般通过问诊即可得知，在某些特殊情况下如昏迷或故意隐瞒年龄时需通过观察来判定。随着年龄的增长，人的生长、发育和衰老随之出现一系列的变化。观察时多以皮肤黏膜的弹性与光泽，肌肉的状况，毛发的颜色与分布，面部与颈部皮肤皱纹及牙齿的状态等作为依据来粗略评估。

三、生命体征

生命体征是评价生命活动存在与否及其质量的重要指标，包括体温、脉搏、呼吸、血压，为身体评估时必须评估的项目之一。测量方法、正常值范围及临床意义见《护理学基础》。

四、发育与体型

（一）发育

发育是否正常，通常根据年龄、智力和体格成长状态（身高、体重及第二性征）之间的关系来进行综合判断。发育与种族、遗传、内分泌、营养代谢、生活条件、体育锻炼等因素密切相关。

1. 成人发育正常的评估指标　头部的长度是身高的1/8～1/7，胸围约为身高的1/2，坐高约等于下肢的长度，双上肢展开后，两中指指端的距离与身高基本一致。正常人各年龄段的身高与体重之间存在一定的对应关系。

2. 发育异常　病态发育与某些内分泌疾病密切相关。在发育成熟前，如出现腺垂体功能亢进可导致体格异常高大，称为巨人症；腺垂体功能减退可导致体格异常矮小，称为生长激素缺乏性侏儒症；在新生儿期如发生甲状腺功能减退可导致体格矮小与智力低下，称为呆小症。性腺功能异常直接影响第二性征发育。性激素分泌减少，可引起第二性征的改变，男性出现"阉人"征，表现为上下肢过长、骨盆宽大、无胡须、毛发稀少、皮下脂肪丰满、外生殖器发育不良、发音呈女性化等；女性则出现男性化现象，表现为乳房发育不良、闭经、体格男性化、多毛、皮下脂肪减少、发音呈男性化等。

护考链接

呆小症与侏儒症的主要不同点是（　　　）
A. 身材矮小　　　　　　　B. 骨龄落后　　　　　　　C. 性发育迟缓
D. 面容幼稚　　　　　　　E. 智力低下
答案： E。分析：呆小症与侏儒症均以身材矮小为主要表现。呆小症是由于甲状腺功能减退导致智力低下。侏儒症主要是由于生长激素及生长激素释放激素缺乏所致，并不影响智力发育，故无智力障碍。

（二）体型

体型是身体发育的外观表现，成年人的体型分为三种。
1. **匀称型**　亦称正力型，身体各部均匀适中，腹上角90°左右，正常人多为此型。
2. **瘦长型**　亦称无力型，身高肌瘦、颈细长、肩窄下垂、胸廓扁平、腹上角小于90°。
3. **矮胖型**　亦称超力型，体格粗壮、颈粗短、肩宽平、胸廓宽阔、腹上角大于90°。

五、营养状态

营养状态与食物摄取、消化、吸收及代谢等因素密切相关，并受心理、社会、文化和环境等因素的影响，可作为评估个体健康和疾病程度的指标之一。

（一）评价指标

1. **皮下脂肪**　皮下脂肪直接反映体内脂肪含量，是评估营养状态最简单而迅速的方法。尽管脂肪的分布存在个体差异，男女亦各不相同，但前臂屈侧和上臂背侧下1/3处差异最小，可作为评估脂肪充实程度最方便、最适宜的部位。

2. **体重及体质指数**　体重是营养检查中最简单、直接、可靠的指标，粗略的标准体重估算方法公式为：男性（kg）＝［身高（cm）-100］×0.9，女性（kg）＝［身高（cm）-100］×0.85。体重低于标准体重的10%时为消瘦，超过标准体重的20%时为肥胖。还可根据体质指数（BMI）评估身体营养状况，BMI＝体重（kg）/身高^2（m^2）。我国成人BMI正常范围为18.5～23.9，>24为超重，>28为肥胖，<18.5为消瘦。

护考链接

评价营养状态最简便而迅速的方法是（　　　）
A. 皮肤弹性　　　　　　　B. 毛发多少　　　　　　　C. 肌肉的发育
D. 皮下脂肪　　　　　　　E. 毛发与肌肉的发育
答案： D。分析：判断营养状态最简便而迅速的方法是评估皮下脂肪的充实程度。

（二）营养状态的分级

根据皮肤黏膜、毛发、皮下脂肪、肌肉发育情况、体重变化等综合判断，营养状态分为三个等级。

1. 营养良好　皮肤黏膜红润有光泽，皮下脂肪丰满有弹性，肌肉结实，指甲毛发润泽。

2. 营养不良　皮肤黏膜干燥，弹性差，皮下脂肪菲薄，肌肉松软，毛发稀疏无光泽，指甲粗糙无光泽。

3. 营养中等　介于营养良好与营养不良之间。

（三）营养状态异常

1. 营养不良　由于摄入不足或消耗增多引起，多见于长期或慢性消耗性疾病，如消化系统疾病、恶性肿瘤、糖尿病、甲状腺功能亢进症等，表现为消瘦、贫血、极度消瘦（恶病质）。

2. 营养过度　由于摄入过多或消耗减少引起，常与内分泌、遗传、生活方式、运动和精神因素有关，表现为肥胖。肥胖可分为外源性肥胖和内源性肥胖。①外源性肥胖：又称为原发性肥胖，是由于摄入热量过多所致，常有一定的遗传倾向，表现为全身脂肪分布均匀，儿童期生长较快，青少年期可有外生殖器发育迟缓；②内源性肥胖：又称为继发性肥胖，常由内分泌疾病引起，如下丘脑、垂体疾病、肾上腺皮质功能亢进症、甲状腺功能减退症、性腺功能减退症等。

六、意 识 状 态

意识状态是大脑功能活动的综合表现，即对环境的知觉状态。凡影响大脑功能活动的疾病均可引起不同程度的意识改变，称为意识障碍。意识障碍的评估方法多采用问诊，在交谈过程中观察并了解患者的思维、反应、情感、语言及定向力等方面的情况，必要时可通过痛觉试验、角膜反射、瞳孔对光反射等检查来判断意识障碍的程度。根据意识障碍的程度分为嗜睡、意识模糊、昏睡、昏迷等，具体内容见第3章第9节。

七、面 容 与 表 情

面容是指面部所呈现的状态，表情是在面部或姿态上思想感情的表现。健康人表情自然，患病时患者面容和表情可发生变化，甚至出现特征性的面容与表情，对评估有重要的价值。常见的典型面容改变有以下几种。

1. 急性病容　面色潮红，呼吸急促，兴奋不安，口唇疱疹，鼻翼扇动，表情痛苦。多见于急性感染性疾病，如肺炎球菌肺炎、流行性脑脊髓膜炎、疟疾等。

2. 慢性病容　面容憔悴，面色苍白或晦暗，目光暗淡无神，消瘦无力，表情抑郁。多见于慢性消耗性疾病，如严重结核病、恶性肿瘤、肝硬化等。

3. 贫血面容　面色苍白，唇舌色淡，表情疲惫。见于各种原因引起的贫血等。

4. 二尖瓣面容　面色晦暗，双颊紫红，口唇发绀。见于风湿性心脏瓣膜病二尖瓣狭窄（图4-1）。

5. 满月面容　面如满月，皮肤发红，常伴痤疮和胡须生长。见于肾上腺皮质功能亢进症及长期使用糖皮质激素的患者（图4-2）。

6. 甲状腺功能亢进症面容　面容惊愕，眼裂增宽，眼球突出，目光炯炯，表情兴奋易怒。见于甲状腺功能亢进症（图4-3）。

7. 黏液性水肿面容　颜面水肿，面色苍白或枯黄，睑厚面宽，目光呆滞，反应迟钝，表情淡漠，眉毛稀疏，毛发干枯。见于甲状腺功能减退症（图4-4）。

8. 肢端肥大症面容　头颅增大，面部变长，下颌前凸，眉弓及两颧隆起，唇舌肥厚，耳鼻增大。见于肢端肥大症（图4-5）。

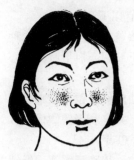

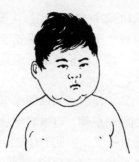

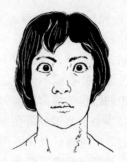

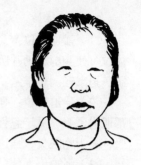

图 4-1 二尖瓣面容　　　　图 4-2 满月面容　　　　图 4-3 甲状腺功能　　图 4-4 黏液性水肿面容
　　　　　　　　　　　　　　　　　　　　　　　　　亢进症面容

9. 肝病面容　面色晦暗枯黄，无光泽；皮肤干燥、粗糙，弹性差，甚至呈"古铜色"。见于慢性肝脏疾病（图 4-6）。

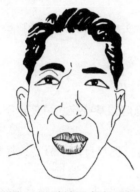

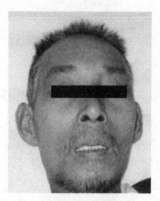

图 4-5 肢端肥大症面容　　　　　图 4-6 肝病面容

10. 病危面容　面部瘦削，面色苍白或灰暗，表情淡漠，目光无神，四肢厥冷，甚至冷汗淋漓。见于急性大出血、严重休克、严重脱水、极度衰竭的患者，是病情险恶的征象，表示预后不良。

11. 苦笑面容　牙关紧闭，面肌痉挛，苦笑状态。见于破伤风患者。

✎ 护考链接

患者，女，46 岁。面色晦暗，双颊紫红，口唇轻度发绀，患者可能患何种疾病（　　）
　A. 肢端肥大症　　　　　　B. 甲状腺功能减退症　　　　　　C. 甲状腺功能亢进症
　D. 二尖瓣狭窄　　　　　　E. 肾上腺皮质功能亢进症
答案：D。分析：面色晦暗，双颊紫红，口唇发绀是二尖瓣面容典型表现。

八、体　位

体位是指患者身体所处的状态。体位改变对某些疾病的诊断具有一定的意义，常见的体位有以下几种。

1. 自主体位　身体活动自如，体位可随意改变，不受限制。见于健康人及轻症患者。

2. 被动体位　患者自己不能随意调整或变换身体的位置。见于瘫痪、极度衰竭或意识丧失的患者。

3. 强迫体位　为了减轻疾病痛苦而被迫采取的某种特殊体位。主要有以下几种。

（1）强迫坐位：又称端坐呼吸，患者取坐位或半坐卧位，两手置于膝盖或扶持床边。此种体位可使胸廓辅助呼吸肌易于运动，使膈肌下降，肺通气量增加，而且下肢回心血量减少，心脏负担减轻。见于急、慢性心肺功能不全的患者。

（2）强迫卧位：强迫仰卧位为腹部剧痛时，常迫使患者采取两膝弯曲的仰卧位，以减轻腹部肌肉紧张，见于急性腹膜炎；强迫侧卧位多侧卧向患侧，以减轻疼痛，并有利于健侧代偿呼吸，见于胸膜炎；强迫俯卧位可减轻脊背肌肉的紧张度，多见于脊柱疾病患者。

（3）强迫停立位：当步行时心前区疼痛突然发作，迫使患者立刻站住，待胸痛缓解后继续行走或活动。见于心绞痛发作患者。

（4）强迫蹲位：患者在行走或其他活动过程中，感到呼吸困难和心悸，采取蹲踞位或膝胸位以缓解症状。见于先天性发绀型心脏病患者。

（5）辗转体位：腹痛症状发作时，患者辗转反侧，坐卧不安。见于胆石症、胆道蛔虫症、肾绞痛等患者。

（6）角弓反张位：因颈或脊背肌肉强直，使患者头向后仰，屈背挺胸呈弓状。见于破伤风和小儿脑膜炎患者。

九、步　态

步态是指行走时所表现出的姿态。健康人步态稳健，某些疾病可使步态异常，具有一定的临床特征。常见异常步态有以下几种。

1. 共济失调步态　行走时一脚抬高，骤然垂落，且双目向下凝视，摇晃不稳，站立时双足分开过宽，闭目时则不能保持平衡。见于脊髓疾病。

2. 跨阈步态　患者患足下垂，行走时高抬下肢才可起步，见于腓总神经麻痹患者。

3. 剪刀步态　因双下肢肌张力增高，尤以内收肌张力增高明显，移步时下肢过度内收，两腿交叉呈剪刀状，见于脑瘫与截瘫患者。

4. 蹒跚步态　行走时身体左右摇摆似鸭步，见于佝偻病、进行性肌营养不良、先天性双髋关节脱位等。

5. 醉酒步态　行走时重心不稳，步态紊乱如醉酒状，见于小脑疾病、酒精中毒或巴比妥中毒等。

6. 慌张步态　起步困难，起步后小步急速前行，躯干前倾，越走越快，难以止步，见于帕金森病患者。

第2节　皮肤、浅表淋巴结评估

案例4-1

　　患者，男，48岁。肝硬化2年，近期纳差、消瘦伴呼吸困难收住院，责任护士小李对该患者进行护理评估。评估发现：患者消瘦，面色晦暗；前额、虹膜明显黄染；颈部、前胸有散在红点，有伪足，压之褪色；双下肢肿胀，按压有明显凹陷，恢复缓慢。

问题： 在小李护士的评估中，发现了哪些异常体征？

一、皮肤评估

皮肤异常改变可由皮肤本身疾病引起，也可由全身性疾病引起。皮肤评估通常与身体其他部位评估同时进行，评估方法主要通过视诊，有时需配合触诊。评估内容包括皮肤颜色、湿度、弹性、皮疹、出血、水肿、蜘蛛痣等。

（一）颜色

皮肤颜色除与种族和遗传有关外，还与色素量、毛细血管分布、血液充盈度、皮下脂肪的厚薄等有关。

1. **苍白** 与贫血、末梢毛细血管痉挛或充盈不足有关。见于惊恐、寒冷、休克、虚脱、各种原因引起的贫血等。

2. **发红** 与毛细血管扩张、血流加速、红细胞数量增多等有关。生理情况下见于运动、情绪激动、饮酒后；病理情况下见于发热性疾病、阿托品及一氧化碳中毒等，皮肤持久性发红见于库欣综合征及真性红细胞增多症。

3. **发绀** 皮肤黏膜呈青紫色，常出现在口唇、耳廓、面颊、肢端等部位，主要见于还原血红蛋白增多或异常血红蛋白血症。

4. **黄染** 指皮肤黏膜发黄，主要见于黄疸，为血清中胆红素浓度超过 $34.2\mu mol/L$ 所致，首先出现于巩膜、硬腭后部及软腭黏膜上，随着胆红素浓度增高，逐渐出现皮肤黄染。常见于胆道阻塞、肝细胞损害或溶血性疾病。另外，过多食用胡萝卜、南瓜等可引起血中胡萝卜素增高，也可使皮肤黄染，其特点是黄染首先出现于手掌、足底、前额及鼻部皮肤，巩膜及口腔黏膜一般不出现，血中胆红素浓度不高，停止食用富含胡萝卜素的蔬菜或果汁后，皮肤黄染逐渐消退。长期服用含有黄色素的药物如米帕林、呋喃类药物也可引起黄染，特点是黄染首先出现于皮肤，严重者出现于巩膜，停止用药后症状消失。

5. **色素沉着** 因表皮基底层黑色素增加所致部分或全身皮肤色泽加深，称色素沉着。正常人身体的外露部分、乳头、生殖器、关节、肛门周围等处色素较深；生理情况下老年人全身或面部可有散在色素沉着，称老年斑（图4-7）；妊娠期妇女面部、额部可发生色素沉着，称妊娠斑（图4-8）。全身性色素沉着见于慢性肾上腺皮质功能减退症（图4-9）、肝硬化、肝癌晚期及长期使用砷剂、白消安等药物。

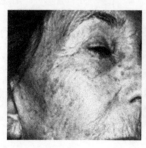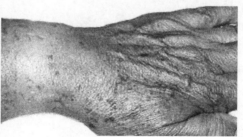

图 4-7 老年斑

6. **色素脱失** 皮肤丧失原有色素称色素脱失。由于酪氨酸酶缺乏以致体内酪氨酸不能转化为多巴，使黑色素合成减少所引起。常见于白癜风、白斑及白化病。

白癜风：呈多形性大小不等的色素脱失斑片，发生后可逐渐扩大，但进展缓慢，无自觉症状也不引起生理功能改变。见于白癜风患者，有时偶见于甲状腺功能亢进症、肾上腺皮质功能减退症、恶性贫血患者（图4-10）。

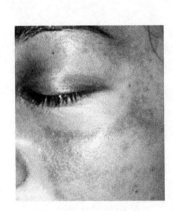

图 4-8　妊娠斑

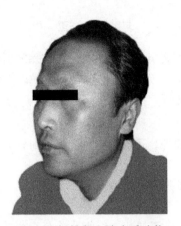

图 4-9　慢性肾上腺皮质功能
减退症患者

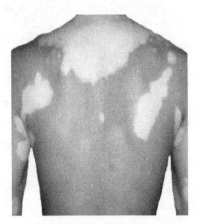

图 4-10　白癜风患者

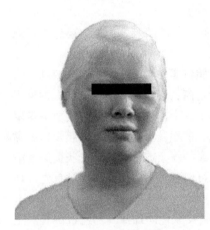

图 4-11　白化病患者

白斑：多为圆形或椭圆形色素脱失斑片，面积小，常见于口腔黏膜及女性外阴部，部分白斑可发生癌变。

白化病：为全身皮肤和毛发色素脱失，属于遗传性疾病，为先天性酪氨酸酶合成障碍所致（图 4-11）。

（二）湿度

皮肤湿度与汗腺排泄功能有关，在气温高、湿度大的环境中，出汗增多是正常的生理性调节。病理情况下，可出现出汗增多或无汗，具有一定的诊断价值。

多汗：常见于风湿病、结核病、甲状腺功能亢进症、佝偻病等。

少汗或无汗：见于维生素 A 缺乏症、脱水、尿毒症和硬皮病等。

冷汗：手脚皮肤发凉而大汗淋漓，见于休克、虚脱患者。

盗汗：指夜间睡后出汗，多见于结核病。

（三）弹性

皮肤弹性即皮肤紧张度，与年龄、营养状态、皮下脂肪及组织间隙所含液体量有关。儿童及青年皮肤紧张富有弹性；中年以后皮肤组织逐渐松弛，弹性减弱；老年人皮肤组织萎缩，皮下脂肪减少，弹性下降。评估时常取手背或上臂内侧，用拇指和示指将皮肤捏起，片刻后松手，皮肤皱褶迅速平复为弹性良好；平复缓慢为弹性减弱，见于长期消耗性疾病或严重脱水等。

（四）皮疹

皮疹为全身性疾病表现之一，是临床诊断某些疾病的重要依据，常见于传染病、药物过敏和皮肤病。皮疹的形态特点和出现的规律有一定的特异性，评估时注意观察皮疹分布部位、发展顺序、形状大小、出现与消失的时间、颜色、压之是否褪色、平坦或隆起、有无瘙痒及脱屑等。临床常见的皮疹有以下几种。

1. 斑疹　只有局部皮肤发红，一般不隆起皮肤表面，见于斑疹伤寒、丹毒等。

2. **玫瑰疹**　是一种鲜红色或暗红色的圆形斑疹，直径为 2～3mm，压之可消退，松开后又复出现，多散在于前胸和上腹部，是伤寒或副伤寒的特征性皮疹。

3. **丘疹**　局部发红并隆起皮肤表面。见于麻疹、药物疹、湿疹等。

4. **斑丘疹**　丘疹周围有皮肤发红的底盘。见于风疹、猩红热、药物疹等。

5. **荨麻疹**　为稍隆起皮肤表面的苍白色或红色、大小不等的水肿性皮疹，常伴瘙痒，为速发型皮肤变态反应所致，见于各种过敏反应。

6. **水疱疹**　高出皮肤，大小不等，水疱内充满浆液。见于单纯疱疹。

7. **脓疱疹**　与水疱疹相似，充满脓液。见于痤疮、疖。

（五）皮下出血

皮下出血为血管性皮肤损害。较大面积的皮下出血评估时容易发现，较小面积的皮下出血应注意与红色的皮疹或小红痣相鉴别。皮疹压之褪色或消失，皮下出血和小红痣受压后均不褪色。根据皮下出血的直径大小及伴随情况可分为，①瘀点：直径小于 2mm；②紫癜：直径 3～5mm；③瘀斑：直径大于 5mm；④血肿：片状出血伴有皮肤显著隆起。引起皮下出血的原因见于外伤、血液系统疾病、重症感染、某些血管损害性疾病、毒物或药物中毒等。

✎ **护考链接**

　　患者，女，28 岁。发热 8 天，双上肢及前胸部可见多个紫色片状皮下出血，不凸出皮面，压之不褪色，直径约为 6mm，应考虑是（　　　）

A. 瘀点　　　　　　　　　　B. 瘀斑　　　　　　　　　　C. 血肿

D. 紫癜　　　　　　　　　　E. 小红痣

答案： B。分析：皮下出血的直径 5mm 以上为瘀斑，压之不褪色。

（六）蜘蛛痣与肝掌

蜘蛛痣是皮肤小动脉末端分支扩张所形成的形似蜘蛛的血管痣（图 4-12），主要出现在上腔静脉分布区域（如面、颈、手背、上臂、前胸和肩部等处）。检查时用棉签钝头压迫蜘蛛痣的中心，可见其伪足消失，去除压力后又复出现。慢性肝病患者手掌大、小鱼际处发红，受压后褪色，称肝掌（图 4-13）。肝掌和蜘蛛痣的出现与肝脏对雌激素的灭活作用减弱，体内雌激素水平升高有关，临床上多见于慢性肝炎和肝硬化，偶见于妊娠期女性。

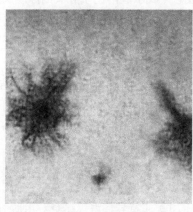

图 4-12　蜘蛛痣

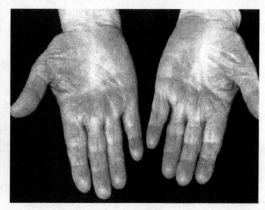

图 4-13　肝掌

（七）水肿

水肿是指皮下组织细胞内及组织间隙内液体积聚过多。若局部受压后出现凹陷为凹陷性水肿；黏液性水肿及淋巴性水肿虽然组织肿胀明显，但受压后并无组织凹陷，称非凹陷性水肿。根据水肿的程度不同分为轻、中、重三度。

1. 轻度　仅见于局部组织如眼睑、胫骨前、踝部皮下组织，指压后有轻度下陷，平复较快。

2. 中度　全身组织均见明显水肿，指压后可见明显凹陷，平复缓慢。

3. 重度　全身组织严重水肿和（或）伴有体腔积液（胸腔积液、腹水等），身体低垂部位皮肤紧张发亮，甚至有液体渗出。

（八）压疮

压疮又称压力性溃疡，是指局部组织长期受压，发生持续缺血、缺氧、营养不良所致的皮肤损害。临床多见于有意识障碍、感觉丧失等，需要长期卧床或持久保持特殊体位患者。压疮的评估及分期见《护理学基础》。

二、浅表淋巴结评估

正常浅表淋巴结较小，其直径一般多在0.2～0.5cm，不易触及，偶可触及者，表面光滑，质地柔软，无压痛，与周围组织无粘连。

（一）评估方法和顺序

评估方法以浅部触诊为主，辅以视诊。评估时嘱患者放松，取坐位或仰卧位，充分暴露评估部位，护士将右手示指、中指、环指三指并拢，指腹平放于被评估部位的皮肤上进行滑行触诊。

评估顺序一般为耳前、耳后、枕部、颌下、颏下、颈前三角、颈后三角（图4-14）；锁骨上窝、腋窝、滑车上、腹股沟、腘窝等。发现淋巴结肿大时，应注意其出现的部位、大小、数目、硬度、压痛、活动度，局部皮肤有无红肿、瘢痕、瘘管等，注意寻找引起淋巴结肿大的原发病灶。

（二）淋巴结肿大的临床意义

淋巴结肿大按其分布可分为全身性和局限性淋巴结肿大。

1. 全身性淋巴结肿大　淋巴结肿大遍及全身，大小不等，无粘连。常见于急、慢性淋巴结炎，传染性单核细胞增多症，淋巴瘤，各型急、慢性白血病等。

2. 局限性淋巴结肿大　引起局限性淋巴结肿大的原因有以下几种。

（1）非特异性淋巴结炎：由所引流区域的急、慢性炎症引起。急性炎症早期，肿

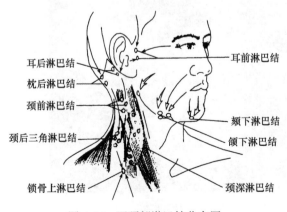

耳后淋巴结
枕后淋巴结
颈前淋巴结
颈后三角淋巴结
锁骨上淋巴结
耳前淋巴结
颏下淋巴结
颌下淋巴结
颈深淋巴结

图4-14　面颈部淋巴结分布图

大的淋巴结柔软、有压痛，表面光滑、无粘连；慢性炎症时，淋巴结质硬，可有粘连。

（2）淋巴结结核：常发生于颈部血管周围，质地稍硬，呈多发性，大小不等，可相互粘连或与周围组织粘连而成串出现。

（3）恶性肿瘤淋巴结转移：肿大的淋巴结质地硬或有橡皮感，表面可光滑或突起，与周围组织粘连，无压痛，一般不易推动。胸部肿瘤如肺癌可转移到右侧锁骨上窝淋巴结；胃癌、食管癌多转移至左侧锁骨上窝淋巴结，乳腺癌多转移到腋窝淋巴结（图 4-15）。

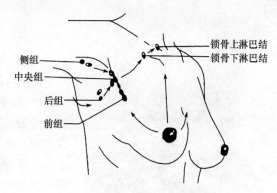

图 4-15 腋窝淋巴结分布图

第 3 节 头部、面部和颈部评估

一、头 部

头部评估方法以视诊、触诊为主。

（一）头发和头皮

评估时注意头发的颜色、疏密度、分布、脱发的类型和特点。头皮脂溢性皮炎、甲状腺功能减退症、伤寒等可致头发脱落，放射治疗和抗肿瘤药治疗后也可引起脱发，停止治疗后头发可逐渐长出。头皮注意观察有无头皮屑、头癣、炎症、外伤及瘢痕等。

（二）头颅

1. 头颅大小和形状　头颅的大小以头围来衡量，测量从眉间绕到颅后通过枕骨粗隆一周的长度。新生儿约为 34cm，随年龄增长头围缓慢增加，18 岁可达 53cm 或以上，以后几乎不再变化。头颅的大小异常或畸形是某些疾病的典型体征。

（1）小颅：小儿囟门过早闭合（正常 12～18 个月闭合）形成小头畸形，影响颅脑发育，常伴有智力障碍。

（2）尖颅：又称塔颅，头顶部尖突高起似塔状，与颜面的比例异常，是由于矢状缝与冠状缝过早闭合所致，常见于先天性疾病尖颅并指（趾）畸形（Apert 综合征）（图 4-16）。

（3）巨颅：额、顶、颞、枕部突出膨大呈圆形，头颅明显增大，颜面较小。由于颅内压增高，压迫眼球，形成双目下视，巩膜外露的特殊表情，称为落日现象，见于脑积水（图 4-17）。

（4）方颅：前额左右突出，头顶平坦呈方形。见于小儿佝偻病、先天性梅毒。

2. 头部活动　头部活动受限，见于颈椎疾患；头部不随意地颤动，见于帕金森病；与颈动脉搏动一致的点头运动，见于严重主动脉瓣关闭不全。

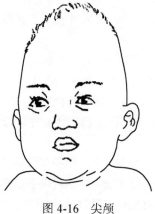

图 4-16 尖颅

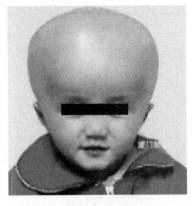

图 4-17 巨颅

二、面　部

（一）眼

依照由外向内，先右后左的顺序进行评估。

1. 眉毛　正常人眉毛一般内侧与中间部分较浓密，外侧部分较稀疏。如果外 1/3 眉毛过于稀疏或脱落，见于黏液性水肿、腺垂体功能减退、麻风病等。

2. 眼睑　正常眼睑皮肤薄而有弹性，与正常面部皮肤颜色相近，能自由睁开、闭合，用手扒开下眼睑呈淡红色，结膜光滑。评估时注意有无眼睑水肿、睑内翻、上睑下垂、眼睑闭合障碍等。

（1）眼睑水肿：眼睑皮下组织疏松，轻度水肿可在眼睑表现出来，见于肾炎、营养不良、血管神经性水肿等。

（2）睑内翻：由于睑结膜瘢痕形成，使眼睑缘向内翻转，见于沙眼。

（3）上睑下垂：单侧上睑下垂多为动眼神经麻痹所致，如蛛网膜下腔出血、脑炎、脑外伤等；双侧上睑下垂见于先天性上睑下垂、重症肌无力。

（4）眼睑闭合障碍：单侧眼睑闭合障碍见于面神经麻痹；双侧眼睑闭合障碍见于甲状腺功能亢进症。

3. 结膜　结膜分睑结膜、穹隆结膜和球结膜，正常睑结膜为一层富有血管的薄而透明的黏膜。结膜充血发红见于结膜炎；结膜苍白见于贫血；结膜发黄见于黄疸；结膜出现散在出血点见于败血症或亚急性感染性心内膜炎，结膜出现颗粒与滤泡见于沙眼；球结膜水肿见于颅内高压、肺性脑病等。

4. 巩膜　正常呈瓷白色，黄疸时以巩膜黄染最明显，中年以后于内眦部可出现不均匀黄色斑块，由脂肪沉着所致。

5. 角膜　评估时应用斜照光观察其透明度，注意有无云翳、白斑、软化、溃疡及新生血管等。角膜软化见于婴幼儿营养不良、维生素 A 缺乏症等；角膜边缘及周围出现灰白色混浊环，多见于老年人，故称为老年环，是类脂质沉淀的结果。

6. 瞳孔　瞳孔是眼睛内虹膜中心的小圆孔，为光线进入眼睛的门户，评估时应注意其形状、大小、双侧是否等大等圆、对光反射及集合反射是否正常等。

（1）形状和大小：正常瞳孔为圆形，双侧瞳孔等大、等圆，直径为 3～4mm。引起瞳孔大小改变的因素很多，正常生理情况下，在光亮处瞳孔较小，在暗处瞳孔较大。异常情况下，瞳孔缩小见于虹膜炎症、有机磷农药中毒，也可见于毛果芸香碱、吗啡、氯丙嗪等药物反应；瞳孔扩大见于外伤、视神经萎缩、青光眼绝对期及阿托品等药物影响；双侧瞳孔散大伴有对光反射消失为脑疝晚期、濒死状态的表现。

（2）对光反射：分直接对光反射和间接对光反射。评估时嘱患者注视正前方，用手电筒照一侧瞳孔，被照的瞳孔立即缩小，移除光照后很快复原，称直接对光反射灵敏。评估者以手隔开双眼，照一侧瞳孔，观察另一侧瞳孔缩小者，称间接对光反射灵敏。直接对光反射迟钝或消失见于昏迷患者；一侧瞳孔对光反应消失见于颅内压增高，脑疝形成早期；双侧瞳孔对光反应消失见于脑疝晚期，是临终前的表现，也可能是视神经损伤；间接对光反应消失提示动眼神经损伤。

（3）调节与集合反射：嘱患者注视 1m 以外的目标（通常为护士的示指尖），将目标迅速移近眼球（距眼球 5～10cm 处），正常人可见瞳孔缩小，称为调节反射；同时双侧眼球向内聚合，称为集合反射。动眼神经功能受损时，调节反射和集合反射均消失。

7. 眼球　主要评估眼球的外形和运动。

（1）眼球外形：像球状体，位于眼眶内。

1）眼球突出：双侧眼球突出常见于甲状腺功能亢进症；单侧眼球突出多为局部炎症或眶内占位性病变所致。

2）眼球下陷：双侧下陷见于老年人、严重脱水、消瘦者；单侧下陷，见于霍纳（Horner）综合征患者。

（2）眼球运动：检查 6 条眼外肌的运动功能。评估者置目标物（棉签或手指）于患者眼前 30～40cm 处，嘱患者头部固定，眼球随目标方向移动，一般顺序是左→左上→左下→右→右上→右下 6 个方向进行。

（3）眼球震颤：是指双侧眼球发生一系列有规律的快速往返运动。评估时嘱患者头部不动，眼球随评估者手指所指方向（水平和垂直）运动数次，观察是否出现震颤。自发的眼球震颤见于耳源性眩晕、小脑疾病、视力严重低下等。

8. 视力　视力分远视力和近视力，一般采用国际标准视力表进行评估。

（二）耳

1. 耳廓与外耳道　评估时应注意耳廓外形、大小，外耳道皮肤有无红肿、分泌物。外耳道局部红肿，伴耳廓牵拉痛见于外耳道疖肿；外耳道见脓性分泌物，伴全身症状见于化脓性中耳炎。

2. 乳突　化脓性中耳炎引流不畅时可蔓延为乳突炎，评估时可见耳廓后方皮肤红肿，乳突明显压痛，有时可见瘘管。

3. 听力　可先采用粗略的方法了解患者的听力。评估方法：在安静的诊室内，嘱患者闭目静坐，用手指堵塞一侧耳道，护士持手表或以拇指与示指相互摩擦，自 1m 以外逐渐移近患者耳部，直到患者听到声音为止，测量距离；采用同样方法检查另一只耳朵。正常人一般在 1m 处可闻及走表声或捻指音。精测法是采用规定频率的音叉或电测设备，进行一系列较精细的测试方法。听力减退见于外耳道有耵聍或异物、听神经损害、局部或全身血管硬化、中耳炎等。

（三）鼻

1. 鼻的外观　主要评估鼻的外形和颜色。鼻尖鼻翼处皮肤发红变厚，伴毛细血管扩张及组织肥厚，称为酒渣鼻；鼻梁部皮肤出现红色斑块高出皮肤并向两侧面颊部扩展，称为蝶形红斑，见于系统性红斑狼疮；鼻腔完全堵塞，鼻梁宽平如蛙状，称为蛙状鼻，见于肥大性或多发性鼻息肉；鼻骨破坏，鼻梁塌陷，称为鞍鼻，见于鼻骨骨折、先天发育不良、先天性梅毒、麻风患者；吸气时鼻孔开大，呼气时鼻孔回缩为鼻翼扇动，见于严重呼吸困难等患者。

2. 鼻腔　评估时注意鼻腔是否通畅，有无分泌物、出血，黏膜有无肿胀、糜烂、溃疡等，鼻中隔有无偏曲。

3. 鼻窦　鼻窦为鼻腔周围含气的骨质空腔，共有四对，包括上颌窦、额窦、筛窦、蝶窦（图 4-18，图 4-19）。窦口与鼻腔相通，当引

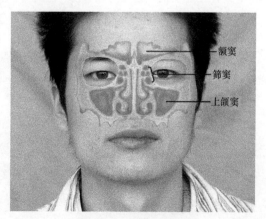

图 4-18　鼻窦正面图

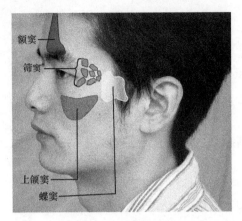

图 4-19　鼻窦侧面图

流不畅时容易发生炎症，出现鼻塞、流涕、头痛等症状，并伴有鼻窦压痛。

鼻窦检查方法：①上颌窦：双手固定于患者两侧耳后，拇指分别置于左右颧部向后按压。②额窦：手扶持患者枕部，另一拇指或示指置于眼眶上缘内侧向后向上按压。③筛窦：双手固定患者两侧耳后，双拇指分别置于鼻根部与眼内眦之间向后方按压。④蝶窦：由于解剖位置较深，不能在体表检查。

（四）口腔

1. **口唇**　正常人口唇红润有光泽。评估时注意口唇颜色、有无疱疹、口角有无糜烂及歪斜等。口唇苍白见于贫血；口唇发绀见于心、肺功能不全；口唇干燥伴皲裂，见于严重脱水；口角歪斜见于面神经麻痹。

2. **口腔黏膜**　正常人口腔黏膜光洁呈粉红色，评估时注意颜色、有无出血点、斑点、溃疡等。口腔黏膜如有大小不等出血点或瘀斑，见于各种出血性疾病或维生素 C 缺乏；若在相当于第 2 磨牙的颊黏膜上出现针头大小白色斑点，称为麻疹黏膜斑（Koplik 斑），是麻疹的早期特征；红色黏膜上有白色假膜为鹅口疮，见于白色念珠菌感染，多见于衰弱患儿或老年患者。

3. **牙齿和牙龈**　评估时应注意有无缺齿、龋齿、残根、义齿等，牙龈有无肿胀、溢脓、溃疡及出血等。如发现牙齿疾患须按要求标明所在部位。正常牙龈呈粉红色，牙龈游离缘出现蓝灰色点线，称铅线，是慢性铅中毒的表现。

4. **舌**　正常人舌质淡红、湿润、柔软，舌苔薄白，伸舌居中，活动自如。评估时注意观察舌质、舌苔及舌的活动情况。舌乳头肿胀、发红类似草莓，称草莓舌，见于猩红热、长期发热者；镜面舌（又称光滑舌），舌体萎缩变小，舌面光滑呈粉红色或红色，见于缺铁性贫血、恶性贫血及慢性萎缩性胃炎；舌面上出现黄色上皮细胞堆积而成的隆起部分，状如地图，称为地图舌，见于维生素 B_2 缺乏；干燥舌见于严重脱水、放射治疗后；伸舌偏斜见于舌下神经麻痹；舌震颤见于甲状腺功能亢进症。

5. **咽及扁桃体**

（1）检查方法：患者坐位，头部稍后仰，张大口发"啊"音，评估者用压舌板压在舌的前 2/3 处，在照明的配合下，可观察软腭、腭垂、扁桃体、咽喉壁等。

（2）扁桃体肿大分度：一般分为三度（图 4-20）。不超过咽腭弓者为 Ⅰ 度；超过咽腭弓未达到咽后壁中线者为 Ⅱ 度；达到或超过咽后壁中线者为 Ⅲ 度。

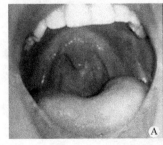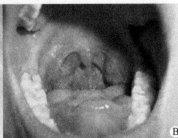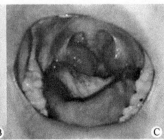

图 4-20　扁桃体肿大分度

A. Ⅰ度；B. Ⅱ度；C. Ⅲ度

案例 4-2

　　患者，男，16岁。自述发热伴咽部疼痛3天来院就诊。查体：T 39℃，咽部充血，扁桃体增大，超过咽腭弓，表面有黄色的分泌物。

问题： 1. 患者扁桃体肿大为几度？
　　　　 2. 扁桃体肿大是如何分度的？

　　（3）临床意义：急性咽炎时，咽部黏膜充血、红肿、黏膜腺分泌增多；慢性咽炎时，咽部黏膜充血、表面粗糙，并伴淋巴滤泡呈簇状增生；急性扁桃体炎时，见腺体增大、红肿，在扁桃体隐窝内可见黄白色脓性分泌物（图 4-21）。

　　（4）口腔气味：健康人口腔无特殊气味。牙龈炎、牙周炎、牙槽脓肿时可有臭味；糖尿病酮症酸中毒时可有烂苹果味；有机磷农药中毒时可有大蒜味，肝坏死时可有肝臭味，尿毒症时可有氨味。

　　6. 腮腺　位于耳屏、下颌角、颧弓所构成的三角区内，正常腮腺薄而软，不易触及。腮腺肿大时可见到以耳垂为中心的隆起，并可触及边缘不明显的包块，见于急性流行性腮腺炎（图 4-22）、急性化脓性腮腺炎、腮腺肿瘤等。

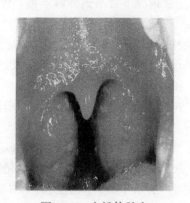

图 4-21　扁桃体肿大

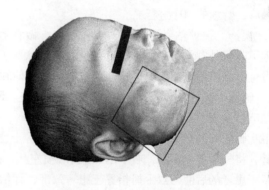

图 4-22　流行性腮腺炎

三、颈 部 评 估

案例 4-3

　　患者，女，48岁。因近3个月出现怕热、多汗、情绪激动、心慌而来院检查。查体：触及双侧甲状腺对称性肿大，已超过胸锁乳突肌外缘，质软，触及震颤并闻及血管杂音，两手微抖，眼球突出。

问题： 1. 该患者的面容可有何改变？
　　　　 2. 甲状腺肿大如何分度？

（一）颈部外形与运动

　　正常颈部两侧对称，活动自如。颈部向一侧偏斜称斜颈，见于先天性颈肌挛缩或斜颈；头低垂无力抬起，见于重症肌无力、消耗性疾病晚期等；颈部活动受限伴疼痛，见于颈椎疾病、软组织炎症、颈肌扭伤等；颈项强直为脑膜刺激征的特征，见于各种脑膜炎、蛛网膜下腔出血等。

（二）颈部血管

1. 颈静脉怒张　正常人立位或坐位时颈静脉不显露，平卧时可稍见充盈，充盈水平仅限于锁骨上缘至下颌角距离的下 2/3 以内。若取 45° 角半卧位，锁静脉充盈超过正常水平，

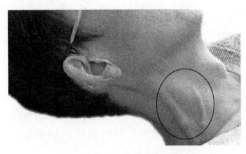

图 4-23　颈静脉怒张

或坐位、立位时见颈静脉充盈，称为颈静脉怒张，提示静脉压增高，见于右心衰竭、心包积液、缩窄性心包炎、上腔静脉阻塞综合征等（图 4-23）。

2. 颈静脉搏动　正常情况下不会出现颈静脉搏动，静息状态下颈静脉搏动仅在三尖瓣关闭不全伴颈静脉怒张时可见。

3. 颈动脉搏动　正常人仅在剧烈运动后因心搏出量增加而可见颈动脉搏动，且很微弱。如在安静状态下出现明显的颈动脉搏动，提示脉压增大，见于主动脉瓣关闭不全、高血压、严重贫血、甲状腺功能亢进症。

（三）甲状腺

甲状腺位于甲状软骨的下方及环状软骨的两侧，正常情况下看不到亦触不到。评估按视诊、触诊、听诊的顺序进行。

1. 视诊　被评估者取坐位，头稍后仰，做吞咽动作，观察甲状腺有无肿大及是否对称。正常人甲状腺外观不明显，青春发育期女性甲状腺可略增大，属正常现象；嘱患者做吞咽动作时，可见甲状腺随吞咽而上下移动，可与颈部其他肿块相鉴别。

2. 触诊　甲状腺触诊包括峡部和侧叶的检查。评估时注意甲状腺的大小、质地、是否对称，有无结节、压痛、震颤等。

甲状腺侧叶的触诊方法：①前面触诊法：护士位于患者的前面，右手拇指置于患者右侧甲状软骨，将气管推向左侧，右手示、中指触摸左叶。换手评估右叶（图 4-24）。②后面触诊法：护士位于患者的后面，双手拇指置于患者颈部，评估左叶时，右手示、中指置于右侧甲状软骨，将气管推至左侧，左手拇指置于左侧胸锁乳头肌后缘向前推挤甲状腺，示、中指在胸锁乳头肌前缘触诊左叶（图 4-25）。同法触摸右叶。触诊中要配合吞咽动作，重复检查。

3. 甲状腺肿大的分度和临床意义　甲状腺肿大分三度：看不到肿大但能触到者为Ⅰ度；能触到且能看到，但在胸锁乳突肌以内者为Ⅱ度；超过胸锁乳突肌外缘者为Ⅲ度。其肿大常见于：

（1）甲状腺功能亢进症：甲状腺弥漫性对称性肿大，质地柔软、表面光滑、无压痛，可触

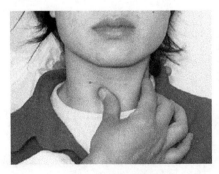

图 4-24　甲状腺前面触诊

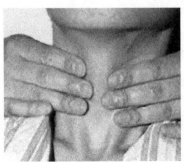

图 4-25　甲状腺后面触诊

及震颤、闻及血管杂音。

（2）单纯性甲状腺肿大：腺体弥漫性、结节性肿大，无压痛、无震颤。

（3）甲状腺癌：单发的结节，不规则、质地坚硬，易粘连固定。

（4）甲状腺腺瘤：单发的圆形或椭圆形肿块，包膜完整，表面光滑，质韧，无压痛、粘连。多为实性，部分为囊性。

4. 听诊　当触及甲状腺肿大时，应用听诊器听诊，甲状腺功能亢进时可闻及连续性静脉"嗡鸣"音，也可听到收缩期动脉杂音。

（四）气管

正常人气管位于颈前正中。让患者取坐位或仰卧位，护士将右手的示指和环指分别置于患者的两侧胸锁关节上，中指于胸骨上窝触及气管，观察中指与示指和环指之间的距离。正常人两侧距离相等，气管居中。两侧距离不等提示气管移位，一侧胸腔积液、气胸、纵隔肿瘤时，气管向健侧移位；肺不张、肺纤维化、胸膜粘连时，气管向患侧移位。

第4节　胸　部　评　估

胸部评估是对胸廓、胸壁、支气管、肺脏、胸膜、心脏、血管等组织器官进行物理检查以判断其生理和病理状态的过程。评估应在安静、温暖、光线充足的环境中进行；视病情和评估需要，指导患者取坐位或仰卧位；充分暴露胸廓；全面系统地按照视诊、触诊、叩诊、听诊顺序进行。一般先评估前胸部和侧胸部，后评估背部，注意左右对比。

一、胸部的体表标志

胸廓内有心脏、肺脏等重要脏器，为了准确描述胸部脏器在胸廓内的位置和轮廓，以及异常体征的位置及范围，常采用体表的自然标志、人为划定的垂直线，配合胸部的自然陷窝和解剖分区来反映和记录。

（一）骨骼标志

胸廓由锁骨、胸骨、12对肋骨及12个胸椎组成，其骨骼标志见图4-26、图4-27。

1. 颈静脉上切迹　位于胸骨柄的上方，正常情况下气管位于切迹正中。

2. 胸骨角（Louis角）　由胸骨柄和胸骨体的连接处向前突起而形成，两侧分别与左右第2肋软骨相连，是计数前胸壁肋骨和肋间隙的标志，此处还是气管分叉、心房上缘的部位。

3. 剑突　胸骨体下端呈三角形的突出部分，其底部与胸骨体相连。

4. 腹上角　又称胸骨下角。为前胸下缘左右肋弓在胸骨下端汇合而形成的夹角，正常为70°～110°。临床上常以此作为判断体型的标志，瘦长体型者角度较锐，而矮胖体型者角度较钝。

5. 肋骨　共12对，第1～7肋骨在前胸壁借前端肋软骨与胸骨相连；第8～10肋骨的肋软骨融合在一起，再与胸骨相连，构成肋弓；第11、12肋骨不与胸骨相连，称为浮肋。

6. 肋间隙　为上下两肋骨间的空隙，常用以标记病变的水平位置。

7. 脊柱棘突　为后正中线的标志。以第7颈椎棘突最为突出，其下为胸椎起点，可以此作为计数胸椎的标志。

8. 肋脊角　为第12肋骨与脊柱形成的夹角，其前为肾和输尿管上端所在的区域。

（二）体表划线

人体胸部常用的体表划线与划区见图4-28～图4-30。

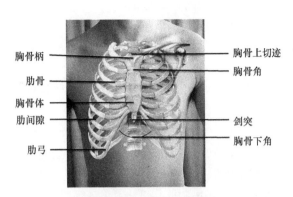

图 4-26　前胸壁的骨骼标志

胸骨柄
肋骨
胸骨体
肋间隙
肋弓

胸骨上切迹
胸骨角
剑突
胸骨下角

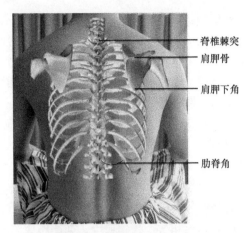

图 4-27　后胸壁的骨骼标志

脊椎棘突
肩胛骨
肩胛下角

肋脊角

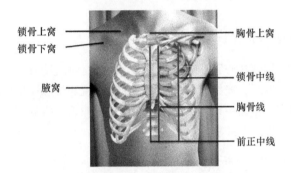

图 4-28　前胸壁的标志线和自然陷窝

锁骨上窝
锁骨下窝

腋窝

胸骨上窝

锁骨中线
胸骨线
前正中线

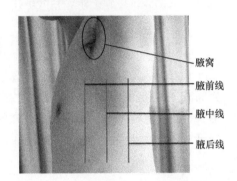

图 4-29　侧胸壁的标志线和自然陷窝

腋窝
腋前线
腋中线
腋后线

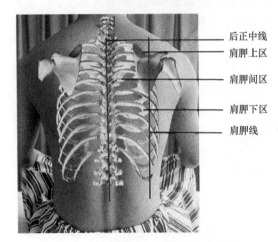

图 4-30　后胸壁的标志线和自然陷窝

后正中线
肩胛上区
肩胛间区
肩胛下区
肩胛线

1.　前正中线　通过胸骨正中所作的垂直线，又称胸骨中线。其上端位于胸骨柄上缘中点，下端位于剑突最低点。

2.　锁骨中线　通过锁骨肩峰端与胸锁关节端连线中点所作的垂直线。

3.　腋前线　通过腋窝前皱襞沿前侧胸壁向下所作的垂直线。

4.　腋后线　通过腋窝后皱襞沿后侧胸壁向下所作的垂直线。

5.　腋中线　自腋窝顶端向下与腋前线及腋后线等距离的垂直线。

6.　肩胛线　为双臂自然下垂时通过肩胛下角的垂直线。

7.　后正中线　即脊柱中线，为通过脊椎棘突沿脊柱正中下行的垂直线。

（三）自然陷窝

人体胸部常见自然陷窝见图 4-28。

1.　胸骨上窝　为胸骨柄上方的凹陷部位，气管位于其后正中。

2.　锁骨上窝　为锁骨上方的凹陷部位，相当于上叶肺尖的上部。

3. 锁骨下窝　为锁骨下方的凹陷部位。下界为第 3 肋骨的下缘，相当于上叶肺尖的下部。

4. 腋窝　为上肢内侧与胸壁相连的凹陷部位。

二、胸廓、胸壁和乳房评估

（一）胸廓

正常胸廓两侧基本对称，其外形随年龄增长而变化。成人胸廓呈椭圆形，前后径与左右径的比例约为 1 ∶ 1.5。小儿和老年人前后径略小于或等于左右径。

常见的胸廓变形如图 4-31。

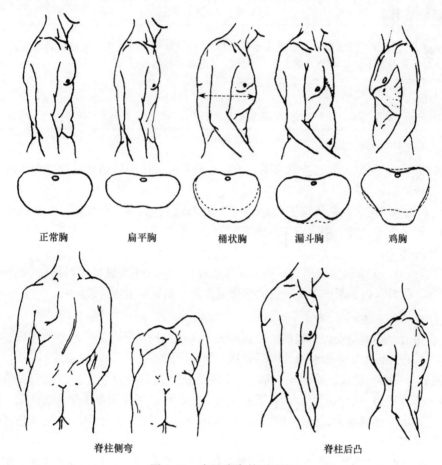

图 4-31　常见胸廓外形改变

1. 扁平胸　胸廓呈扁平状，前后径小于左右径的一半。见于瘦长体型者，也可见于慢性消耗性疾病患者，如肺结核等。

2. 桶状胸　胸廓前后径增长，与左右径几乎相等，甚至超过左右径，胸廓呈圆桶状。肋骨上抬呈水平位，腹上角增大，肋间隙增宽且饱满。见于慢性阻塞性肺疾病患者，也可见于老年和矮胖体型者。

3. 佝偻病胸　为佝偻病所致的胸廓改变，多见于儿童。包括：①胸骨下端前突，胸廓前侧壁肋骨凹陷，胸廓前后径略长于左右径，胸廓上下径较短，形似鸡的胸廓，称为鸡胸。②沿胸骨两侧的各肋软骨与肋骨交界处隆起，形似串珠状，称为佝偻病串珠。③胸部前下肋骨外翻，自胸骨剑突沿膈附着的胸壁部位向内凹陷，形成沟状带，称为肋膈沟。④胸骨下部剑突处显著内陷，形似漏斗，称为漏斗胸。

4. 胸廓单侧或局限性变形　胸廓单侧膨隆见于大量胸腔积液、气胸、胸腔巨大肿瘤或一侧有严重代偿性肺气肿等。胸壁局限性隆起见于心脏明显扩大、大量心包积液、主动脉瘤、胸内或胸壁肿瘤等。胸廓单侧或局限性凹陷，可见于肺不张、肺萎缩、肺纤维化、广泛性胸膜肥厚和粘连等。

5. 脊柱畸形引起的胸廓改变　脊柱前凸、后凸、侧凸，使胸廓两侧不对称，肋间隙增宽或变窄。严重脊柱畸形者，胸廓变形，使胸腔内器官受压移位，可引起呼吸、循环功能障碍。常见于脊柱结核、脊柱外伤、先天发育畸形等。

护考链接

患者，男，72岁。慢性咳嗽、咳痰伴呼吸困难22年，加重1周入院。查体：胸廓饱满，肋间隙增宽，胸廓前后径等于左右横径，腹上角呈钝角。该患者的胸廓表现为（　　）

A. 正常胸廓　　　　　　　　B. 扁平胸　　　　　　　　C. 桶状胸

D. 鸡胸　　　　　　　　　　E. 漏斗胸

答案：C。分析：胸廓饱满，肋间隙增宽，胸廓前后径等于左右横径，腹上角呈钝角为桶状胸的特点。

（二）胸壁

1. 静脉　正常胸壁无明显静脉可见。上、下腔静脉回流受阻而建立侧支循环时，可见胸壁静脉充盈或曲张。

2. 皮下气肿　正常胸壁无皮下气肿。气管、肺或胸膜病变或外伤后，气体逸出，积存于皮下组织，形成皮下气肿。用手指按压皮下气肿处皮肤，可感到气体在皮下组织中移动，出现握雪感或捻发感。

3. 胸壁压痛　正常胸壁无压痛。胸壁局部压痛见于肋间神经炎、肋软骨炎、胸壁软组织炎、肋骨骨折等。胸骨压痛和叩击痛见于白血病患者，因骨髓异常增生所致。

（三）乳房

评估乳房时，环境应安静、温暖、光线良好，屏风遮挡。嘱患者采取坐位或仰卧位，完全暴露胸部。一般先做视诊再做触诊，同时评估双侧乳房。

1. 视诊　观察乳房及乳头大小、形状、两侧是否对称，观察乳房皮肤及表面情况。正常儿童及成年男性乳房一般不明显，两侧乳头位置对称，约位于锁骨中线第4肋间隙。正常女性在青春发育期乳房逐渐增大，呈半球形，乳头也逐渐增大呈圆柱状，乳头、乳晕色泽较深。中老年妇女乳房多下垂。

2. 触诊　触诊乳房时，患者取坐位，先双臂下垂，然后高举过头或双手叉腰。护士手指或手掌平放在患者乳房上，用指腹轻施压力，以旋转或来回滑动的方式进行触诊。以乳头为中心将乳房分为四个象限（图4-32），按外上、外下、内下、内上、中央（乳头）的顺序触诊，先评估健侧，再评估患侧。触诊时，注意乳房的质地、弹性、有无压痛和包块，乳头有无硬结和分泌物。如触及包块应描述其部位、大小、外形、质地、压痛、活动度、边界是否清楚、与周围皮肤是否粘连，同时触诊腋窝、锁骨上窝、颈部淋巴结有无肿大。

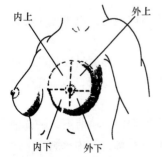

图4-32　乳房分区

急性乳腺炎患者，乳房局部红、肿、热、痛，触诊有硬结包块。乳房皮肤局限性隆起或凹陷伴毛囊及毛囊孔明显下陷，使局部皮肤呈橘皮样改变，常为乳腺癌的表现。男性乳房发育常见于肝功能损害、性腺功能减退症、雌激素等药物作用、睾丸和肾上腺皮质肿瘤等。

三、肺和胸膜评估

案例 4-4

患者，男，25 岁。自述淋雨后出现寒战、高热、胸痛、咳嗽 2 天，今日病情加重，痰量增加呈铁锈色。

问题： 1. 为该患者评估的重点是什么？
2. 为该患者进行胸部评估，会发现哪些阳性体征？

评估时，环境安静、温暖；指导患者肌肉放松，姿势平衡，呼吸均匀；根据评估需要使患者取坐位或卧位；按前胸、侧胸和背部的顺序进行评估。

（一）视诊

1. **呼吸运动**　正常成年男性及儿童以腹式呼吸为主；成年女性则以胸式呼吸为主。某些疾病可以使这两种呼吸运动发生改变或出现呼吸困难。

（1）呼吸运动改变：肺部或胸壁疾病，患侧胸式呼吸减弱，而腹式呼吸加强。腹部疾病，则腹式呼吸减弱，胸式呼吸加强。

（2）呼吸困难：见第 3 章第 4 节"呼吸困难"相关内容。

2. **呼吸频率和深度**　正常成人静息状态下，呼吸频率为 16~20 次 / 分，呼吸与脉搏之比为 1：4。新生儿呼吸频率约为 44 次 / 分，随着年龄的增长逐渐减慢。正常人在情绪激动、运动、进食、气温增高时呼吸频率增快；休息、睡眠时呼吸频率减慢。

（1）呼吸频率的改变：成年人呼吸频率超过 24 次 / 分称呼吸过速，常见于剧烈运动、发热、贫血、疼痛、甲状腺功能亢进症及心力衰竭等。一般体温每增高 1℃，呼吸频率大约增加 4 次 / 分。呼吸频率少于 12 次 / 分称呼吸过缓，可见于颅内压增高、麻醉剂或镇静剂过量等。

（2）呼吸深度的改变：①呼吸浅快，见于肺炎、胸膜炎、胸腔积液、气胸、呼吸肌麻痹、腹水等。②呼吸深快，见于剧烈运动、情绪激动、过度紧张、高热等。③呼吸深大，也称 Kussmaul 呼吸，见于严重的代谢性酸中毒时，如糖尿病酮症酸中毒、尿毒症酸中毒等，表现为呼吸深大而节律规整。④呼吸浅慢，见于脑膜炎、昏迷、镇静剂或麻醉剂过量等。

3. **呼吸节律**　正常成人静息状态下，呼吸节律均匀而整齐。病理状态下可出现呼吸节律的变化（图 4-33），观察呼吸节律对判断病情危重程度具有重要的临床意义。

（1）潮式呼吸：又称陈-施呼吸（Cheyne-Stokes 呼吸）。表现为呼吸由浅慢逐渐变为深快，再由深快变为浅慢，继之呼吸暂停 5~30 秒，再开始如上的周期性呼吸，每一周期可长达 30 秒到 2 分钟。提示病情严重，预后不良。见于脑炎、脑膜炎、脑出血、脑外伤、颅内压增高等中枢神经系统疾病，也可见于巴比妥类药物中毒、尿毒症等。有些老年人在深睡时也可出现轻度潮式呼吸，为脑动脉硬化、脑供血不足的表现。

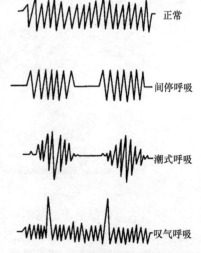

正常

间停呼吸

潮式呼吸

叹气呼吸

图 4-33　呼吸周期性节律的改变

（2）间停呼吸：又称比奥（Biots）呼吸。表现为一段有规律的呼吸之后，突然出现时间长短不一的呼吸停止，之后又开始规律呼吸，如此周而复始。其发生原因和机制与潮式呼吸大致相同，但提示呼吸中枢抑制更为严重，病情更为危重，常发生在临终前。

（3）叹气样呼吸：表现为患者自觉胸部发闷，在一段正常呼吸节律中出现一次深大呼吸，并常伴有叹气声。多见于神经官能症、精神紧张或抑郁症患者。

（二）触诊

1. 胸廓扩张度　即呼吸时胸廓活动度。正常人平静呼吸及深呼吸时，两侧胸廓扩张度对称。

（1）评估方法：评估前胸廓扩张度时，护士两手置于胸廓前下部的对称部位，两拇指分别沿两侧肋缘指向剑突，两手掌和伸展的手指置于前侧胸壁（图4-34）。评估后胸廓扩张度时，护士手平置于患者背部约第10肋骨水平。嘱患者做深呼吸运动，观察比较两手的活动幅度是否一致。

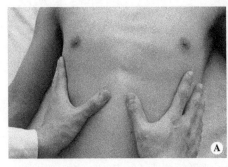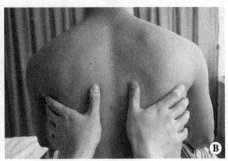

图4-34　胸廓扩张度触诊

（2）临床意义：双侧胸廓扩张度增强见于发热、代谢性酸中毒、腹部疾病等；一侧胸廓扩张度降低，见于大量胸腔积液、气胸、胸膜增厚和肺不张等，此时可见对侧胸廓代偿性扩张增强。双侧胸廓扩张度降低可见于双侧胸膜增厚、肺气肿等。

2. 语音震颤　为患者发音时声带振动，产生的声波沿着气管、支气管及肺泡传至胸壁引起的共鸣震动，可以用手掌触及，又称触觉语颤，简称语颤。

（1）评估方法：护士将两手掌的尺侧缘轻放于两侧胸壁的对称部位，然后嘱患者用同等的强度重复发"yi"长音，自上而下，左右对称，从内到外，先前胸后背部，比较两侧相应部位语音震颤的异同，注意有无增强或减弱（图4-35）。

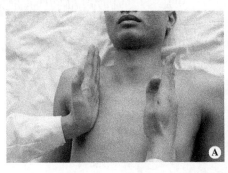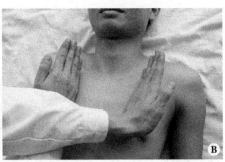

图4-35　触觉语颤触诊方法（两侧对比）

正常人双侧触觉语颤基本一致。语颤的强度与发音强弱、音调高低、胸壁厚薄及支气管至胸壁的距离有关。通常前胸壁胸骨角附近和背部肩胛间区语颤最强。前胸上部较前胸下部为强，右胸上部较左胸上部为强。一般成年男性较女性，消瘦者较肥胖者为强。

（2）临床意义：临床上，根据语音震颤的变化判断肺和胸腔病变的性质，临床意义见表4-1。

表4-1 语音震颤病理变化的临床意义

语音震颤变化	临床意义
语音震颤增强	①肺组织实变，如肺炎球菌肺炎实变期、大面积肺梗死；②接近胸壁的肺内大空洞，尤其空洞周围有炎性浸润时，如肺脓肿、空洞型肺结核等
语音震颤减弱或消失	①肺泡含气量过多，如慢性阻塞性肺疾病；②支气管阻塞，如阻塞性肺不张；③大量胸腔积液或气胸；④胸膜显著粘连增厚或胸壁皮下气肿

3. 胸膜摩擦感 正常胸部触诊无胸膜摩擦感。当炎症、肿瘤等累及胸膜时，胸膜因纤维蛋白沉积而变得粗糙，呼吸时脏、壁两层胸膜产生摩擦，在病变部位的胸壁上可触到摩擦感，是干性胸膜炎的重要体征。于胸廓的下前侧部和腋中线第5、6肋间最易触及。

（三）叩诊

1. 叩诊方法 胸廓和肺部叩诊根据患者病情可采取间接叩诊法和直接叩诊法，以前者常用。

间接叩诊时，护士左手板指平贴在肋间隙并与肋骨平行，但叩诊肩胛间区时，板指可与脊柱平行，叩诊力量要均匀一致。叩诊顺序为由上向下，由内向外，自肺尖向下逐个肋间隙进行叩诊，注意对称部位叩诊音的比较（图4-36）。

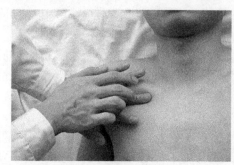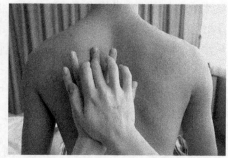

图4-36 胸部间接叩诊

直接叩诊时，护士将右手指并拢，以手指掌面直接拍击胸壁，主要用于判断大量胸腔积液或积气的病变部位和含液量或含气量。

2. 正常胸部叩诊音

（1）清音：正常肺部叩诊音均为清音。其音响强弱和音调高低受肺含气量、胸壁厚薄及邻近器官的影响。一般前胸上部较下部稍浊，右肺上部较左肺上部稍浊；背部较前胸稍浊；右侧腋下部较左侧腋下部稍浊。

（2）浊音：叩诊肺与肝或肺与心交界的重叠区域时，为浊音，又称心脏或肝脏的相对浊音界。

（3）实音：叩诊未被肺组织遮盖的心脏或肝脏时，为实音，又称心脏或肝脏的绝对浊音界。

（4）鼓音：左腋前线下方可叩得一半月状鼓音区（Traube's鼓音区）。为胃泡所在位置。其鼓音区的大小，随胃内含气量的多少而变化；当左侧胸腔大量积液或脾显著肿大时，亦可引起此鼓音区的缩小（图4-37）。

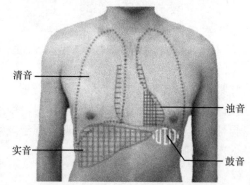

图4-37 正常前胸部叩诊音

3. 异常叩诊音　正常肺部的清音区范围内出现浊音、实音、鼓音、过清音时称为异常叩诊音，提示肺、胸膜、膈或胸壁发生病理改变，异常叩诊音的临床意义见表 4-2。

表 4-2　异常叩诊音及其临床意义

病理性叩诊音	原因	常见疾病
浊音或实音	肺含气量减少的病变	肺炎、肺结核、肺不张、肺水肿等
	肺内不含气的占位性病变	肺肿瘤等
	胸腔积液、胸膜粘连肥厚等	肺结核等
	胸壁疾患	胸壁水肿、胸壁肿瘤等
过清音	肺泡内含气量增多并肺组织弹性降低的病变	肺气肿
鼓音	胸腔积气	气胸
	肺内空腔性病变且其直径大于 3～4cm，靠近胸壁	空洞型肺结核、肺脓肿等

4. 肺界叩诊　包括肺上界、肺前界、肺下界及肺下界移动度的叩诊。

肺上界，即肺尖的上界，又称 Kronig 峡，正常为 5cm。肺上界变窄或肺尖部叩诊呈浊音，见于肺结核、肺尖组织纤维化或肺萎缩；肺上界变宽，叩诊呈过清音，见于肺气肿。

肺前界，正常的肺前界相当于心脏的绝对浊音界。左肺前界在胸骨旁线第 4～6 肋间隙处，右肺前界相当于胸骨线的位置。

肺下界，正常人平静呼吸时肺下界位于锁骨中线上第 6 肋间隙、腋中线上第 8 肋间隙、肩胛下角线上第 10 肋间隙。因体型和发育情况不同，肺下界的位置可稍有差异。病理情况下，肺下界上移，见于肺不张、腹水、鼓肠、腹腔巨大肿瘤等，肺下界下移见于肺气肿、腹腔内脏下垂等。

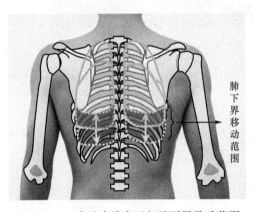

图 4-38　正常肺尖清音区与肺下界移动范围

肺下界移动度，相当于深呼吸时膈肌的移动范围，正常肺下界移动度为 6～8cm（图 4-38）。肺下界移动度减小见于肺气肿、肺不张、肺纤维化等，若发生大量胸腔积液、气胸及胸膜广泛肥厚粘连时，则肺下界移动范围不能叩出。

（四）听诊

肺部听诊时，患者取坐位或卧位。听诊的顺序一般由肺尖开始，自上而下逐一肋间听诊，由前胸部、侧胸部到背部，注意上下对比和左右对称部位对比。每个部位至少听诊 1～2 个呼吸周期，必要时可嘱患者做深呼吸或咳嗽数声后进行听诊。

1. 正常呼吸音　正常呼吸音有三种：支气管呼吸音、肺泡呼吸音、支气管肺泡呼吸音（图 4-39）。三种呼吸音分布、形成机制、听诊特点及区别见表 4-3。其强弱通常与性别、年龄、呼吸深浅、肺组织弹性大小及胸壁厚薄等有关。男性呼吸音强于女性，儿童呼吸音强于老年人；乳房下部、肩胛下部肺泡呼吸音最强，腋窝下部次之，肺尖及肺下缘处较弱。

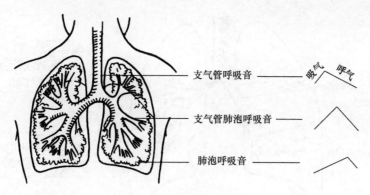

图 4-39 呼吸音示意图

表 4-3 正常呼吸音的区别

	支气管呼吸音	肺泡呼吸音	支气管肺泡呼吸音
发生机制	气流在声门、气管或主支气管形成湍流所产生的声音	气体进出细支气管或肺泡使肺泡壁周期性的紧张、松弛而产生	兼具支气管呼吸音和肺泡呼吸音两者产生机制
听诊特点	似抬舌后经口腔呼气所发出的"ha"音，呼气较吸气时间长、音响强、音调高	似上齿咬下唇吸气时发出的"fu"音，性质柔和。吸气较呼气时间长、音响强、音调高	兼有支气管呼吸音和肺泡呼吸音的特点 吸气时相与呼气时相大致相等
正常听诊区域	喉部、胸骨上窝、背部第6、7颈椎，及第1、2胸椎附近	除支气管呼吸音和支气管肺泡呼吸音以外区域	胸骨两侧第1、2肋间隙，肩胛间区第3、4胸椎水平，肺尖前后部

护 考 链 接

正常情况下，肩胛下部听诊可听到（　　）
A. 支气管呼吸音
B. 肺泡呼吸音
C. 支气管肺泡呼吸音
D. 湿啰音
E. 干啰音

答案： B。分析：肩胛下部听诊为肺泡呼吸音。

2. 异常呼吸音

（1）异常肺泡呼吸音

1）肺泡呼吸音减弱或消失：因进入肺泡的气体流量减少、流速减慢或呼吸音传导障碍所致。见于慢性阻塞性肺疾病、气胸、胸腔积液、肋骨骨折等。

2）肺泡呼吸音增强：因进入肺泡的气体流量增加、流速加快所致。双侧肺泡呼吸音增强见于剧烈运动、发热、酸中毒、贫血等。当一侧肺部病变引起肺泡呼吸音减弱，而健侧肺代偿性肺泡呼吸音增强。

（2）异常支气管呼吸音：在正常肺泡呼吸音部位听到支气管呼吸音，则为异常支气管呼吸音，或称管状呼吸音，可由肺组织实变、肺内大空洞、压迫性肺不张等因素引起。

（3）异常支气管肺泡呼吸音：在正常肺泡呼吸音的区域听到支气管肺泡呼吸音，其产生机制为肺部实变区域较小且与正常含气肺组织混合存在，或肺实变部位较深并被正常肺组织所覆盖。常见于支气管肺炎、肺结核、大叶性肺炎初期，在胸腔积液上方肺膨胀不全的区域也可听到。

3. 啰音　是呼吸音以外的附加音，正常情况下不存在。按其性质分为湿啰音和干啰音两种类型，产生机制（图4-40）及听诊特点见表4-4。

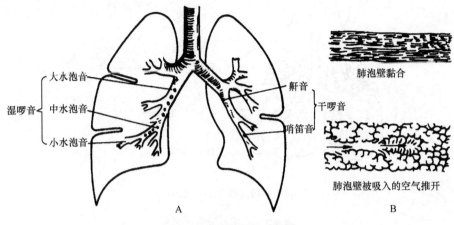

图 4-40 湿啰音产生机制
A. 啰音；B. 捻发音

表 4-4 干啰音与湿啰音的鉴别

鉴别点	湿啰音	干啰音
产生机制	吸气时气体通过呼吸道内的稀薄分泌物,形成的水泡破裂或因分泌物黏着而陷闭的肺泡、小支气管突然张开而产生的声音	气体通过狭窄或阻塞的气管、支气管或细支气管时,产生湍流所产生的声音
特点	以吸气时或吸气末更明显,部位恒定,性质不易变化;断续而短暂,常连续多个出现;大、中、小水泡音可同时存在,咳嗽后可减轻或消失	带音乐性的呼吸附加音,吸气及呼气时均可听及,但以呼气时明显;持续时间长,音调较高;部位、强度和性质易变,在瞬间内数量可明显增减
分类	①粗湿啰音(大水泡音):发生于气管、主支气管或肺内空洞。②中湿啰音(中水泡音):发生于中等口径的支气管。③细湿啰音(小水泡音):发生于小支气管。④捻发音:发生在细支气管和肺泡内	①高调干啰音(哨笛音):音调高且呈上升性,多源于较细支气管狭窄。弥漫性小支气管狭窄或痉挛引起的呼气性高音调呼吸附加音称哮鸣音。②低调干啰音(鼾音):音调低,呈呻吟声或鼾声,多源于气管或主支气管狭窄
临床意义	①肺部局限性湿啰音,提示该处的局部病变,如肺炎、肺结核或支气管扩张等。②两侧肺底湿啰音,见于心力衰竭所致的肺淤血、支气管肺炎等。③两肺野布满湿啰音,见于急性肺水肿和严重支气管肺炎	①双侧肺部的干啰音,常见于支气管哮喘、慢性支气管炎和心源性哮喘等。②局限性干啰音是由于局部支气管狭窄所致,常见于支气管内膜结核或肿瘤等

✎ 护考链接

两肺布满湿啰音最常见于(　　)

A. 肺淤血　　　　　　　B. 肺结核　　　　　　C. 急性肺水肿

D. 支气管狭窄　　　　　E. 肺炎

答案: C。分析:肺水肿是两肺布满湿啰音,而肺淤血是两肺底闻及湿啰音。

4. 语音共振　产生方式、临床意义与语音震颤基本相同。嘱患者用一般的声音强度重复发"yi"长音,喉部发音产生的振动经气管、支气管、肺泡传至胸壁,由听诊器听及。

5. 胸膜摩擦音　与胸膜摩擦感产生机制及临床意义相同,其特征似用一手掩耳,另一手指在其手背上摩擦时所听到的声音。

肺与胸膜常见疾病的体征见表 4-5。

表 4-5　肺与胸膜常见疾病的体征

疾病	视诊		触诊		叩诊	听诊		
	胸廓外形	呼吸动度	气管位置	语音震颤	叩诊音	呼吸音	啰音	语音共振
大叶性肺炎	对称	患侧减弱	居中	患侧增强	浊音或实音	支气管呼吸音	湿啰音	患侧增强
肺气肿	桶状	双侧减弱	居中	双侧减弱	过清音	减弱	多无	双侧减弱
胸腔积液	患侧饱满	患侧减弱	移向健侧	减弱或消失	实音	减弱或消失	无	减弱或消失
气胸	患侧饱满	患侧减弱	移向健侧	减弱或消失	鼓音	减弱或消失	无	减弱或消失

四、心 脏 评 估

案例 4-5

　　患者，女，30岁。劳累后心慌、气短5年，加重伴咳嗽，咳白色泡沫痰，双下肢水肿2周。门诊心脏彩色超声检查，提示"风湿性心脏病，二尖瓣狭窄"，今日收住入院。

问题： 1. 心脏评估中包括哪些内容？评估重点是什么？
　　　　 2. 该患者的心脏评估可能会有哪些异常体征？

　　心脏评估时，要求环境安静、温暖、光线充足，指导患者取卧位或坐位，护士立于患者右侧，按视诊、触诊、叩诊、听诊的顺序进行评估，其中心脏听诊是评估的重点。

（一）视诊

　　视诊时，患者取平卧位，护士视线与患者胸廓平齐，视诊内容包括心前区外形、心尖搏动、心前区异常搏动等。

　　1. **心前区外形**　正常人心前区外形与右侧相应部位基本对称，无异常隆起或凹陷。

　　心前区异常隆起常见于先天性心脏病患儿，或儿童时期风湿性心瓣膜病伴心脏增大者；成人大量心包积液时，可见心前区饱满。

　　2. **心尖搏动**　心室收缩时，心尖向前冲击心前区胸壁，使肋间软组织向外搏动，称为心尖搏动。正常成人心尖搏动位于左侧第5肋间隙锁骨中线内侧0.5～1.0cm处，搏动范围直径为2.0～2.5cm。

　　（1）心尖搏动移位：受生理性及病理性因素的影响。

　　1）生理性因素：心尖搏动的位置可因体型、体位而发生改变。①体位：仰卧位心尖搏动略上移；左侧卧位心尖搏动向左移2.0～3.0cm；右侧卧位心尖搏动向右移1.0～2.5cm。②体型：矮胖体型、小儿及妊娠时，横膈位置较高，使心脏呈横位，心尖搏动向外上移位；瘦长体型，心脏呈垂直位，心尖搏动向内下移位。

　　2）病理性因素：①心脏疾病：左心室增大时，心尖搏动向左下移位；右心室增大时，心尖搏动向左移位；全心增大时，心尖搏动向左下移位；先天性右位心时，心尖搏动则位于胸部右侧相应部位。②胸部疾病：一侧大量胸腔积液或气胸时，心尖搏动移向健侧；一侧肺不张或胸膜粘连时，心尖搏动移向患侧。③腹部疾病：大量腹水、气腹或腹腔内巨大肿瘤时，心尖搏动向左上移位。

　　（2）心尖搏动强度及范围的改变

　　1）生理性因素：胸壁薄、肋间隙宽、剧烈运动、精神紧张等心尖搏动强且范围大；胸壁厚或肋间隙窄者，心尖搏动弱且范围小。

2）病理性因素：左心室肥大、贫血、甲状腺功能亢进症和发热时，心尖搏动增强且范围增大；心肌炎、心肌梗死、心包积液、肺气肿和左侧胸腔积液时，心尖搏动减弱或消失。

3. 心前区异常搏动　胸骨左缘第3～4肋间出现强有力而较持久的搏动，见于右心室肥大；剑突下搏动，见于肺气肿伴右心室肥大，也可见于腹主动脉瘤。

4. 负性心尖搏动　心脏收缩时，心尖搏动内陷，见于粘连性心包炎。

（二）触诊

心脏触诊可进一步验证视诊内容，并发现视诊未能觉察到的体征。通常采用右手全手掌、手掌尺侧或示指、中指及环指指腹来触诊（图4-41）。触诊时手要温暖，压力要适当。触诊内容包括心前区搏动、震颤及心包摩擦感。

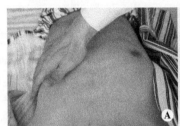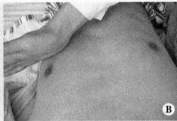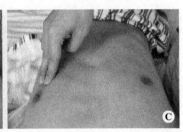

图 4-41　触诊心尖搏动
A. 手掌触诊；B. 手掌尺侧触诊；C. 手指指腹触诊

1. 心前区搏动　触诊进一步明确心尖搏动和心前区其他搏动，确定其位置、强度、范围，较视诊更为准确。如触诊时心尖搏动徐缓有力，能使触诊指尖抬起停留片刻，称为抬举性心尖搏动，为左心室肥厚的可靠体征。

2. 震颤　用手触知的一种微细的震动感，与在猫喉部触到的呼吸震动感相似，又称为猫喘。其形成机制同心脏杂音产生机制。触及震颤时应注意部位、出现的时期，并分析临床意义。震颤为器质性心血管疾病的特征性体征，见于某些先天性心脏病及心脏瓣膜病变，见表4-6。

表4-6　心前区震颤的临床意义

时相	部位	临床意义
收缩期	胸骨右缘第2肋间	主动脉瓣狭窄
	胸骨左缘第2肋间	肺动脉瓣狭窄
	胸骨左缘第3、4肋间	室间隔缺损
舒张期	心尖区	二尖瓣狭窄
连续性	胸骨左缘第2肋间及其附近	动脉导管未闭

3. 心包摩擦感　在心前区触及的摩擦震动感，其产生机制同胸膜摩擦感。在胸骨左缘第3、4肋间隙较易触及，收缩期、坐位稍前倾或深呼气末更明显，见于急性心包炎。

（三）叩诊

叩诊的目的是确定心界大小、形状及位置。心脏及大血管为不含气器官，叩诊呈实音，其边界称绝对浊音界；心脏左右缘被肺遮盖的部分叩诊呈浊音，其边界称相对浊音界（图4-42）。相对浊音界反映心脏的实际大小。

1. 叩诊方法　采用间接叩诊法。患者取仰卧位时，板指与肋间平行；患者取坐位时，板指与肋间垂直；每一肋间由外向内叩诊，以听到声音由清音变浊音来确定心脏相对浊音界（图4-42）。

2. 叩诊顺序　通常的顺序是先叩左界，后叩右界，由下而上，由外向内。左界叩诊时自心尖搏动外2～3cm处开始，逐一肋间由外向内叩诊，直至第2肋间；右界叩诊时先叩出肝上界，然后于其上一肋间由外向内，逐一肋间叩诊，直至第2肋间。对各肋间叩得的浊音界逐一做出标记，并测量其与前正中线间的垂直距离（图4-43）。

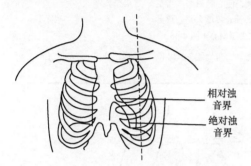

图 4-42　心脏绝对浊音界与相对浊音界

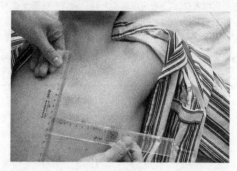

图 4-43　心界叩诊后测量其与前正中线的垂直距离

3. 正常心浊音界　正常心脏相对浊音界至前正中线的距离见表4-7。

表 4-7　正常心脏相对浊音界至前正中线的距离

心右界（cm）	肋间	心左界（cm）
2.0～3.0	2	2.0～3.0
2.0～3.0	3	3.5～4.5
3.0～4.0	4	5.0～6.0
	5	7.0～9.0

注：左锁骨中线至前正中线的距离是8～10cm。

4. 心浊音界各部的组成　心脏左界第2肋间处相当于肺动脉段，第3肋间为左心耳，第4、5肋间为左心室，主动脉与左心室交接处向内凹陷，称心腰。心脏右界第2肋间相当于升主动脉和上腔静脉，第3肋间以下为右心房（图4-44）。

5. 心浊音界改变及临床意义　心浊音界大小、位置、形状可受心外因素和心脏本身病变的影响。

（1）心外因素：如大量胸腔积液和气胸可使心界移向健侧，胸膜增厚与肺不张则使心界移向患侧；大量腹水或腹腔巨大肿瘤可使膈抬高，心脏横位，以致心界向左增大等。

（2）心脏本身病变：包括房室增大与心包积液等，见表4-8。

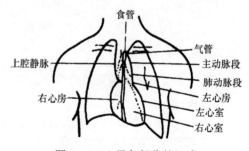

图 4-44　心界各部分的组成

表 4-8　心浊音界改变的因素和临床意义

因素	心浊音界	临床意义
左心室增大	心左界向左下扩大，心腰加深近似直角，心浊音界呈靴形，即靴形心，也称为主动脉型心（图4-45）	主动脉瓣关闭不全、高血压性心脏病

续表

因素	心浊音界	临床意义
右心室增大	轻度增大时仅使绝对浊音界增大，相对浊音界无明显改变。显著增大时，叩诊心界向左右两侧扩大	肺源性心脏病、房间隔缺损
左右心室增大	心浊音界向两侧扩大，且左界向左下增大，称普大型心	扩张型心肌病、全心衰竭
左心房增大合并肺动脉段扩大	左心房显著增大时，胸骨左缘第3肋间心浊音界扩大，使心腰消失。当左心房与肺动脉段均增大时，胸骨左缘第2、3肋间心浊音界增大，心腰更为丰满或膨出，心界如梨形，即梨形心，也称为二尖瓣型心（图4-46）	二尖瓣狭窄
心包积液	心浊音界向两侧扩大且随体位改变。坐位时心浊音界呈三角烧瓶形，卧位时心底部浊音界增宽呈球形（图4-47）	心包积液

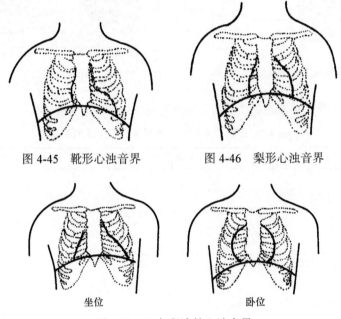

图 4-45　靴形心浊音界　　　　图 4-46　梨形心浊音界

坐位　　　　　　　卧位

图 4-47　心包积液的心浊音界

（四）听诊

听诊是心脏评估最重要的部分。听诊时要求环境安静，被评估者取仰卧位或坐位，必要时可变换体位。

1. 心脏瓣膜听诊区　心脏各瓣膜开放与关闭时所产生的声音传导至体表最易听清的部位称心脏瓣膜听诊区，与其解剖部位不完全一致，见表4-9与图4-48。

表 4-9　心脏瓣膜听诊区及其体表位置

瓣膜听诊区	位置
二尖瓣听诊区	心尖搏动最强点，又称心尖区；多位于左锁骨中线第5肋间稍内侧
肺动脉瓣听诊区	胸骨左缘第2肋间隙
主动脉瓣听诊区	胸骨右缘第2肋间隙
主动脉瓣第二听诊区	胸骨左缘第3～4肋间隙
三尖瓣听诊区	胸骨体下端左缘，即胸骨左缘第4～5肋间隙

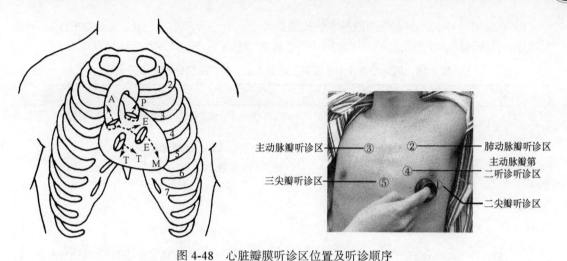

图 4-48 心脏瓣膜听诊区位置及听诊顺序

M. 二尖瓣区；A. 主动脉瓣区；E. 主动脉瓣第二听诊；P. 肺动脉瓣区；T. 三尖瓣区；①~⑤听诊顺序

2. 听诊顺序 通常从心尖部开始，按逆时针方向听诊，即二尖瓣听诊区、肺动脉瓣听诊区、主动脉瓣听诊区、主动脉瓣第二听诊区、三尖瓣听诊区。

3. 听诊内容 包括心率、心律、心音、额外心音、杂音及心包摩擦音。

（1）心率：指每分钟心搏次数。一般在心尖部听取第一心音，计数 1 分钟。正常成人心率为 60~100 次 / 分，老年人偏慢，儿童偏快，3 岁以下儿童多在 100 次 / 分以上。①心动过速：安静状态下。成人心率超过 100 次 / 分，婴幼儿心率超过 150 次 / 分，称为心动过速，见于情绪激动、剧烈运动、发热、贫血、甲状腺功能亢进症、心力衰竭、休克等。②心动过缓：心率低于 60 次 / 分称为心动过缓，见于运动员、颅内压增高、阻塞性黄疸、甲状腺功能减退症、房室传导阻滞等。

（2）心律：指心脏跳动的节律。正常人心律规则，部分儿童和青年心律可出现吸气时增快，呼气时减慢，称窦性心律不齐，一般无临床意义。听诊能发现的最常见的心律失常是期前收缩和心房颤动。

1）期前收缩：指在规则心律基础上突然提前出现的心跳，其后有一较长间歇，也称过早搏动。根据其发生频率的多少可分为频发（≥5 次 / 分）与偶发（<5 次 / 分）。

听诊特点：①在规则的节律中心音提前出现，其后有一较长间歇；②期前收缩的第一心音增强，第二心音减弱或消失；③期前收缩可有规律地出现，如每一次窦性搏动后出现一次期前收缩，称二联律；每两次窦性搏动后出现一次期前收缩或每一次窦性搏动后连续出现两次期前收缩则称为三联律，以此类推。

期前收缩若偶尔出现多无临床意义，但若频繁发作或形成二联律、三联律则应进一步检查有无器质性病变。生理情况见于情绪激动、酗酒等，病理情况见于各种功能性或器质性心脏病。

2）心房颤动：简称房颤，是由于心房内异位起搏点发出的冲动形成多个折返所致。

听诊特点：心律绝对不规则（即心率快慢不一致）；第一心音强弱不一致；心率与脉率不一致，脉率少于心率，这种脉搏脱落的现象称为脉搏短绌或短绌脉。心房颤动常见于二尖瓣狭窄、冠心病和甲状腺功能亢进症等。

（3）心音：按其在心动周期中出现的顺序，依次命名为第一心音（S_1）、第二心音（S_2）、第三心音（S_3）和第四心音（S_4）。通常情况下只能听到第一心音、第二心音，第三心音可在部分儿童和青少年中闻及，第四心音多属病理性，一般不易闻及。

1）心音听诊特点：心脏听诊最基本的技能是区别第一心音和第二心音，由此才能确定杂音和额外心音所处的心动周期时相。正常第一心音和第二心音的产生机制和听诊特点见表4-10。

表4-10　第一心音（S_1）和第二心音（S_2）的产生机制和听诊特点

项目	第一心音	第二心音
产生机制	二尖瓣和三尖瓣突然关闭，瓣膜紧张产生振动而引起	主动脉瓣和肺动脉瓣突然关闭引起瓣膜振动而引起
	标志着心室收缩的开始	标志着心室舒张的开始
音调	较低	较高
强度	较响	较 S_1 弱
性质	低钝	清脆
时限	较长，持续约 0.1 秒	较短，持续约 0.08 秒
S_1 与 S_2 间隔	S_1 与 S_2 间隔较短（收缩期）	S_2 与下一心动周期的 S_1 间隔较长（舒张期）
听诊部位	心尖部最响	心底部最响
与心尖搏动的关系	同时出现	之后出现

2）心音异常：包括心音的强度改变、性质改变和心音分裂。

A. 心音强度改变：与多种因素有关，第一心音强度变化与心肌收缩力的强弱、心室充盈程度及心瓣膜弹性和位置有关。第二心音强度变化与主动脉或肺动脉内压力、半月瓣的解剖改变有关。心音强度变化的类型及临床意义见表4-11。

表4-11　心音强度改变的临床意义

心音	改变类型	临床意义
第一心音	S_1 增强	高热、贫血、甲状腺功能亢进症、二尖瓣狭窄等
	S_1 减弱	心肌炎、心肌病、心肌梗死、心力衰竭、二尖瓣关闭不全等
	S_1 强弱不等	心房颤动、频发室性期前收缩等
第二心音	A_2 增强	高血压、动脉粥样硬化症等
	P_2 增强	肺源性心脏病、二尖瓣狭窄伴肺动脉高压等
	A_2 减弱	主动脉瓣狭窄、主动脉瓣关闭不全等
	P_2 减弱	肺动脉瓣狭窄、肺动脉瓣关闭不全等
S_1、S_2 同时增强		运动、情绪激动、高热、贫血、甲状腺功能亢进症等
S_1、S_2 同时减弱		心肌炎、心肌病、心肌梗死、心包积液、休克等

注：A_2 为主动脉瓣区第二心音；P_2 为肺动脉瓣区第二心音。

B. 心音性质改变：以钟摆律最常见。心肌严重病变时，第一心音失去其原有的特征而与第二心音相似，常伴心率增快，收缩期与舒张期时限几乎相等，听诊类似钟摆声，又称"钟摆律"。钟摆律伴心动过速（心率在120次/分以上）时，酷似胎儿心音，称为"胎心律"，提示心肌严重受损，病情严重，如大面积急性心肌梗死和重症心肌炎等。

C. 心音分裂：指听诊时出现一个心音分裂为两个声音的现象。正常生理情况下，心室收缩与舒张时两个房室瓣及两个半月瓣的关闭并非绝对同步；三尖瓣较二尖瓣延迟关闭 0.02～0.03 秒，肺动脉瓣较主动脉瓣延迟关闭约 0.03 秒。通常上述时间差不能被人耳分辨，听诊仍为一个声音。临床上以 S_2 分裂较为常见，分生理性分裂、通常分裂、固定分裂和逆分裂 4 种类型。

（4）额外心音：指在正常 S_1、S_2 之外听到的病理性附加心音，可出现在收缩期，也可出现在舒张期，以舒张早期额外心音临床意义最大。①奔马律：舒张早期奔马律最为多见，出现在 S_2 之后，与原有的 S_1、S_2 构成三音律，心率超过 100 次／分时，似马蹄奔跑的声音，故称奔马律。奔马律是心肌严重损害的重要体征之一。②开瓣音：出现在 S_2 之后，音调高而响亮、清脆、短促，呈拍击样，又称二尖瓣开放拍击音。开瓣音见于二尖瓣狭窄，此音提示二尖瓣的弹性活动尚好，是二尖瓣分离术适应证的参考条件。③心包叩击音：见于缩窄性心包炎。④医源性额外音：常见的有人工瓣膜音和人工起搏音。

（5）心脏杂音：指在心音和额外心音之外，出现的一种具有不同频率、不同强度、持续时间较长的异常心脏听诊音。是诊断心血管疾病的重要依据。

1）杂音的产生机制：正常血液呈层流状态不发出声音。当血流加速、瓣膜口狭窄或关闭不全、异常血流通道、心腔内有漂浮物、血管腔扩大或狭窄时，均可使层流变为湍流，冲击心壁、大血管壁、瓣膜、腱索等使之震动而在相应部位产生杂音（图 4-49）。

2）杂音的评估要点

A. 部位：杂音最响部位和病变部位密切相关。一般杂音在某瓣膜听诊区最响，提示该瓣膜有病变。

B. 时期：根据杂音出现的时期分收缩期杂音、舒张期杂音、双期杂音和连续性杂音。一般认为，舒张期杂音和连续性杂音均为病理性杂音。

C. 性质：由于病变性质及部位不同，产生的杂音性质也不同，一般而言，功能性杂音较柔和，器质性杂音较粗糙。杂音的音色可形容为吹风样、隆隆样（雷鸣样）、机械样、喷射样、叹气样、乐音样和海鸥鸣样等。

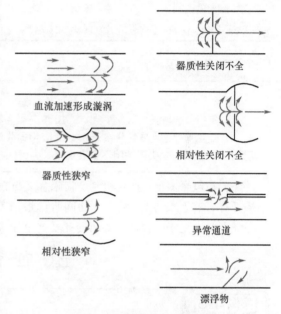

图 4-49　杂音的产生机制

D. 强度：杂音的强度和狭窄程度、血流速度、狭窄口两端的压力差、心肌收缩力等因素有关。收缩期杂音强度一般采用收缩期杂音强度分级（Levine 6 级分级法）（表 4-12），一般 2 级及以下收缩期杂音多为功能性杂音，无临床意义，3 级及以上者多提示器质性病变。

表 4-12　收缩期杂音强度分级及听诊特点

级别	听诊特点
1 级	很弱，安静环境下仔细听诊才能听到
2 级	较易听到的弱杂音
3 级	中等响亮的杂音
4 级	响亮的杂音，通常伴有震颤
5 级	杂音很响，但听诊器离开胸壁即听不到，有明显震颤
6 级	杂音震耳，即使听诊器离开胸壁一定距离也能听到，有强震颤

舒张期杂音一般不分级，可分为轻、中、重三度，一般舒张期杂音均为病理性。

E. 传导：杂音常沿着血流方向传导，亦可借周围组织向外扩散，其传导方向有一定的规律。

F. 呼吸、运动和体位改变对杂音的影响：通过改变体位、呼吸和运动可使某些杂音的强弱发生改变。例如，左侧卧位时二尖瓣狭窄的杂音增强；前倾坐位时主动脉瓣关闭不全的杂音增强。深吸气时三尖瓣、肺动脉瓣狭窄与关闭不全的杂音增强；深呼气时二尖瓣、主动脉瓣狭窄与关闭不全的杂音增强。运动可使器质性杂音增强。

临床常见心脏瓣膜病变杂音特点见表4-13。

表4-13 常见心脏瓣膜病变杂音特点

瓣膜病变	最响部位	时期	性质	传导
二尖瓣狭窄	心尖部	舒张期	隆隆样	局限
二尖瓣关闭不全	心尖部	收缩期	吹风样	左腋下
主动脉瓣狭窄	主动脉瓣区	收缩期	喷射样	颈部
主动脉瓣关闭不全	主动脉瓣第二听诊区	舒张期	叹气样	心尖部

✎ **护 考 链 接**

患者，女，28岁。诊断为风湿性心脏瓣膜病二尖瓣关闭不全，下列哪一项体征最有意义（　　）

A. 第一心音增强　　　　　　　B. 第一心音减弱　　　　　　　C. 心尖部舒张期叹气样杂音

D. 心尖部舒张期隆隆样杂音　　E. 心尖部收缩期吹风样杂音

答案： E。分析：二尖瓣关闭不全表现为二尖瓣区收缩期吹风样杂音。

（6）心包摩擦音：产生机制、临床意义与心包摩擦感相同。听诊特点为音调高、性质粗糙，呈搔抓样，在胸骨左缘第3、4肋间听诊最清楚，前倾坐位或屏气时明显。与心脏搏动一致，与呼吸无关。见于心包炎、心肌梗死及严重尿毒症等。

五、血管评估

案例4-6

患者，男，35岁。因心悸、劳力性呼吸困难3年，加重伴胸痛、不能平卧1周入院。评估：端坐呼吸，颈动脉搏动明显，双肺下部可闻及细湿啰音，心界向左下扩大，心率为110次/分，主动脉瓣第二听诊区闻及舒张期叹气样杂音，水冲脉，毛细血管搏动征（＋）。

问题： 1. 如何评估水冲脉？水冲脉有何特点及临床意义？

2. 周围血管征包括哪些体征？

（一）脉搏

触诊浅表动脉是评估脉搏的主要方法，以并拢的示指、中指和环指指腹触诊，一般选择桡动脉，必要时选择肱动脉、股动脉、足背动脉、颈动脉。

1. **脉率** 正常人脉率和心率一致。安静状态下，正常成人脉率为60～100次/分。脉率的生理和病理变化及临床意义与心率基本一致。某些心律失常如心房颤动或频发期前收缩时，由于部分心脏收缩的搏出量低，不足以引起周围动脉搏动，故脉率可少于心率，称为脉搏短绌。

2. **脉律** 脉搏的节律可反映心脏的节律。正常人脉律规则，儿童、青少年和部分成年人有窦性心律不齐，脉搏不规则，即吸气时脉搏增快，呼气时减慢，无临床意义。各种心律失常均可出现脉律不整，如心房颤动者脉律绝对不规则，期前收缩呈二联律或三联律者可形成二联脉、三联脉；二度以上房室传导阻滞时可有脉搏脱漏，称脱落脉等。

3. **强弱** 脉搏的强弱与心搏出量、脉压和外周血管阻力有关。脉搏增强且振幅大，称洪脉，见于高热、甲状腺功能亢进症、主动脉瓣关闭不全等。脉搏减弱且振幅低，称细脉，见于心力衰竭、主动脉瓣狭窄与休克等。

4. **常见的异常脉搏**

（1）水冲脉：脉搏骤起骤落，急促有力，犹如潮水涨落，故名水冲脉，系脉压增大所致。主要见于主动脉瓣关闭不全、动脉导管未闭、严重贫血、甲状腺功能亢进症等。评估方法是护士用手紧握患者手腕掌面桡动脉处，将其前臂抬高过头，可明显感知动脉搏动。

（2）交替脉：指脉搏节律规则而强弱交替，故名交替脉。它是左心室收缩力强弱交替所致，是左心衰竭的重要体征之一。常见于心肌炎、高血压性心脏病、急性心肌梗死等。

（3）奇脉：指平静吸气时脉搏明显减弱甚至消失的现象。常见于大量心包积液、缩窄性心包炎等，是心脏压塞的重要体征之一。

（4）无脉：即脉搏消失，脉搏触不到。主要见于严重休克时、多发性大动脉炎或肢体动脉栓塞。

✎ **护 考 链 接**

患者，男，40岁。因胸闷、心悸就诊，经检查发现吸气时脉搏显著减弱，此现象称为（   ）
A. 水冲脉   B. 交替脉   C. 脉搏短绌
D. 奇脉   E. 不整脉

答案： D。分析：吸气时脉搏明显减弱或消失的现象称为奇脉。

（二）血压

血压指体循环动脉血液对血管壁的侧压力，是重要的生命体征之一。

1. **测量方法** 详见《护理学基础》。

2. **血压标准** 按照《中国高血压防治指南（2010年修订版）》的标准，我国成人血压水平的定义和分类见表4-14。

表4-14　成人血压水平的定义和分类

类别	收缩压（mmHg）		舒张压（mmHg）
正常血压	<120	和	<80
正常高值	120～139	和（或）	80～89
高血压	≥140	和（或）	≥90
1级高血压（轻度）	140～159	和（或）	90～99
2级高血压（中度）	160～179	和（或）	100～109
3级高血压（重度）	≥180	和（或）	≥110
单纯收缩期高血压	≥140	和	<90

注：如收缩压与舒张压不在同一个级别时，以其中较高的级别分类；单纯收缩期高血压也可按收缩压水平分为1、2、3级。

3. **血压变动的临床意义**

（1）高血压：至少3次非同日血压值达到或超过高血压标准［收缩压≥140mmHg和（或）舒张压≥90mmHg］，即可诊断高血压。

（2）低血压：血压低于90/60mmHg。见于休克、心肌梗死、心脏压塞等。部分健康人，血压长期低于 90/60mmHg，属于生理性低血压。

（3）双侧上肢血压差异常：正常人两上肢血压一般差别 5～10mmHg，超过 10mmHg 则属异常，主要见于多发性大动脉炎、血栓闭塞性脉管炎、先天性动脉畸形等。

（4）上下肢血压差异常：正常人下肢血压较上肢血压高 20～40mmHg，而有主动脉狭窄、胸腹主动脉型大动脉炎、髂动脉或股动脉栓塞时，下肢血压可低于上肢血压。

（5）脉压改变：当脉压＞40mmHg，称脉压增大，见于主动脉瓣关闭不全、甲状腺功能亢进症、严重贫血、主动脉硬化等；若脉压＜30mmHg，则为脉压减小，见于低血压、心包积液、缩窄性心包炎、主动脉瓣狭窄及心力衰竭等。

链　接　　　　　　　　　　　　**动态血压监测**

　　在血压监测方面除了危重患者的床旁监测外，尚有一种随身携带自动测压的动态血压监测仪。其可提供 24 小时期间的血压测量数据，为了解患者全天的血压波动水平和趋势，提供了极有价值的信息。正常参考标准为 24 小时平均血压＜130/80mmHg，白天血压平均值＜135/80mmHg，夜间血压＜125/75mmHg。

（三）周围血管征

脉压增大时除可扪及水冲脉外，还有以下体征。

1. 枪击音　在外周较大动脉表面，常选择股动脉，轻放听诊器钟型体件时可闻及与心跳一致、短促如射枪的声音。

2. 杜柔（Duroziez）双重杂音　以听诊器钟型体件稍加压力置于股动脉，可闻及收缩期与舒张期连续性吹风样杂音。

3. 毛细血管搏动征　用手指轻压患者指甲末端或以清洁玻片轻压患者口唇黏膜，若随心动周期受压局部边缘发生有规律的红、白交替改变，即为毛细血管搏动征。

水冲脉、枪击音、杜柔双重杂音和毛细血管搏动征，统称为周围血管征，提示脉压增大。见于主动脉瓣关闭不全、甲状腺功能亢进症和严重贫血等。

（四）血管杂音

血管杂音的产生机制同心脏杂音。由于静脉压力较低，不易产生涡流，因而静脉杂音一般不明显。临床上以动脉杂音较多见，如甲状腺功能亢进症者，在肿大的甲状腺上可闻及连续性动脉杂音；肾动脉狭窄患者，在上腹部或腰背部可闻及收缩期杂音。

第 5 节　腹　部　评　估

案例 4-7

　　王某，女，42 岁。因"反复上腹隐痛 6 年，饭后疼痛加重"来院就诊。患者曾于 6 年前因进食过快出现上腹部胀痛，伴恶心，用中成药后缓解。此后每当饮食不慎即出现上腹隐痛，感上腹部闷胀不适，症状时轻时重，有时伴嗳气，偶有胃灼热感、反酸。每次发病时，食欲尚可，无剧烈腹痛发作，无呕血、黑便及体重下降等症状。

问题：　1. 该患者现存的护理诊断有哪些？

　　　　　2. 如何进行腹部评估？

腹部范围上起膈,下至骨盆,前面及侧面为腹壁,后面为脊柱及腰肌。腹部由腹壁、腹腔和腹腔脏器组成。

一、腹部体表标志及分区

为准确描述和记录脏器及病变的位置,熟悉腹部体表标志和分区十分必要。

(一)体表标志

常用的体表标志如下(图 4-50)。

1. 剑突　是胸骨下端的软骨,是腹部的上界,常作为肝脏测量的标志。

2. 肋弓下缘　肋弓由第 8~10 肋软骨连接形成的肋缘和第 11、12 浮肋构成,其下缘为体表腹部上界,常用于腹部分区及肝、脾的测量和胆囊的定位。

3. 脐　位于腹部中心,平第 3~4 腰椎之间,为腹部四区分法的标志及阑尾压痛点的定位标志。

4. 髂前上棘　髂嵴前方突出点,是腹部九区分法的标志及常用骨髓穿刺部位。

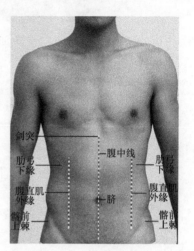

图 4-50　腹部体表标志

5. 腹直肌外缘　为锁骨中线的延续,常为手术切口位置和胆囊点的定位。

6. 腹中线(腹白线)　为前正中线的延续,是腹部四区分法的垂直线。

7. 腹股沟韧带　腹部体表的下界,是寻找股动、静脉的标志。

8. 耻骨联合　两耻骨间的纤维骨连接,共同组成腹部体表的下界。

(二)腹部分区

常用的是四区分法和九区分法。

1. 四区分法　通过脐分别划一水平线与一垂直线,两线相交,将腹部分为四个区,即右上腹部、右下腹部、左上腹部和左下腹部(图 4-51)。

2. 九区分法　用两条水平线和两条垂直线将腹部分为九个区,上面的水平线为两侧肋弓下缘最低点连线,下面的水平线为左、右髂前上棘连线,两条纵线是左、右髂前上棘至腹中线连线中点的垂直线,四线相交将腹部分为九个区(图 4-52)。

二、腹部的评估方法

腹部评估以触诊为主,一般按视诊、触诊、叩诊、听诊的顺序进行。

(一)视诊

腹部视诊前,嘱被评估者排空膀胱。视诊时,病室要温暖,光线充足,被评估者取仰卧位,充分暴露腹部,评估者站在被评估者右侧,按顺序观察腹部,观察细小隆起或蠕动波,评估者可将视线降至腹平面,从侧面呈切线方向进行观察。腹部视诊内容如下:

1. 腹部外形　取仰卧位,前腹壁与肋缘至耻骨联合大致位于同一平面或略低凹,称为腹部平坦,见于健康成年人;前腹壁稍高于肋缘与耻骨联合平面,称为腹部饱满,见于肥胖者及小儿;皮下脂肪少,腹部下凹,称为腹部低平,见于消瘦者。观察腹部外形应注意有无膨隆或

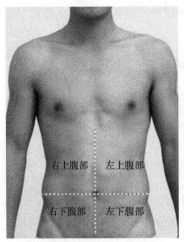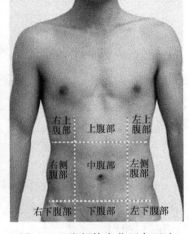

图 4-51　腹部体表分区四区法　　　图 4-52　腹部体表分区九区法

凹陷等。

（1）腹部膨隆：平卧时，前腹壁显著高于肋缘与耻骨联合平面，外观呈凸起状。

全腹膨隆：腹部外形多呈球形或扁圆形。常见于腹水、胃肠积气、腹内巨大包块、妊娠晚期、肥胖等。全腹膨隆时应注意观察其膨隆的程度、变化，常需测量腹围。

局部膨隆：常见于脏器肿大、肿瘤或炎症性包块、腹壁上的肿物和疝等。视诊时应注意膨隆的部位、外形。如上腹中部膨隆常见于胃癌、幽门梗阻、胰腺肿瘤或囊肿等；右上腹膨隆常见于肝大、胆囊肿大等；左上腹膨隆常见于脾大等。

腹壁包块和腹腔内包块均可引起局部膨隆，两者的鉴别方法是：嘱患者仰卧位做屈颈抬肩动作，使腹壁肌肉紧张，如包块更加明显说明包块位于腹壁上，若不明显或消失，则提示肿块位于腹腔内。

（2）腹部凹陷：是指仰卧时，前腹壁明显低于肋缘与耻骨联合的水平面。全腹凹陷见于显著消瘦和重度脱水者，严重时前腹壁凹陷，外形呈舟状，称舟状腹，见于恶病质如结核病、恶性肿瘤等慢性消耗性疾病晚期。局部凹陷见于手术后腹壁瘢痕收缩、切口疝等。

护考链接

舟状腹常见于（　　）

A. 肝硬化　　　　　　　　B. 低血糖　　　　　　　　C. 恶病质

D. 腹膜炎　　　　　　　　E. 胃扩张

答案： C。分析：全腹凹陷严重时前腹壁凹陷，外形呈舟状，称舟状腹，见于恶病质如结核病、恶性肿瘤等慢性消耗性疾病晚期。

2. **呼吸运动**　正常人腹壁随呼吸上下起伏，即为腹式呼吸。正常男性和儿童以腹式呼吸为主；女性以胸式呼吸为主。腹式呼吸减弱见于腹膜炎症、腹水、急性腹痛、腹腔内巨大肿物或妊娠等；腹式呼吸消失见于胃肠穿孔所致急性腹膜炎或膈肌麻痹等。腹式呼吸增强可见于癔症性呼吸或胸腔积液等。

3. **腹壁静脉**　正常情况下腹壁静脉一般不显露。门静脉高压、上腔静脉及下腔静脉阻塞时，腹壁静脉可明显或有静脉曲张现象。为辨别腹壁静脉曲张的来源需评估其血流方向。

（1）评估方法：选择一段无分支的腹壁静脉，评估者将右手示指和中指并拢压在静脉上，然后一手指紧压静脉向外滑动，挤出该段静脉内血液，至一定距离后放松该手指，另一手指紧压不动，看血液是否充盈，如血液迅速充盈，则血流方向是从放松的一端流向紧压手指的一端。再同法放松另一手指，观察静脉充盈速度，即可判断血流方向（图4-53）。

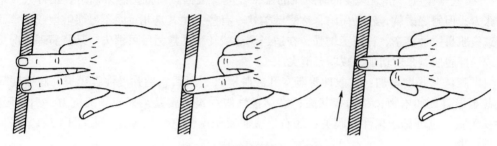

图4-53 测量静脉血流方向

（2）结果判断：正常人脐以上的腹壁静脉血流方向为向上，经胸壁静脉和腋静脉流入上腔静脉；脐以下的腹壁静脉血流方向为向下，经大隐静脉流入下腔静脉。门静脉高压时腹壁曲张静脉以脐为中心向四周伸展，血液经脐静脉而入腹壁浅静脉流向四方，如水母状（图4-54A）。下腔静脉梗阻时，曲张的静脉大多分布在腹壁两侧，脐上下的静脉血流方向皆向上（图4-54B）。上腔静脉梗阻时，上腹壁或胸壁的浅静脉曲张，血流方向均向下（图4-54C）。

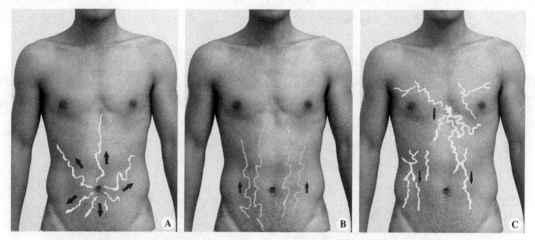

图4-54 门静脉高压（A）、下腔静脉梗阻（B）、上腔静脉梗阻（C）时腹壁浅静脉血流方向

4. 胃肠型和蠕动波 正常人腹部一般看不到胃和肠的轮廓及蠕动波，在腹壁菲薄老年人、经产妇或极度消瘦者可见到。胃肠道发生梗阻时，梗阻近端的胃或肠段饱满而隆起，可显出各自的轮廓，称为胃型或肠型。同时，由于该部位的蠕动加强，可看到蠕动波。胃蠕动波自左肋缘下开始，缓慢地向右推进，到达右腹直肌下消失。结肠梗阻时可看到肠蠕动波，多位于腹部周边；小肠梗死所致的蠕动波多见于脐部。

（二）触诊

触诊是腹部评估的主要方法。触诊内容包括腹壁紧张度、压痛和反跳痛、腹腔内脏器及腹部包块等。腹部触诊应注意：①被评估者应排尿后取低枕仰卧位，平静状态下做腹式呼吸，两手自然放于躯干两侧，两下肢屈曲并稍分开。②评估者站在被评估者右侧，面对被评估者，以便观察其表情与反应。③触诊时手要温暖，动作要轻柔，由浅入深。④触诊从健康部位开始，逐渐移向病变区域，一般先从左下腹部开始，循逆时针方向，先左后右，由下而上，同时对患病部位与健康部位进行比较，边触诊边观察患者的反应与表情。

1. 腹壁紧张度　指触诊腹部时腹肌的紧张程度，根据腹肌抵抗感来确定。正常人腹壁有一定张力，但触之柔软，较易压陷，称腹壁柔软。有些人尤其是儿童因不习惯触摸或怕痒而发笑，致腹肌自主性痉挛，称肌卫增强，在适当诱导或转移注意力后可消失。某些病理情况可使全腹或局部腹肌紧张度增加、减弱或消失。

（1）腹壁紧张度增加：①急性胃肠穿孔或脏器破裂所致急性弥漫性腹膜炎，腹壁明显紧张，甚至强直硬如木板，称为板状腹；②结核性腹膜炎，腹壁柔韧而具抵抗力，不易压陷，称为揉面感，也可见于癌性腹膜炎；③右上腹肌紧张见于急性胆囊炎；④右下腹肌紧张见于急性阑尾炎。

（2）腹壁紧张度减低：表现为按压腹壁时，感到腹壁松软无力，多因腹肌张力降低或消失所致。常见于慢性消耗性疾病、大量放腹水后、经产妇、老年体弱者等。

2. 压痛及反跳痛　正常腹部触诊时不引起疼痛，深压时仅有一种压迫不适感。

（1）压痛：由浅入深触压腹部发生疼痛称为腹部压痛。压痛多因腹壁或腹腔内脏器病变引起，压痛的部位常提示病变所在部位。例如，右季肋部压痛常见于肝胆病变，全腹广泛性压痛常见于各种原因引起的急性弥漫性腹膜炎。压痛局限于一点，称为压痛点。位置较固定的压痛点常为特定疾病的重要诊断依据。如脐与右髂前上棘连线的中、外 1/3 交界处的 McBurney 点（麦氏点）有压痛，为阑尾炎的标志；右锁骨中线与肋缘交界处为胆囊压痛点，为胆囊病变的标志。

（2）反跳痛：评估者触诊腹部出现压痛后，手指在该处稍停片刻，待压痛感觉趋于稳定后，将手迅速抬起，此时患者感到腹痛骤然加重，并常伴痛苦表情或呻吟，称为反跳痛。反跳痛是腹膜壁层受到炎症累及的征象，见于腹内脏器病变累及邻近腹膜时及原发性腹膜炎。腹肌紧张、压痛和反跳痛称为腹膜刺激征，是急性腹膜炎的重要体征。

3. 肝脏触诊　主要用于了解肝脏的大小、质地、形态、表面及有无压痛等。

（1）触诊方法：有单手触诊法和双手触诊法两种（图 4-55），单手触诊法较为常用。

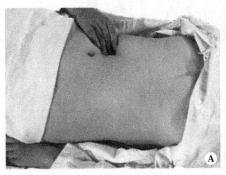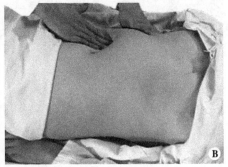

图 4-55　肝脏触诊
A. 单手触诊法；B. 双手触诊法

1）单手触诊法：评估者将右手四指并拢，掌指关节伸直，与肋缘大致平行地放在右上腹部估计肝下缘的下方，被评估者呼气时，手指压向腹壁深部，被评估者吸气时，手指缓慢抬起朝肋缘向上迎触下移的肝缘，如此反复进行，手指逐渐向肋缘移动，直到触到肝缘或肋缘为止。

2）双手触诊法：评估者右手位置同单手法，左手托住被评估者右腰部，拇指张开置于肋部，触诊时，左手将肝脏向上托起，使吸气时下移的肝脏容易被触及。

护考链接

患者，男，40岁。体检发现肝脏明显肿大，质硬，边缘不规则，表面有大小不等结节，无压痛，应首先考虑（　　）

A. 肝癌　　　　　　　　　B. 肝硬化　　　　　　　　　C. 慢性肝炎

D. 肝囊肿　　　　　　　　E. 脂肪肝

答案： A。分析：肝癌触诊时质地坚硬，表面高低不平，呈不均匀结节状，边缘不整。

（2）触诊内容及临床意义

1）大小：正常成人的肝脏，一般在肋缘下触不到，腹壁松软的消瘦者深吸气时可触及，范围在1cm以内；剑突下一般可触及肝下缘，范围在3cm以内。如超出上述标准为肝大或肝下移。肝大常见于肝炎、肝淤血、脂肪肝、早期肝硬化、血吸虫病、肝脓肿、肝肿瘤及肝囊肿等；肝下移常见于右侧大量胸腔积液、右侧肺气肿等。

2）质地：一般分为三级，质软、质韧和质硬。正常肝脏质地柔软，如触口唇；质韧者如触鼻尖，见于急性肝炎、脂肪肝及肝淤血等；质硬者如触前额，见于肝硬化、肝癌。

3）表面状态和边缘：正常肝表面光滑，边缘整齐且薄厚一致。肝脏边缘圆钝、表面光滑见于脂肪肝或肝淤血；肝脏表面不光滑，触及细小结节，边缘锐薄不整齐见于肝硬化；肝脏表面高低不平，呈不均匀结节状或呈大块状隆起，边缘不整，厚薄不一，见于肝癌。

4）压痛：正常肝脏无压痛；如肝包膜有炎性反应或因肝大受到牵拉，则有压痛，见于急性肝炎、肝淤血等；局限性剧烈压痛见于较表浅的肝脓肿。

4. 胆囊触诊　正常胆囊一般不能触及。触诊方法同肝脏触诊。异常情况有：

（1）胆囊肿大：在右肋缘下腹直肌外缘处触及，呈梨形或卵圆形，张力较高，随呼吸上下移动。如胆囊肿大呈囊性感并有明显压痛，见于急性胆囊炎；胆囊肿大有囊性感而无压痛，见于壶腹周围癌；胆囊肿大有实性感，见于胆囊结石或胆囊癌。

（2）胆囊触痛：评估者将左手掌平放于患者右肋缘下部，以拇指指腹勾压于右肋缘与腹直肌外缘交界处，然后嘱患者缓慢深吸气，在吸气过程中由于发炎的胆囊下移碰到用力按压的拇指而引起疼痛，称为胆囊触痛。如深吸气时患者因疼痛而中止吸气，称墨菲（Murphy）征阳性，见于急性胆囊炎（图4-56）。

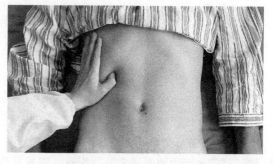

图4-56　Murphy征评估法

5. 脾触诊　正常情况下脾脏不能触及，触及脾脏提示脾大。

（1）触诊方法：分单手触诊法和双手触诊法，常用双手触诊法。方法：嘱患者取屈膝仰卧位，评估者立于患者右侧，左手绕过患者腹前方，手掌置于患者左胸下部第9～11肋处向前托起脾；右手平放于腹部，与左肋弓大致呈垂直方向，以稍弯曲的手指末端随患者腹式呼吸运动，自下而上，向左肋弓下缘触摸，直至触及脾

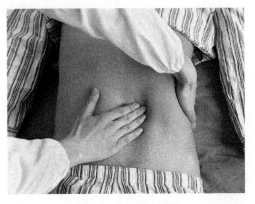

图 4-57 双手触诊脾

下缘或左肋缘为止（图 4-57）。脾轻度肿大而仰卧位不易触到时，可嘱患者改用右侧卧位，右下肢伸直，左下肢屈曲进行评估，则较易触及轻度大的脾。

（2）脾大的测量方法及记录方法：脾大的测量通常用 3 条线来表示其大小，以厘米（cm）为单位。第 1 线（甲乙线），指左锁骨中线与左肋缘交点至脾下缘的距离，脾轻度大时只做第 1 线测量。第 2 线（甲丙线），指左锁骨中线与左肋缘交点至脾最远点的距离。第 3 线（丁戊线），指脾右缘与前正中线的距离。如脾右缘超过前正中线以"+"表示，未超过以"-"表示，刚及则以"0"表示（图 4-58）。

（3）脾大的分度及临床意义：临床上根据脾下缘至肋下缘的距离，将脾大分为轻、中、高三度。深吸气时脾在肋缘下不超过 2cm 为轻度肿大；超过 2cm，但在脐水平线以上者为中度肿大；超过脐水平线或前正中线者为高度肿大。脾轻度肿大见于急慢性肝炎、伤寒、急性感染性心内膜炎等；脾中度肿大见于肝硬化、慢性淋巴细胞白血病、淋巴瘤、系统性红斑狼疮等；脾高度肿大，表面光滑者见于慢性粒细胞白血病、慢性疟疾等，表面不平滑而有结节者见于淋巴肉瘤和恶性组织细胞病。

6. 肾触诊　一般用双手触诊法，正常人的肾脏一般不能触及。如触及应注意其大小、形状、硬度、表面状态、移动度等。肾脏肿大见于肾积水、多囊肾、肾肿瘤等。

7. 膀胱触诊　正常膀胱空虚时不能触到，膀胱触诊一般采用单手滑行法。患者取仰卧屈膝位，评估者以右手自脐开始向耻骨方向触摸，触及肿块后应注意其性质，以便鉴别是否为膀胱。膀胱因积尿而充盈，胀大的膀胱形状呈横置的椭圆形或球形，触之有囊性感，按压时有尿意，排空膀胱后肿块缩小或消失。膀胱胀大常见于尿潴留，如前列腺增生、前列腺癌、昏迷患者等。

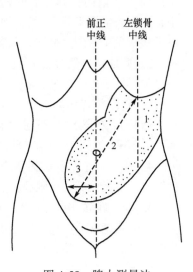

图 4-58 脾大测量法

8. 腹部肿块　包括肿大或异位的脏器、炎症性肿块、囊肿、肿大淋巴结、肿瘤等。触诊时应注意其部位、大小、形态、质地、压痛、搏动、移动度等。

（三）叩诊

腹部叩诊主要是了解某些脏器的大小、位置及有无叩击痛，胃肠道充气情况，腹腔内有无肿瘤、积气或积液等。腹部叩诊有直接叩诊法和间接叩诊法，间接叩诊法在临床更常用。

1. 腹部叩诊音　正常腹部叩诊为鼓音，肝、脾、充盈的膀胱、增大的子宫及两侧腹部近腰肌处叩诊音为浊音或实音。当肝、脾或其他脏器极度大，腹腔内肿瘤或大量腹水时，鼓音范围缩小。当胃肠高度胀气、胃肠穿孔时，鼓音范围增大。

2. 肝叩诊　主要叩诊肝的上下界。

（1）叩诊方法：一般是沿右锁骨中线由肺区向下叩向腹部，当清音转为浊音时为肝上界，又称为肝相对浊音界；再向下叩由浊音变为实音为肝绝对浊音界；继续向下叩诊，当实音转为鼓音时，为肝下界。确定肝下界一般由腹部鼓音区沿右锁骨中线或前正中线向上叩，由鼓音转为浊音时，为肝下界。

（2）正常肝上、下界：正常匀称体型者，肝上界位于右锁骨中线第5肋间，肝下界位于右季肋下缘，肝上、下界之间称肝浊音区，两者之间距离为肝上下径，为9～11cm。矮胖体型者肝上、下界均可高出一个肋间，瘦长体型者则可低一个肋间。

（3）肝浊音界变化的临床意义

1）肝浊音界上移：见于右肺纤维化、右下肺不张等。

2）肝浊音界下移：见于肺气肿、右侧张力性气胸等。

3）肝浊音界扩大：见于肝炎、肝淤血、肝癌、肝脓肿、多囊肝等。

4）肝浊音界缩小：见于急性重症肝炎、肝硬化和胃肠胀气等。

5）肝浊音界消失代之以鼓音：见于急性胃肠道穿孔。

肝区叩击痛是以左手掌平放于被评估者的肝区所在部位，右手握拳用轻到中等强度的力量叩击左手背。正常人肝区无叩击痛，肝区叩击痛阳性见于肝脓肿、肝炎、肝癌等。

3. 移动性浊音　指随体位改变而出现浊音区移动的现象（图4-59）。当腹腔内游离腹水超过1000ml以上时，即可查得移动性浊音，见于肝硬化腹水、结核性腹膜炎等。腹腔内有较多液体潴留时，因重力作用液体多潴积于腹腔的低处，若患者仰卧，则积于两侧腹部，此时两侧叩诊呈浊音，而含气的肠管上浮，故腹部中央叩诊呈鼓音；当变换体位时，液体因重力而移动，浊音部位亦随之改变，若嘱患者侧卧位，则腹水积于下部，肠管上浮，故下部叩诊为浊音，上部叩诊为鼓音。

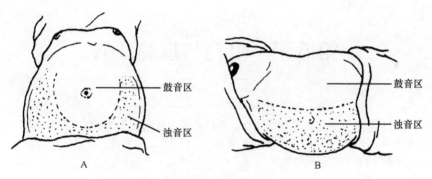

图 4-59　移动性浊音

A. 仰卧位；B. 侧卧位

📝 **护考链接**

出现移动性浊音提示腹腔内至少有腹水（　　　）

　　A. 1000ml　　　　　　　　　　B. 2000ml　　　　　　　　　C. 3000ml

　　D. 4000ml　　　　　　　　　　E. 5000ml

答案： A。分析：当腹腔内游离腹水超过1000ml以上时，即可查得移动性浊音。

4. 膀胱叩诊　当膀胱触诊不满意时，可用叩诊来判断膀胱膨胀的程度。在耻骨联合上方逐步向外叩诊，或由四周向耻骨联合上方叩诊。膀胱空虚时叩诊呈鼓音，当膀胱内有尿液充盈时，在耻骨上方叩诊呈圆形浊音区，排尿或导尿后复查，浊音区转为鼓音区，用此方法可与妊娠子宫或卵巢囊肿相鉴别。

(四) 听诊

腹部听诊应全面，听诊内容有肠鸣音、血管杂音、振水音等。

1. 肠鸣音 肠蠕动时，肠管内气体和液体流动产生的一种断断续续的咕噜声或气过水声，称为肠鸣音。正常肠鸣音在脐部听得最清楚，每分钟4~5次。病理情况下可有增强、减弱或消失。

（1）肠鸣音增强：肠鸣音达每分钟10次以上，但音调不特别高亢，称肠鸣音活跃，见于急性胃肠炎、服泻药后或胃肠道大出血等。如次数多且肠鸣音响亮、音调高亢，甚至呈叮当声或金属声，称肠鸣音亢进，见于机械性肠梗阻。

（2）肠鸣音减弱或消失：肠鸣音明显少于正常，或数分钟才听到1次，称肠鸣音减弱，见于便秘、腹膜炎、胃肠动力低下等。如持续3~5分钟未听到肠鸣音，用手指轻叩或搔弹腹部仍无肠鸣音，称为肠鸣音消失，见于急性腹膜炎或麻痹性肠梗阻等。

2. 血管杂音 腹部血管杂音有动脉性杂音和静脉性杂音。中腹部的收缩期血管杂音，常提示腹主动脉瘤或腹主动脉狭窄。前者可在该部位触到搏动的包块，后者则搏动减弱，下肢血压低于上肢血压。左、右上腹部的收缩期血管杂音常提示肾动脉狭窄。静脉性杂音为连续的嗡鸣声，常出现于脐周或上腹部，尤其是腹壁静脉曲张严重时，提示门静脉高压有侧支循环形成。

3. 振水音 胃内气体与液体相撞击而发生的声音，称振水音。患者取仰卧位，评估者将听诊器体件放在患者上腹部，同时用稍弯曲的手指，连续迅速地冲击其上腹部，即可听到。正常人仅在餐后或多饮时出现，若空腹或餐后6~8小时以上仍有振水音，则提示胃排空不良，见于幽门梗阻、胃扩张等。

第6节 肛门与直肠评估

案例4-8

患者，男，45岁。反复出现排便后疼痛、肛门局部瘙痒4年余。昨日突发便后肛门剧烈疼痛，咳嗽及排便时加剧。体检见肛门口有一紫红色肿块，直径2cm，有触痛。

问题： 1. 该患者现存的护理诊断有哪些？
     2. 如何进行评估？

肛门、直肠的评估方法以视诊和触诊为主。

一、体 位

肛门、直肠评估可根据病情需要，让患者采取不同的体位，常见体位有：

1. 肘膝位 又称胸膝位。患者两肘关节屈曲，置于检查床上，胸部尽量靠近检查床，两膝关节屈曲成直角跪于检查床上，臀部抬高（图4-60）。此体位常用于评估前列腺、精囊及进行乙状结肠与直肠镜检查。

2. 左侧卧位 患者取左侧卧位，右腿向腹部屈曲，左腿伸直，臀部靠近检查床右边（图4-61）。此体位适用于病重、年老体弱或女性患者。

3. 仰卧位或截石位 患者仰卧于检查床上，臀部垫高，两腿屈曲、抬高并外展。此体

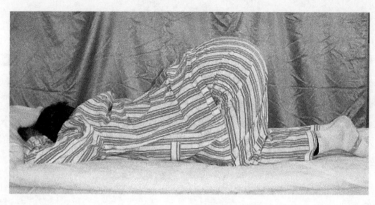

图 4-60 肘膝位

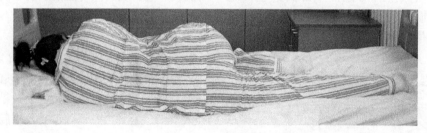

图 4-61 左侧卧位

位适用于重症体弱患者或膀胱直肠陷凹的评估，也可进行直肠双合诊以评估盆腔脏器病变情况。

4. 蹲位 患者下蹲呈排便姿势，屏气并向下用力。此体位适用于评估直肠脱出、直肠息肉及内痔等。

二、评 估 方 法

（一）视诊

用手分开患者臀部，观察肛门及周围有无皮肤损伤、瘢痕、脓血、黏液、肛裂、外痔、脓肿、瘘管口、直肠脱垂等。正常肛门周围皮肤颜色较深，皱褶呈放射状。

1. 肛裂 是肛管下段深达皮肤全层的纵向及梭形裂口或感染性溃疡。患者自觉疼痛，排便时明显，常因惧痛而抑制便意致便秘，排出的粪便表面常附有少许鲜血。评估时肛门有明显触痛。

2. 痔 是直肠下端黏膜下或肛管边缘的皮下静脉丛扩大和曲张所致的静脉团（图 4-62）。患者常有粪便带血、痔块脱出、疼痛或瘙痒感。痔可分为①内痔：位于肛门齿状线以上的直肠上静脉曲张所致，表面被直肠黏膜所覆盖，在肛门内口可查到柔软的紫红色包块，排便时突出肛门外。②外痔：位于肛门齿状线以下的直肠下静脉曲张所致，表面被肛管皮肤覆盖，在肛门外口可见紫红色柔软包

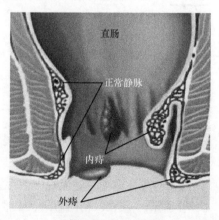

图 4-62 内、外痔

块。③混合痔：齿状线上、下静脉曲张而形成，具有外痔和内痔的特点。

3. 肛周脓肿　指肛门周围有红肿及压痛，可有波动感。

4. 肛门直肠瘘　指直肠、肛管与肛门周围皮肤相通的瘘管，多为肛管或直肠周围脓肿与结核所致，不易愈合。评估时可见肛门周围皮肤有瘘管开口，常有脓性分泌物，在直肠或肛管内可见瘘管的内口或伴有硬结。

5. 直肠脱垂　又称脱肛，是指肛管、直肠甚至乙状结肠下段的肠壁部分或全层向外翻而脱出于肛门外。患者取蹲位，观察肛门外有无突出物，让患者屏气做排便动作时在肛门外更易看到紫红色球状突出物；若突出物呈椭圆形块状，表面有环形皱襞，即为直肠完全脱垂。

（二）触诊

肛门、直肠的触诊通常称肛诊或直肠指诊。对肛门、直肠疾病及盆腔的疾病如阑尾炎、髂窝脓肿、前列腺与精囊病变、子宫及输卵管病变等，具有重要的诊断价值。

1. 体位　可采用肘膝位、左侧卧位或仰卧位。

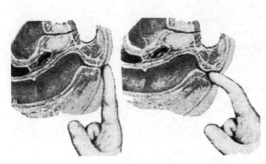

图4-63　直肠指诊示意图

2. 评估方法　评估者右手戴指套或手套，涂以适量润滑剂，将探查的示指置于肛门外口轻轻按摩，等患者适应且肛门括约肌放松后，再徐徐插入肛门、直肠内，评估肛管及直肠的内壁有无压痛、黏膜是否光滑，有无肿块及搏动感。男性可触诊前列腺，女性可评估子宫颈、子宫、输卵管等，必要时配用双合诊。指套取出时注意观察有无血液、黏液或脓液（图4-63）。

3. 常见的异常改变　剧烈触痛见于肛裂和感染；触及柔软、光滑而有弹性的包块为直肠息肉；触及坚硬、凹凸不平的包块考虑直肠癌；触痛伴有波动感见于肛门、直肠周围脓肿。

第7节　脊柱、四肢与关节评估

案例4-9

　　王某，女，16岁，患有先天性心脏病，由于错失良机未进行治疗。现病情加重，口唇、指甲发绀，稍活动即感心慌气短，手指末端粗大。

问题： 1. 解释患者末端手指粗大的现象。
　　　　2. 患者的护理问题有哪些？

一、脊柱评估

脊柱评估的方法以视诊为主，辅以触诊和叩诊。

（一）脊柱弯曲度

1. 生理性弯曲　侧面观，正常人直立时，脊柱有4个生理性弯曲（呈"S"形），即颈椎段稍向前凸、胸椎段稍向后凸、腰椎段明显前凸、骶椎段明显向后凸。背面观，正常人直立位时脊柱无侧弯。

2. 病理性变形

（1）脊柱后凸：脊柱过度后凸称为脊柱后弯，也称驼背，多发生于胸段脊柱。见于佝偻病、结核病、强直性脊柱炎、脊柱退行性病变、脊柱外伤等。

（2）脊柱前凸：脊柱过度向前弯曲，多发生于腰椎部位。常见于晚期妊娠、大量腹水、腹腔巨大肿瘤等。

（3）脊柱侧凸：脊柱偏离后正中线向左或向右偏曲（图 4-64）。根据侧凸的性质分为姿势性脊柱侧凸和器质性脊柱侧凸。

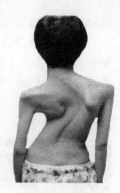

图 4-64　脊柱侧凸

1）姿势性脊柱侧凸：改变体位可使侧凸纠正，如平卧位或向前弯腰时脊柱侧凸可消失。常见于儿童发育期坐姿不良、椎间盘突出、脊髓灰质炎后遗症等。

2）器质性脊柱侧凸：改变体位不能使侧凸得到纠正。常见于先天性脊柱发育不全、佝偻病、慢性胸膜增厚、胸膜粘连及肩或胸廓畸形等。

（二）脊柱活动度

正常人脊柱有一定的活动度，各部位活动度明显不同，其中颈椎与腰椎活动度最大，胸椎活动度较小，骶椎、尾椎几乎无活动性。评估脊柱活动度时，嘱被评估者做前屈、后伸、侧弯、旋转等动作，以观察脊柱的活动情况及有无异常改变。脊柱活动度受年龄、运动训练、脊柱结构差异等因素的影响。脊柱活动受限见于相应脊柱节段肌肉及韧带劳损、结核或肿瘤浸润、脊椎骨折或关节脱位等。

（三）脊柱压痛与叩击痛

1. 压痛　被评估者取端坐位，身体稍向前倾。评估者以右手拇指从枕骨粗隆开始自上而下逐个按压脊椎棘突及椎旁肌肉，观察有无压痛。正常人每个棘突及椎旁肌肉均无压痛，脊柱压痛见于脊椎结核、椎间盘脱出、脊椎外伤或骨折等；椎旁肌肉有压痛常为腰背肌劳损。

2. 叩击痛　正常人脊椎无叩击痛，叩击痛阳性见于脊椎结核、脊椎骨折、椎间盘突出等。

（1）直接叩击法：评估者用中指或叩诊锤直接叩击各椎体的棘突，主要用于胸椎和腰椎的评估。

（2）间接叩击法：被评估者取坐位，评估者将左手掌置于被评估者头部，右手半握拳用小鱼际肌部位叩击左手背，观察脊柱各部位有无疼痛，叩击痛的部位多为病变部位。

二、四肢与关节评估

四肢与关节的评估主要采用视诊和触诊，两者相配合，以关节评估为主。观察其形态和运动情况等。正常人四肢与关节左右对称，形态正常，无肿胀及压痛，活动不受限。

（一）形态异常

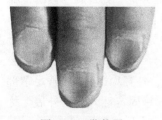

图 4-65　匙状甲

1. 匙状甲　又称反甲，特点为指甲中央凹陷，边缘翘起，指甲变薄，表面粗糙有条纹（图 4-65）。常见于缺铁性贫血、高原疾病及甲癣等。

2. 杵状指（趾）　手指或足趾末端增生、肥厚、增宽呈杵状膨大，指（趾）甲从根部到末端呈拱形隆起（图 4-66）。常见于肺脓肿、支气管扩张、支气管肺癌、发绀型先天性心脏病等。

3. 指关节变形 梭形关节为指间关节增生、肿胀呈梭状畸形，活动受限，严重者手指及腕部向尺侧偏斜（图4-67），常见于类风湿关节炎。爪形手是掌指关节过伸，指关节屈曲不能伸直，骨间肌和大小鱼际萎缩，于呈鸟爪样。常见于尺神经损伤、进行性肌萎缩、脊髓空洞症及麻风等。

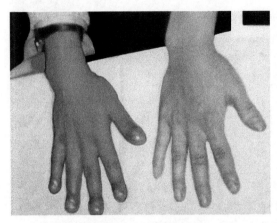
图 4-66 杵状指

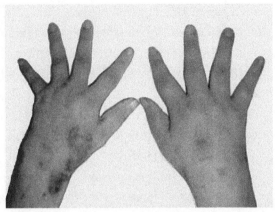
图 4-67 梭形关节

4. 膝关节畸形 膝关节红、肿、热、痛及运动障碍，见于急性膝关节炎；关节腔积液时，关节周围明显肿胀，触诊可出现浮髌现象。浮髌现象评估方法：评估者左手拇指和其他手指分别固定在肿胀关节上方两侧并加压，右手拇指和其他手指分别固定于关节下方两侧并加压，使关节腔内的积液不能上下流动，右手示指将髌骨垂直按压数次，如下压时有髌骨与关节面的碰触感，松开时有髌骨随手浮起，即为浮髌试验阳性（图4-68）。

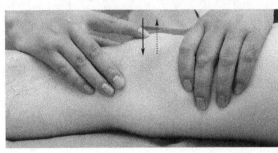
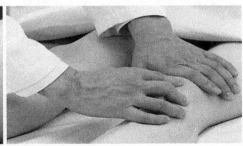
图 4-68 浮髌试验

5. 膝内翻和膝外翻 正常人直立，双脚并拢时两膝及两踝均能靠拢。如双脚的内踝部靠拢时，两小腿向内偏斜使双膝分开呈"O"形，称膝内翻（图4-69）；当两膝关节靠近时，两小腿斜向外方呈"X"形弯曲，两脚内踝分离，称膝外翻（图4-70）。膝内、外翻畸形常见于佝偻病和大骨节病等。

6. 足内翻和足外翻 正常人当膝关节固定时，足掌可向内翻、外翻均达35°。若足掌部活动受限呈固定性内翻、内收畸形，称足内翻（图4-71）。足掌部呈固定性外翻、外展，称足外翻（图4-72）。足外翻或足内翻畸形见于先天性畸形、脊髓灰质炎后遗症。

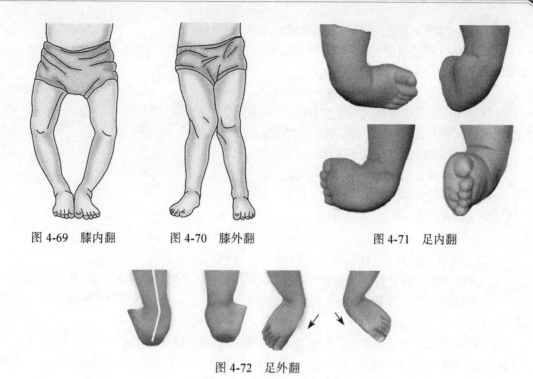

图 4-69　膝内翻　　　　　图 4-70　膝外翻　　　　　　　图 4-71　足内翻

图 4-72　足外翻

（二）运动功能异常

嘱患者做主动或被动运动，观察各关节的活动幅度，确定有无活动受限和疼痛。关节的主动或被动运动障碍见于关节的炎症、创伤、肿瘤、退行性变等。

第8节　神经功能评估

案例 4-10

患者，女，65 岁。高血压 10 年，糖尿病 8 年，突发右上下肢无力，说话不流利，逐渐加重 2 天。神志清楚，血压正常，混合性失语，右侧鼻唇沟浅，伸舌右偏。

问题： 1. 该患者当前主要的护理问题有哪些？
　　　　 2. 该进行哪些神经反射评估？

神经系统评估包括脑神经、运动神经、感觉神经、神经反射和自主神经评估。本节主要介绍运动功能、感觉功能和神经反射的评估。

一、运动功能评估

运动功能包括随意和不随意运动。随意运动由锥体束管理，不随意运动由锥体外系和小脑管理。

（一）随意运动与肌力

1. **随意运动**　是指意识支配下的动作，随意运动功能的丧失称为瘫痪。按照瘫痪的部位可分为单瘫、偏瘫、截瘫及交叉瘫等。

2. 肌力　是指肌肉运动时的最大收缩力。

（1）评估方法：嘱被评估者做肢体伸屈动作，评估者从相反方向给予阻力，测试被评估者对阻力的克服力量，注意两侧比较。

（2）肌力分级：采用0～5级的6级分级法。

0级：完全瘫痪，测不到肌肉收缩。

1级：仅测到肌肉收缩，但不能产生动作。

2级：肢体在床面上能水平移动，但不能抬离床面。

3级：肢体能抬离床面，但不能对抗阻力。

4级：能抗较大的阻力，但较正常差。

5级：正常肌力。

（二）肌张力

肌张力指静息状态下肌肉的紧张度。

1. 评估方法　嘱被评估者放松，评估者双手握住被评估者的肢体，做被动运动（伸屈、旋转），根据感知的阻力进行判断，注意两侧比较；评估者还可以直接用手触摸被评估者的肌肉，感知肌肉的硬度来判断。

2. 临床意义　常见异常：①肌张力增高：肌肉坚硬，被动运动阻力增加，关节运动范围缩小，见于锥体束损害或锥体外系损害。②肌张力降低：肌肉松弛，被动运动时阻力减退或消失，见于周围神经炎、小脑病变及脊髓前角灰质炎等。

（三）不随意运动

不随意运动又称不自主运动，指被评估者在意识清楚的情况下，随意肌不自主收缩产生的无目的的异常动作，多为锥体外系损害的表现。

1. 震颤　①静止性震颤：静止时震颤明显，运动时减轻，睡眠时消失，常伴肌张力增高，见于帕金森病等。②动作性震颤：又称意向性震颤。震颤在休息时消失，动作时发生，在动作终末越近目标时越明显，见于小脑病变、早期肝性脑病及酒精、汞等中毒等。

2. 舞蹈样运动　是一种快速、不规则、无目的、不对称的急速运动，表现为眨眼、噘嘴、举眉、伸舌、上肢快速伸屈和上举、摆手和伸臂等舞蹈样运动，在睡眠时可减轻或消失。常见于抽动症和舞蹈病。

3. 手足搐搦　发作时手足肌肉呈紧张性痉挛。上肢表现为腕部屈曲、手指伸展、指掌关节屈曲、拇指内收靠近掌心并与小指相对；下肢表现为踝关节与趾关节皆呈屈曲状。见于低钙血症和碱中毒等。

（四）共济运动

正常的随意运动有赖于主动肌、对抗肌、协同肌及固定肌等肌肉在速度、幅度、力量等方面的协调一致以完成某一动作，称为共济运动。由小脑、前庭神经、深感觉及锥体外系等共同协调完成。当上述结构发生病变，动作协调发生障碍，称为共济失调。常用的评估方法有：

1. 指鼻试验　嘱被评估者手臂外展伸直，以指尖触自己的鼻尖，先慢后快，先睁眼后闭眼，重复进行。正常人动作准确，共济失调时指鼻动作常失误。小脑半球病变时同侧指鼻不准；如睁眼时指鼻准确，闭眼时出现障碍则为感觉性共济失调。

2. 跟-膝-胫试验　嘱被评估者仰卧，一侧下肢伸直抬高将足跟置于另一侧膝盖下端，沿胫骨前缘向下移动，先睁眼、后闭眼进行。小脑损害时动作不稳，感觉性共济失调则闭眼时出现该动作障碍。

3. 闭目难立征　嘱被评估者双足并拢直立，闭目，两臂向前伸平，观察有无站立不稳现象。如出现身体摇晃或倾斜则为阳性，提示小脑病变，如睁眼时能站稳而闭目站立不稳，则为感觉性共济失调。

二、感觉功能评估

评估感觉功能时，患者必须意识清晰，评估者态度要和蔼，耐心地向患者解释评估的方法、目的和意义，取得患者合作。但不能有任何暗示，评估要求患者闭目，注意双侧比较及远近比较。

（一）浅感觉评估

浅感觉指皮肤及黏膜的痛觉、温度觉及触觉。

1. 痛觉　用大头针的针尖以均匀的力量轻刺被评估者皮肤，让被评估者回答具体的感受，注意两侧的对称比较，评估后记录患者感觉障碍的类型（正常、过敏、减退或消失）和范围。感觉障碍见于周围神经或脊髓丘脑侧束损害。

2. 温度觉　用盛有热水（40~50℃）及冷水（5~10℃）的试管测试，让被评估者回答冷热的感受。正常人能准确辨别冷热的感觉，温度觉障碍见于周围神经或脊髓丘脑侧束损伤。

3. 触觉　用棉签轻触被评估者皮肤或黏膜，让被评估者回答有无一种轻痒的感觉，正常人对轻触感觉灵敏。触觉障碍见于脊髓后索病变。

（二）深感觉评估

深感觉评估是测试肌肉、肌腱和关节等深部组织的感觉，包括位置觉、运动觉和震动觉。

1. 位置觉　被评估者闭目，评估者将其肢体摆放成某种姿势，请被评估者说出所放的位置或用对侧相应肢体模仿。位置觉障碍见于脊髓后索病损。

2. 运动觉　评估者轻轻夹住被评估者的手指或足趾两侧，向上或向下移动，请被评估者说出肢体被动运动的方向（向上或向下）。运动觉障碍见于脊髓后索病损。

3. 震动觉　将震动的音叉放置在被评估者肢体的骨隆起处如内外踝、腕关节、髋骨、锁骨、桡骨等处的皮肤上，询问有无震动感觉，评估时要上、下对比，左、右对比。正常人有共鸣性震动感，震动觉障碍见于脊髓后索病损。

（三）复合感觉

复合感觉又称皮质感觉，包括皮肤定位觉、两点辨别觉、体表图形觉及实体辨别觉。这些感觉是大脑综合、分析、判断的结果。

1. 皮肤定位觉　是测定触觉定位能力的评估，用手指轻触皮肤某处，让被评估者用手指出被触位置。皮肤定位觉障碍见于皮质病变。

2. 两点辨别觉　被评估者闭目，用分开的双脚规刺激两点皮肤，如被评估者有两点感觉，再将两脚规距离缩短，直到被评估者感觉为一点为止。身体各部对两点辨别觉灵敏度不同，以舌尖、鼻端、手指最明显，四肢近端和躯干最差。触觉正常而两点辨别觉障碍见于额叶病变。

3. 体表图形觉　嘱被评估者闭目，评估者用竹签或笔杆在被评估者皮肤上画一几何图形（圆形、方形、三角形等）或数字，看被评估者能否辨别。如有障碍提示丘脑水平以上病变。

4. 实体辨别觉　是测试手对实体物的大小、形状、性质的识别能力。评估时嘱被评估者闭目，将物体如铅笔、橡皮、钥匙等置于被评估者手中，让其触摸后说出物体的名称。实体辨别觉障碍见于皮质病变。

三、神经反射评估

（一）生理反射

1. 浅反射　刺激皮肤或黏膜引起的反应称为浅反射，包括角膜反射、腹壁反射、提睾反射。

（1）角膜反射：嘱患者向内上方注视，评估者用细棉签絮由角膜外缘向内轻触患者的角膜，正常反应为患者眼睑迅速闭合，称为直接角膜反射。如刺激一侧角膜，对侧也出现眼睑闭合反应，称为间接角膜反射。直接和间接角膜反射消失见于患侧三叉神经病变；直接角膜反射消失，间接角膜反射存在，见于患侧面神经瘫痪；角膜反射完全消失见于深昏迷患者。

（2）腹壁反射：患者仰卧，两下肢稍屈曲使腹壁放松，然后用钝头竹签分别按上、中、下三个部位由外向内轻划腹壁皮肤（图4-73），正常反应是受刺激部位的腹壁肌收缩。上部反射消失见于胸髓7~8节病损，中部反射消失见于胸髓9~10节病损，下部反射消失见于胸髓11~12节病损，双侧上、中、下部反射均消失见于昏迷或急腹症患者。

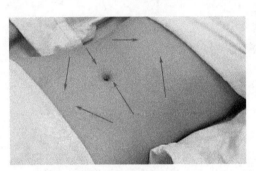

图4-73　腹壁反射

（3）提睾反射：评估者用钝头竹签由下向上轻划股内侧上方皮肤，正常反应是同侧提睾肌收缩，使睾丸上提。一侧反射减弱或消失见于锥体束损害、腹股沟疝、阴囊水肿及老年人等；双侧反射消失见于腰髓1~2节病损。

2. 深反射　刺激骨膜、肌腱经深部感受器完成的反射称为深反射。

（1）肱二头肌反射：患者前臂屈曲，评估者以左手托住该臂肘部，左拇指置于患者肘部肱二头肌肌腱上，右手持叩诊锤叩击左拇指，正常反应为肱二头肌收缩，前臂快速屈曲。反射中枢在颈髓5~6节（图4-74）。

（2）肱三头肌反射：患者上臂外展，前臂半屈，评估者用左手托住其肘关节，右手持叩诊锤叩击鹰嘴上方的肱三头肌肌腱，正常反应为肱三头肌收缩，前臂伸展。反射中枢在颈髓6~7节（图4-75）。

（3）膝反射：患者取坐位，小腿完全松弛下垂；仰卧位时评估者用左手托起其膝关节使小腿屈曲约120°，评估者用右手持叩诊锤叩击髌骨下方的股四头肌肌腱，正常反应为小腿伸展。反射中枢在腰髓2~4节（图4-76）。

（4）跟腱反射：又称踝反射。患者仰卧，髋关节及膝关节稍屈曲，下肢取外旋外展位，评估者左手将其足部背屈成直角，右手持叩诊锤叩击跟腱，正常反应为腓肠肌收缩，足向跖面屈曲。如卧位不能测出时，可嘱患者跪于椅面上，双足自然下垂，然后轻叩跟腱，反应同前。反射中枢在骶髓1~2节（图4-77）。

临床意义：①深反射减弱或消失：常见于周围神经炎、脊髓前角病变及麻醉、昏迷等。②深

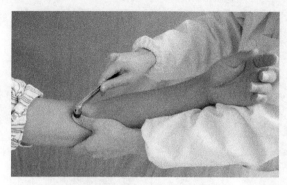

图 4-74　肱二头肌反射

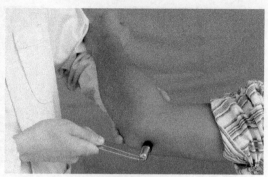

图 4-75　肱三头肌反射

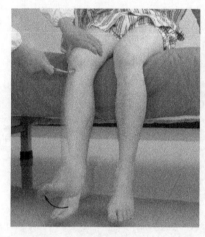

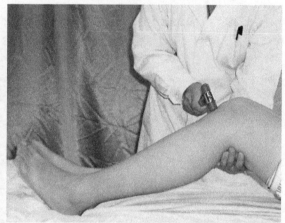

图 4-76　膝反射

反射增强：常见于脑出血、脑梗死、脑瘤等，也可见于甲亢、神经症等。

（二）病理反射

病理反射是指锥体束损害时，大脑失去了对脑干和脊髓的抑制作用而出现的异常反射。一岁半以内的婴幼儿因锥体束尚未发育完善，可以出现上述反射，为正常现象。常见的病理反射如下：

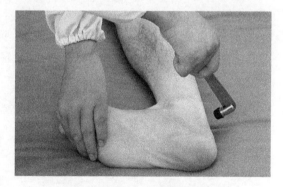

图 4-77　跟腱反射

1. 巴宾斯基（Babinski）征　是最典型的病理反射。评估时嘱患者取仰卧位，两下肢伸直，评估者一手托起其踝部，另一手持钝头竹签在其足底外侧缘由足跟划向小趾，至小趾跖关节转向拇趾侧。阳性表现为拇趾背伸，其余四趾呈扇形展开（图 4-78）。

2. 奥本海姆（Oppenheim）征　评估者用拇指和示指沿患者胫骨前缘由上而下滑压推移，阳性表现同 Babinski 征（图 4-79）。

3. 戈登（Gordon）征　评估者用拇指和其余四指分置于患者腓肠肌部位，以适度的力量捏压，阳性表现同 Babinski 征（图 4-80）。

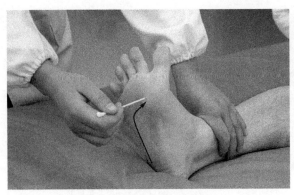

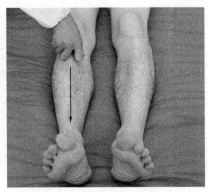

图 4-78 巴宾斯基征   图 4-79 奥本海姆征

4. 查多克（Chaddock）征 评估者用钝头竹签在患者足背外侧缘由足跟划向小趾，至小趾跖关节转向拇趾侧。阳性表现同 Babinski 征（图 4-81）。

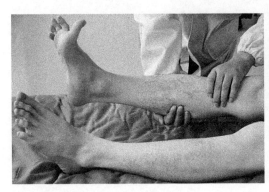

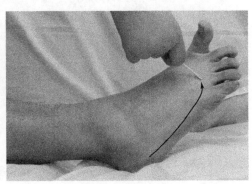

图 4-80 戈登征   图 4-81 查多克征

5. 霍夫曼（Hoffmann）征（图 4-82） 评估者用左手托住患者腕部上方，以右手中指与示指夹持患者中指，稍向上提，使腕部处于轻度过伸位，然后用拇指迅速弹刮患者中指的指

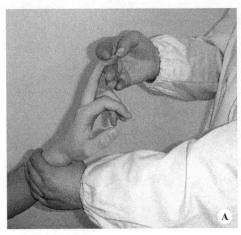

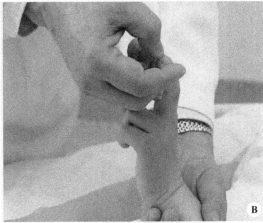

图 4-82 霍夫曼征

甲，如患者拇指和其他手指掌屈，即为 Hoffmann 征阳性。此征为上肢锥体束征，多见于颈髓病变。

（三）脑膜刺激征

脑膜刺激征为脑膜受刺激的体征，见于脑膜炎、蛛网膜下腔出血、颅内高压等。

1. 颈强直　嘱患者去枕仰卧，两下肢伸直，评估者一手置其胸部以固定其上身，另一手托患者头部做被动屈颈动作，如感觉抵抗力增强或下颌不能贴近前胸，即为颈强直阳性。

2. 凯尔尼格（Kernig）征　嘱患者取仰卧位，评估者先将患者一侧髋关节和膝关节屈曲成直角，再用左手置于膝部固定，用右手抬高小腿，正常人可将膝关节伸达 135° 以上。阳性表现为伸膝受限且伴疼痛及屈肌痉挛（图 4-83）。

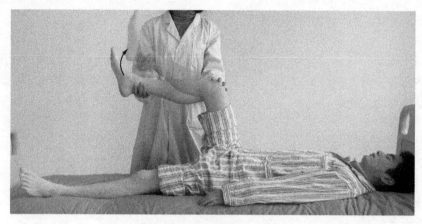

图 4-83　凯尔尼格征

3. 布鲁津斯基（Brudzinski）征　嘱患者取仰卧位，两下肢伸直，评估者右手置于其前胸，左手置于枕后，托起患者头部，使其头部前屈。阳性反应为双侧膝关节和髋关节同时屈曲（图 4-84）。

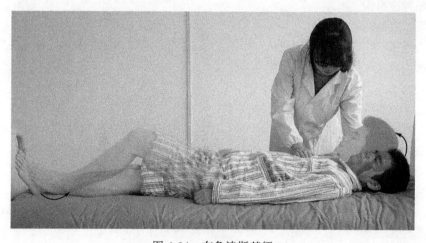

图 4-84　布鲁津斯基征

自 测 题

A₁/A₂ 型题

1. 急性左心衰竭、呼吸困难患者而采取的体位是（　　）

A. 主动体位　　　　　B. 被动体位

C. 强迫坐位　　　　　D. 强迫卧位

E. 强迫停立位

2. 患者，女，26岁。面如满月，皮肤发红，面部布满胡须，患者可能患何种疾病（　　）

A. 肢端肥大症

B. 甲状腺功能减退症

C. 甲状腺功能亢进症

D. 二尖瓣狭窄

E. 肾上腺皮质功能亢进症

3. 脑瘫患者的步态是（　　）

A. 共济失调步态　　　B. 蹒跚步态

C. 跨阈步态　　　　　D. 剪刀步态

E. 慌张步态

4. 双侧瞳孔散大、对光反射消失见于（　　）

A. 颅内压增高　　　　B. 脑疝早期

C. 视神经损伤　　　　D. 脑疝晚期

E. 动眼神经损伤

5. 颈静脉怒张提示（　　）

A. 左心衰竭　　　　　B. 肝硬化

C. 心律失常　　　　　D. 右心衰竭

E. 冠心病

6. 面色晦暗枯黄，无光泽，皮肤干燥、弹性差，呈古铜色，见于（　　）

A. 二尖瓣狭窄患者　　B. 贫血患者

C. 冠心病患者　　　　D. 慢性肝病患者

E. 慢性肺病患者

7. 下列哪项不能引起气管移位（　　）

A. 阻塞性肺气肿　　　B. 气胸

C. 肺不张　　　　　　D. 胸腔积液

E. 纵隔肿瘤

8. 有机磷农药中毒患者呼气呈（　　）

A. 烂苹果味　　　　　B. 尿味

C. 肝臭味　　　　　　D. 刺激性大蒜味

E. 痰液的臭味

9. 患者，女，30岁，昏迷，皮肤黏膜呈樱桃红色。应首先考虑（　　）

A. 一氧化碳中毒　　　B. 食物中毒

C. 亚硝酸盐中毒　　　D. 有机磷农药中毒

E. 急性心肌梗死

10. 患者，女，46岁，近3个月来出现反复低热、烦躁易怒，食欲增加伴消瘦，查体触及双侧甲状腺对称性肿大，质软，触及震颤，闻及连续性血管杂音。该患者可能患有（　　）

A. 单纯性甲状腺肿

B. 甲状腺功能亢进症

C. 桥本甲状腺炎

D. 甲状腺腺瘤

E. 甲状腺癌

11. 患者，男，60岁。身高175cm，体重85kg，根据患者体质指数（BMI）计算患者属于以下哪种情况（　　）

A. 正常体重　　　　　B. 偏胖

C. 肥胖　　　　　　　D. 超重

E. 消瘦

12. 患者，男，56岁。体型肥胖，糖尿病病史10余年，突然出现昏迷，呼气有烂苹果气味，应考虑下列哪种情况（　　）

A. 尿毒症

B. 有机磷农药中毒

C. 肺脓肿

D. 糖尿病酮症酸中毒

E. 肝性脑病

13. 长期慢性肺结核患者可出现的胸廓改变是（　　）

A. 扁平胸　　　　　　B. 鸡胸

C. 桶状胸　　　　　　D. 漏斗胸

E. 气胸

14. 颅内压增高患者呼吸表现为（ ）

A. 呼吸过快　　　　B. 呼吸缓慢

C. 呼吸深快　　　　D. 呼吸浅慢

E. 呼吸浅快

15. 触觉语颤增强见于（ ）

A. 大叶性肺炎　　　B. 肺气肿

C. 胸腔积液　　　　D. 胸膜增厚

E. 气胸

16. 正常情况下，胸部不会出现的叩诊音是（ ）

A. 鼓音　　　　　　B. 过清音

C. 清音　　　　　　D. 浊音

E. 实音

17. 正常人心尖搏动位于左侧第 5 肋间锁骨中线（ ）

A. 内侧 0.5～1.0cm

B. 外侧 0.5～1.0cm

C. 内侧 1.5～2.0cm

D. 外侧 1.0～1.5cm

E. 内侧 1.0～1.5cm

18. 抬举性心尖搏动提示（ ）

A. 右心室肥大　　　B. 左心房肥大

C. 左心室肥大　　　D. 心肌炎

E. 心肌梗死

19. 心浊音界呈靴形提示（ ）

A. 右心房增大　　　B. 心包积液

C. 左心房增大　　　D. 左心室增大

E. 右心室增大

20. 舒张早期奔马律可见于（ ）

A. 二尖瓣关闭不全

B. 二尖瓣狭窄

C. 冠心病

D. 急性左心功能不全

E. 动脉瓣关闭不全

21. 提示心脏有器质性病变的重要依据是（ ）

A. 心尖搏动向下移位

B. 心前区震颤

C. 心尖搏动向上移位

D. 心脏杂音

E. S_1、S_2 同时增强

22. 下列脉搏与临床诊断不符的是（ ）

A. 速脉见于周围循环衰竭

B. 交替脉见于室性期前收缩

C. 脉搏短绌见于心房颤动

D. 奇脉见于缩窄性心包炎

E. 水冲脉见于主动脉瓣关闭不全

23. 患者，男，45 岁。患有慢性支气管扩张 6 年，近 1 周受凉后出现咳嗽、咳大量脓痰。现对患者进行肺部听诊听到湿啰音，关于湿啰音以下描述中不正确的是（ ）

A. 吸气、呼气时均可听到，以吸气时较为明显

B. 断续而短暂，一次连续多个出现

C. 性质不易变

D. 部位易变

E. 咳嗽后可减少

24. 患者，女，55 岁。患风湿性心脏病 5 年。入院评估时护士发现患者心率 126 次 / 分，脉率 110 次 / 分。此患者目前的脉搏是（ ）

A. 脉搏短绌　　　　B. 间歇脉

C. 水冲脉　　　　　D. 期前收缩

E. 丝脉

25. 门静脉高压时，腹壁静脉血流方向是（ ）

A. 脐上向上，脐下向上

B. 脐上向下，脐下向下

C. 脐上向上，脐下向下

D. 脐上向下，脐下向上

E. 无规律

26. 弥漫性腹壁紧张呈板状，见于（ ）

A. 结核性腹膜炎　　B. 急性胃肠穿孔

C. 癌性腹膜炎　　　D. 阑尾脓肿

E. 胃肠胀气

27. 阑尾压痛点的部位在（ ）

A. 右髂前上棘与脐连线的中、外 1/3 交点

B. 右髂前上棘与脐连线的中、外 2/3 交点

C. 髂前上棘与右腹直肌外缘的交点

D. 右髂前上棘连线和通过耻骨结节所做

的垂直线的交点

E. 右髂前上棘与腹直肌外缘的交点

28. 肠鸣音减弱或消失见于（　　）

　　A. 急性肠炎　　　　B. 肠麻痹

　　C. 中等量腹水　　　D. 腹膜增厚

　　E. 消化道出血

29. 匙状甲常见于（　　）

　　A. 缺铁性贫血　　　B. 支气管肺癌

　　C. 支气管扩张　　　D. 肝囊肿

　　E. 肺脓肿

30. 下列属于深反射的是（　　）

　　A. 腹壁反射　　　　B. 角膜反射

　　C. 跖反射　　　　　D. 提睾反射

　　E. 膝反射

31. 用一定力量挤压腓肠肌，可见拇趾缓缓背伸，其余四趾呈扇形展开，此阳性反应为（　　）

　　A. 戈登征　　　　　B. 查多克征

　　C. 奥本海姆征　　　D. 巴宾斯基征

　　E. 凯尔尼格征

32. 患者肌肉能产生轻微的收缩，不能形成动作，肌力属于（　　）

　　A. 0 级　　　　　　B. 1 级

　　C. 2 级　　　　　　D. 3 级

　　E. 4 级

33. 患者，男，50 岁，近 2 周来饭后感上腹胀痛不适，每晚或次晨发生呕吐，呕吐大量酸臭的宿食，吐后感觉舒适，食欲正常，腹部检查发现胃型及蠕动波。该患者最可能的诊断是（　　）

　　A. 急性胃扩张　　　B. 肠梗阻

　　C. 急性胃炎　　　　D. 幽门梗阻

　　E. 急性胆囊炎

34. 患者，男，60 岁。查体：肝脏明显肿大，表面光滑，边缘钝，质韧，有压痛，肝颈静脉回流阳性，见于（　　）

　　A. 急性肝炎　　　　B. 肝淤血

　　C. 脂肪肝　　　　　D. 肝硬化

　　E. 肝癌

35. 某患者因上腹部饱胀不适，清晨未进食来院就诊，检查发现上腹有振水音。该患者最可能是（　　）

　　A. 急性胃肠炎　　　B. 胃溃疡出血

　　C. 幽门梗阻　　　　D. 肠梗阻

　　E. 大量腹水

36. 杵状指最常见于（　　）

　　A. 支气管哮喘　　　B. 支气管扩张

　　C. 慢性支气管炎　　D. 肺气肿

　　E. 心肌梗死

37. 类风湿关节炎常见的关节畸形表现为（　　）

　　A. 梭形肿胀和尺侧偏斜

　　B. 爪形手

　　C. 匙状指

　　D. 杵状指

　　E. 膝关节肿胀变形

A₃ 型题

（38～40 题共用题干）

　　患者，男，72 岁。慢性支气管炎、阻塞性肺气肿病史 12 年。现患者因咳嗽咳痰加重前来就诊。

38. 以下选项中属于该患者的体征的是（　　）

　　A. 桶状胸　　　　　B. 串珠肋

　　C. 鸡胸　　　　　　D. 漏斗胸

　　E. 扁平胸

39. 进行肺部叩诊的叩诊音是（　　）

　　A. 清音　　　　　　B. 浊音

　　C. 实音　　　　　　D. 鼓音

　　E. 过清音

40. 清晨，患者剧烈咳嗽后出现右上胸疼痛不适，呼吸困难逐渐加重，查体右上肺叩诊呈鼓音、听诊右上肺呼吸音消失，考虑患者并发了（　　）

　　A. 呼吸衰竭　　　　B. 气胸

　　C. 胸膜炎　　　　　D. 肺脓肿

　　E. 肺结核

（41、42 题共用题干）

　　患者，男，45 岁。因右上腹疼痛伴腹胀、消瘦 3 月余入院。既往有肝硬化史。查体示：肝大，表面高低不平，呈大块状隆起，质地坚硬。

41. 该患者腹部评估最可能出现的外形改变是（　　　）

A. 腹部膨隆　　　　　B. 腹部凹陷

C. 蛙状腹　　　　　　D. 尖腹

E. 球形腹

42. 该患者CT检查示肝右叶巨大占位性病变，考虑最可能的诊断是（　　　）

A. 原发性肝癌　　　　B. 肝硬化

C. 肝脓肿　　　　　　D. 脂肪肝

E. 慢性肝炎

（王丽萍　战金霞　郭颖华）

第 5 章

心理与社会评估

人既是生理的人，又是心理的、社会的人。无论是心理因素还是社会因素都会对人的健康产生重要的影响。因此，在健康评估的学习与护理实践中，既要重视身体评估，也要重视心理、社会等方面的评估。

第1节　心　理　评　估

案例 5-1

　　王某，女，25 岁，意外烧伤头面部 1 个月。因面部烧伤严重，导致毁容，原来性格开朗的她不愿照镜子，更不愿外出与人交流，性格变得孤僻、自卑。

问题： 1. 根据所学知识对患者进行心理评估。

　　　　2. 请运用量表评定法评估患者。

心理评估是应用心理学的理论和方法对人的各种心理活动做出客观量化的综合评价，以了解个体的心理健康水平。它在制订临床整体护理计划、实施心理障碍矫治措施及疾病的辅助诊断等方面发挥着重要作用，是健康评估的重要组成部分，也是护理人员必须了解或掌握的基础知识。

一、心理评估的目的、意义与方法

（一）心理评估的目的和意义

1. 评估患者在疾病发展过程中的心理活动，包括自我概念、认知、情绪情感等，识别现存和潜在的健康问题。

2. 评估患者的个性心理特征，作为心理护理及选择护患沟通方式的依据。

3. 探索心理异常的原因，以便有的放矢地对患者采取相应的心理护理措施。

（二）心理评估的方法

1. 观察法　是指护士直接或间接观察（摄、录像设备）患者行为表现的一种心理评估方法，包括自然观察法和控制观察法。

（1）自然观察法：是指在未受干扰的自然情境下对患者的行为进行观察的方法。

（2）控制观察法：指在人为设置的、能够操控的特殊情境下观察并记录患者对某种特定刺激反应的方法。由于处于标准条件下，该法所观察到的结果带有一定的规律性、倾向性和必然性。

2. 会谈法　指护士与患者面对面地进行语言沟通的一种心理评估方式，是评估者获得信息最基本、最常用的方法。

3. 心理测量法　是心理评估常用的标准化手段之一，包括心理测量法和评定量表法。心理测量法是指在标准情形下，用统一的测量手段（如器材）测试个体对测量项目所做出的反应。评定量表法则是指用一套预先标准化的测试项目（如量表）来测量某种心理品质。

4. 调查法　是通过全面收集了解患者的各方面情况而进行心理评估的一种方法，调查对象包括患者本人及其亲属、邻居、老师、同学、同事等。调查方式可采用询问和问卷的形式进行。

5. 医学检测法　包括身体状况评估及实验室检查，如测血压、心率、呼吸、血浆肾上腺皮质激素浓度等，可为心理评估提供辅助的客观资料。

二、评估的内容

（一）自我概念

1. 自我概念的定义　自我概念也称自我认知或自我意识，是个体对自我存在的感知和评价，是人们通过对自己的内在、外在特征，以及他人对其反应的觉察与体验而形成的"自我肖像画"。

2. 自我概念的组成

（1）身体意象：又称体像，是个体对自己身体特征的感受，包括身体外形、身体功能、性功能和健康状况。身体意象是自我概念中最易受影响的部分。

（2）社会认同：是个体对自己的社会人口特征的认识与评价，如年龄、性别、职业、政治和（或）学术团体会员资格及社会名誉、地位等。

（3）自我认同：指个体对自己的智慧、能力、性格、道德水平等的认识与判断。

（4）自尊：是指个体尊重自己、维护自己的尊严和人格，不容他人任意歧视、侮辱的一种心理意识和情感体验。

3. 自我概念的评估内容及方法　自我概念评估时主要通过交谈、观察、投射及评估量表等方法对身体意象、社会认同、自我认同及自尊等方面进行综合评定。

（1）交谈法。可询问："您最喜欢自己身体的哪一部位？最不喜欢哪一部位？您目前最担心身体外表出现哪些问题？"（指身体意象）；"您的家庭及工作情况如何？您最自豪的个人成就是什么？"（指社会认同）；"总体来说，您对自己满意吗？您对您的个性特征、心理素质和社会能力满意吗？哪些方面不满意？"（指自我认同）。

（2）观察法：观察的具体内容有外表是否整洁，穿着打扮是否得体，身体有无明显缺陷；与交谈者有无目光交流，面部表情如何，是否与其主诉一致；是否有想隐退、不愿见人、不愿照镜子和回避形体改变部位的表现，是否不愿与他人讨论伤残或不愿听到类似问题的谈论等表现。

（3）投射法：让患者画自我画像并对其进行解释，从中了解患者对身体意象改变的内心体验。该法主要用于儿童。

（4）评估量表：对自尊的评定可用 Rosenberg 自尊量表（表 5-1）。

表 5-1　Rosenberg 自尊量表

1. 总的来说，我对自己满意	SA	A	D※	SD※
2. 有时我觉得自己一点都不好	SA※	A※	D	SD
3. 我觉得我有不少优点	SA	A	D※	SD※
4. 我和绝大多数人一样能干	SA	A	D※	SD※
5. 我觉得我没什么值得骄傲的	SA※	A※	D	SD
6. 有时，我真觉得自己没用	SA※	A※	D	SD
7. 我觉得我是个有价值的人	SA	A	D※	SD※
8. 我能多一点自尊就好了	SA※	A※	D	SD
9. 无论如何我都觉得自己是个失败者	SA※	A※	D	SD
10. 我总以积极的态度看待自己	SA	A	D※	SD※

注：该量表含 10 个有关测评自尊的项目，回答方式为非常同意（SA）、同意（A）、不同意（D）、很不同意（SD）。凡选标 ※ 符号的答案表示自尊低下。

（二）认知水平

1. 认知水平的定义　认知水平是人们推测和判断客观事物的心理过程，反映了个体的思维能力（理解、分类、归纳、演绎及计算）。

2. 认知水平的评估方法和内容　认知评估的方法有观察、交谈和心理学测量法。评估内容主要包括思维能力、语言能力和定向力。

（1）思维能力的评估：指标主要有抽象思维能力、洞察力和判断力等。

1）抽象思维能力评估：包括记忆、概念、理解力、推理能力等方面的评估。①记忆：是个体所经历过的事物在人脑中的反映，是人脑积累经验的过程。根据记忆保持时间的长短将记忆分为短时记忆和长时记忆。评估短时记忆时，可让被评估者重复一句话或一组由3～11个数字组成的数字串；长时记忆的评估可通过让患者叙述最难忘的事情获得。②概念：是人脑反映客观事物本质特性的思维形式。它是在抽象概括的基础上形成的。对被评估者概念能力的评估可在许多护理活动过程中进行，如数次健康教育后，请被评估者总结概括其所患疾病的特征、所需的自理知识等，从中判断被评估者对这些知识进行概括的能力。③理解力：请被评估者按指示做一些从简单到复杂的动作，观察其能否理解和执行指令。例如，"请把你的左手放在右腿上""请关上门"等。④推理能力：推理是由已知判断推出新判断的思维过程，包括演绎、归纳两种形式。归纳是从特殊事例到一般原理的推理；演绎则正好相反，是从一般原理到特殊事例的推理。评估推理能力时，评估者必须根据被评估者年龄特征提出问题。

2）洞察力评估：可让被评估者描述一件事情发生时的情形，再与实际情形作比较看有无差异，如让被评估者描述其对病房环境的观察。

3）判断力评估：判断事物的属性或行动计划的可行性等，如给患者一样物品让其辨别属性。

（2）语言能力评估：主要是通过提问，让被评估者陈述病史、重述、阅读、书写、命名等，检测其语言表达及对文字符号的理解能力。

（3）定向力评估：让被评估者说出自己目前所处的时间、地点、与其交流的人是谁，物品的位置等。

（三）情绪和情感的评估

1. 情绪和情感的概念　情绪和情感是指个人对客观事物是否符合其需要而产生的主观体验。情绪是情感的外在表现，情感是稳固情绪的累积，它们相互依存形成一个整体。

2. 情绪和情感的区别与联系

（1）情绪和情感的区别：①从需要的满足上看：情绪与机体的生理性需要相联系，如饮食；而情感与人的社会性需要相联系，如工作。②从进化的角度上看：情绪是低级的，是人类和动物所共有的；而情感是高级的，是人类所特有的，受社会历史条件所制约。③从发生的角度上看：情绪易受情境左右，不稳定，往往随着情境的改变而改变；而情感则不易受情境左右，具有较大的稳定性，代表人对事物的稳定态度。④从表现形式上看：情绪反应强烈、带有冲动性，外部表现明显；而情感则反应较深沉、冲动性小，外部表现不明显。另外，从个体发展来看，情绪体验发展在先，情感体验产生在后。

（2）情绪与情感的联系：情绪与情感常常相互交融、密不可分。稳定的情感是在情绪的基础上形成的，同时又通过情绪反应得以表达。情绪的变化不仅受情感的制约，又常常反映了情感的深度。在情绪的发生过程中，往往蕴含着情感因素。

3. 情绪和情感的分类　从生物进化角度看，人的情绪分为基本情绪和复合情绪。基本情绪如快乐、悲哀、愤怒及恐惧等，是最基本、最原始的情绪，是人与动物所共有的。复合情绪则是由基本情绪的不同组合派生出来的。

（1）情绪状态：是指由于某种事件或情境的影响，在一定时间内产生的某种情绪。典型的情绪状态可分为心境、激情和应激三种。心境是一种具有渲染性，微弱而持久的情绪状态；激情是一种具有爆发性，强烈而短促的情绪状态；应激是在出乎意料的紧迫情况下引起的高度紧张的状态。

（2）情感：是指与人的社会性需要相联系的主观体验。人类的社会性情感主要有道德感、理智感、美感。道德感是在评价人的思想、意图和行为是否满足道德标准时产生的情感；理智感是在认识和评价事物过程中所产生的情感；美感是根据一定的审美标准评价事物时所产生的情感。

4. 常见不良情绪

（1）焦虑：是人们感受到威胁或预期即将发生不良后果时的情绪体验。产生的主要原因：担忧手术、疾病困扰，自我表现与发展受到干扰，无法履行家庭和社会责任，爱的需要受挫等。焦虑主要表现有生理和心理两方面变化，如心悸、食欲下降、睡眠障碍、注意力不集中及易激惹等。

（2）抑郁：是以情感活动减退为主要特征的一组症状，如情绪低落、兴趣缺乏等。抑郁与疾病（如慢性病、危重病）有关，也与个性及社会经济因素有关。

5. 情绪情感的评估方法和内容

（1）交谈法：是评估情绪与情感最常用的方法，主要用于获取主观资料。可询问："您如何描述您此时的情绪？""您平时情绪怎么样？""什么事会让您特别高兴或忧虑或沮丧？""这种情绪有多长时间了？"。应注意向患者的父母、配偶、同事及朋友等人核实情况。

（2）观察与测量：情绪变化时呼吸频率、心率、血压、皮肤颜色和温度、食欲及睡眠状态等可随之发生改变。护士应熟悉常见的情绪表现，对患者进行以上各指标的观察和测量，以获取情绪情感的客观资料，并对交谈收集的主观资料加以验证。

（3）量表评定法：是评估情绪与情感较为客观的方法。常用的量表有以下 3 种。

1）Avillo 情绪与情感形容词量表（表 5-2）：该表共有 12 对意思相反的形容词，让患者从每一组形容词中选出符合目前情绪和情感的词，并给予相应得分。总分在 84 分以上为情绪情感积极；否则，为情绪情感消极。该表特别适合于不能用语言表达自己情绪情感或对自己的情绪情感定位不准确者。

表 5-2　Avillo 情绪与情感形容词量表

	1	2	3	4	5	6	7	
变化的								稳定的
举棋不定的								自信的
沮丧的								高兴的
孤立的								合群的
混乱的								有条理的
漠不关心的								关切的
冷淡的								热情的
被动的								主动的
冷漠的								有兴趣的
孤僻的								友好的
不适的								舒适的
神经质的								冷静的

2）Zung 焦虑状态自评量表（表5-3）：用于评定有无焦虑症状及其程度，该量表含 20 个项目，每条项目按症状出现的频度分为 1～4 级评分。适用于具有焦虑症状的成年人。计分方法：将所有项目评分相加得到总分，即总粗分。经过公式换算，即总粗分乘以 1.25 后取整数部分，即得标准分。按中国常模结果，该表标准分的分界值为 50 分，其中 50～59 分为轻度焦虑，60～69 分为中度焦虑，69 分以上为重度焦虑。

表 5-3　Zung 焦虑状态自评量表

	偶尔	有时	经常	持续
1. 我觉得比平常更容易紧张、着急	1	2	3	4
2. 我无缘无故地感到害怕	1	2	3	4
3. 我容易心烦意乱或觉得惊恐	1	2	3	4
4. 我觉得我可能要发疯	1	2	3	4
5. 我觉得事事顺利，不会发生什么不幸 ※	1	2	3	4
6. 我的四肢抖动和震颤	1	2	3	4
7. 我因头痛、颈痛和背痛而苦恼	1	2	3	4
8. 我感觉无力，容易疲劳	1	2	3	4
9. 我觉得心平气和，能安静坐着 ※	1	2	3	4
10. 我觉得心跳得很快	1	2	3	4
11. 我因阵阵的眩晕而不舒服	1	2	3	4
12. 我有阵阵要昏倒的感觉	1	2	3	4
13. 我呼气和吸气都不费力 ※	1	2	3	4
14. 我的手脚有麻木和刺痛感	1	2	3	4
15. 我因为胃痛和消化不良而苦恼	1	2	3	4
16. 我常常要小便	1	2	3	4
17. 我的手总是温暖而干燥 ※	1	2	3	4
18. 我觉得脸发红发热	1	2	3	4
19. 我容易入睡并且一夜都睡得好 ※	1	2	3	4
20. 我做噩梦	1	2	3	4

注：※ 为反向提问项目。

3）Zung 抑郁状态自评量表（表5-4）：使用方法同 Zung 焦虑状态自评量表。按照中国常模结果，该表标准分的分界值为 53 分，其中 53～62 分为轻度抑郁，63～72 分为中度抑郁，72 分以上为重度抑郁。

表 5-4　Zung 抑郁状态自评量表

	偶尔	有时	经常	持续
1. 我觉得闷闷不乐、情绪低沉	1	2	3	4
2. 我觉得一天之中早晨最好 ※	1	2	3	4
3. 我一阵阵哭出来或觉得想哭	1	2	3	4
4. 我晚上睡眠不好	1	2	3	4
5. 我吃得和平时一样多	1	2	3	4

续表

	偶尔	有时	经常	持续
6. 我与异性密切接触时和以往一样感到愉快 ※	1	2	3	4
7. 我发觉我的体重在下降	1	2	3	4
8. 我有便秘的苦恼	1	2	3	4
9. 我的心跳比平时快	1	2	3	4
10. 我无缘无故地感到疲乏	1	2	3	4
11. 我的头脑和平时一样清楚 ※	1	2	3	4
12. 我觉得经常做的事情并没有困难 ※	1	2	3	4
13. 我觉得不安而平静不下来	1	2	3	4
14. 我对将来抱有希望 ※	1	2	3	4
15. 我比平时容易生气激动	1	2	3	4
16. 我觉得作出决定是容易的 ※	1	2	3	4
17. 我觉得自己是个有用的人 ※	1	2	3	4
18. 我的生活过得很有意思 ※	1	2	3	4
19. 我认为我死了别人会生活得好些	1	2	3	4
20. 平常感兴趣的事我仍然照样感兴趣 ※	1	2	3	4

注：※ 为反向提问项目。

第2节 社会评估

案例 5-2

　　孔某，女，17 岁，高二学生。因父亲突然离世，性格开朗的她失去了笑容，母亲也沉浸在悲痛中，未及时安抚她。起初孔某正常上学，后来拒绝上学，不说话，不外出，不和任何人交流（包括母亲），逃避社会。

问题： 该患者需进行哪些方面的社会评估？

　　社会由环境、人口、文化及语言构成。对个体社会属性的评估应包括其所处的环境、所属家庭、社会角色及文化背景等的评估。

一、社会评估的目的及方法

　　人的属性包括自然属性和社会属性。较低层次的自然属性是人类得以生存和延续的前提条件；而较高层次的社会属性是人类所特有的属性，是人与动物的根本区别。对人的社会属性的评估，可以更全面地了解个体的健康状况。

（一）社会评估的目的

　　1. 评估患者的角色功能，了解是否存在角色功能紊乱及角色适应不良，以协助患者顺利适应角色变化。

　　2. 评估患者的文化特征，提供多元化文化护理，使护理照顾符合患者的文化需求。

　　3. 评估患者的家庭，找出影响健康的家庭因素，制订合理的家庭护理计划。

　　4. 评估患者的生活和工作环境，明确现存的或潜在的不安全因素，制订环境干预措施。

（二）社会评估的方法

社会评估的方法同心理评估，如交谈、观察及量表评定等。环境评估时，还需进行实地考察和抽样检查。

二、社会评估的内容

（一）角色与角色适应

1. 角色的定义　角色是指人们在一定的社会群体中的地位及与此项一致的符合社会期望的规范和行为模式。

2. 患者角色的特点与常见的适应不良

（1）患者角色的特点：①患者可以从常规的社会角色中解脱出来，免除相应的社会责任和义务。②患者有积极配合医疗护理、促进自身健康恢复的义务。③患者负有寻求医疗协助的责任，有享受健康服务、知情同意和隐私保密的权利。④患者对自己陷入疾病状态无直接责任，因而不应受到责难。

（2）患者角色适应不良的类型：个体患病后，别无选择地从社会其他角色进入了患者角色，此时常会发生角色适应不良。常见类型如下：

1）角色缺如：指个体患病后未能进入患者角色，不承认自己有病。多见于初诊为恶性肿瘤或预后不良的疾病患者。

2）角色冲突：指个体在适应患者的角色过程中，与病前的各种角色发生心理冲突及行为的不协调。

3）角色强化：指当个体已恢复健康，需从患者角色向正常的社会角色转化时，却依然沉浸于患者角色，对自我能力怀疑、对原来承担的角色恐惧。行为上表现为较强的依赖及退缩。例如，已适应和习惯依赖呼吸机辅助呼吸的患者，既希望又害怕撤除呼吸机。

4）角色消退：在个体进入患者角色后，因某种原因不得已转回常态角色重新承担起本应免除的责任与义务，使已具有的患者角色行为退化甚至消失。

（3）角色适应不良的表现：①生理反应：有乏力、头痛、头晕、气急、睡眠障碍等，体检可发现心律异常、心率加快、血压升高，心电图可有改变，实验室检查有血肾上腺素、胆固醇、三酰甘油及凝血时间异常等。②心理反应：可有焦虑、紧张、抑郁、易激惹、自责或绝望等负性情绪。

（二）文化评估

文化是一个社会及其成员所特有的物质和精神财富的总和，也就是特定人群为适应特定的社会与物质环境而共有的行为和价值模式。文化是文明的象征，包括知识、艺术、价值观、信念与信仰、习俗、道德、法律与规范等多个方面。文化的核心要素是价值观、信念与信仰、习俗，它们与健康息息相关。

1. 价值观　是指个体在长期的社会化过程中通过后天学习逐步形成的，对生活方式与生活目标、价值的看法或思想体系，是人们对事物的是非对错的观点、态度和准则，决定着个体对现实的取向和选择。

2. 信仰与信念　信仰是指人们对某种事物或思想的极度尊崇和信服，并将其作为自己的精神寄托和行为准则，是一个人力量与希望的源泉，如宗教信仰。信念是自己认为可以确信的看法，是个体在自身经历中积累起来的认识原则，是与个性和价值观相联系的一种稳固的生活理想，如健康信念。不同的个体对健康和疾病的理解不同，继而会影响到其健康行为和就医行为。

3. 习俗　或称风俗，是人们在长期共同生活中约定俗成的行为规范，为同一地区或民族的人群所遵循，贯穿于居住、饮食、沟通、婚姻、生产、医药、丧葬、节日、庆典、礼仪等多个环节，为历代传承、久积而成的风尚。它可以直接或间接地影响人的健康状况。对习俗的评估内容应包括饮食习惯、沟通习惯和传统医药等。

（三）家庭评估

1. 家庭的定义　家庭是社会的重要组成单位，是建立在婚姻、血缘或收养关系基础上，密切合作共同生活的小型群体。家庭至少应包括两个或两个以上的成员。人离不开社会，更脱离不了家庭。家对每一个人都很重要，它是个体生活的主要场所，家庭功能健全与否、家庭关系和谐与否，皆影响着每个人的身心健康。因此，只有了解整个家庭背景才能比较全面地对个体做出评估。

2. 家庭评估的内容　包括家庭成员的基本情况、家庭结构、家庭功能及家庭评估方法等。

（1）家庭成员基本情况：包括姓名、性别、年龄、文化程度、职业及健康史等。

（2）家庭结构：是指家庭的组成及成员之间的相互关系，分为外部结构和内部结构。

1）家庭外部结构：是指人口结构，即家庭的类型。目前，家庭的分类方法各不相同，按其规模和人口特征可分为 7 类（表 5-5）。

表 5-5　家庭的分类方法

类型	人口特征
核心家庭	夫妻俩和婚生或领养的子女
主干家庭（扩展家庭）	核心家庭成员加上夫妻任何一方的直系亲属，如祖父母、外祖父母、叔姑姨舅等
单亲家庭	夫妻任一方和婚生或领养的子女
重组家庭	再婚夫妻与前夫和（或）前妻的子女，以及婚生或领养的子女
无子女家庭	仅夫妻两人（丁克家庭）
同居家庭	无婚姻关系而长期居住在一起的男女，以及其婚生或领养的子女
老年家庭	仅老年夫妇，其婚生或领养的子女离家（空巢家庭）

2）家庭内部结构：反映家庭成员之间的相互关系和亲密程度。家庭内部结构包括家庭权利结构、家庭角色结构、家庭沟通过程及家庭价值观四种类型。

A. 家庭权利结构：权利指影响力、控制力和支配权，家庭权利结构指家庭中夫妻之间、父母与子女之间权利的相互关系。

B. 家庭角色结构：是指家庭对每个占有特定位置的家庭成员所期待的行为和规定的家庭权利和义务。家庭角色结构受家庭人口结构和价值观的影响。中国传统的"男主外女主内"的家庭观念中，"父亲"在家中主要承担体力活，负责做出重要决策，而"母亲"的主要角色则是生儿育女，操持家务。职业女性除了承担"母亲"角色外，还要承担工作角色。而单亲家庭，父亲（或母亲）不仅要承担自身角色，还要承担另一方角色。家庭角色的分配不均可能会影响家庭的正常功能，有损于家庭成员的健康。

C. 家庭沟通过程：沟通是家庭成员之间信息的交换过程，最能反映家庭成员间的相互作用与关系。家庭内部沟通良好是家庭和睦与家庭功能正常的保证。沟通常通过语言及非语言方式进行。

D. 家庭价值观：指家庭成员对家庭活动的行为准则和生活目标的共同态度和基本信念。它可影响家庭的权利结构、角色结构和沟通形式，并决定家庭成员的行为。

（3）家庭功能：是指家庭本身所固有的性能及功用，是家庭评估中最重要的部分，如繁衍和养育功能、情感功能、社会化功能、经济支持功能、健康照顾功能。

（4）家庭评估的方法：包括观察、交谈及量表评定等。

（四）环境评估

1. 环境的概述　人的健康离不开良好的生存环境。狭义的环境是指身处的区域，如病室、居室；广义的环境指人类赖以生存、发展的社会及物质条件的总和。

医学上将人的环境分为内环境和外环境。人体的内环境，或称生理、心理环境，由人的内心世界和各个组织及系统构成。人体的外环境，由自然环境和社会环境构成。自然环境亦称地理环境，指环绕于人类周围的自然界；社会环境是指人类在自然环境的基础上，逐步创建起来的人工环境，涉及经济、文化和政治等多方面。

2. 环境评估方法与内容　环境评估通过交谈及观察进行评估。

（1）物理环境评估：包括空间、声音、温度、湿度、光线、通风、气味、室内装潢等。

（2）社会环境评估：包括经济、文化、教育、生活方式、社会关系、社会支持等诸多方面。

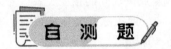

自 测 题

A₁/A₂ 型题

1. 情感比情绪（　　　）

A. 强烈些

B. 有明显的行为变化

C. 有明显的生理变化

D. 稳定而深刻些

E. 带有明显的情境性

2. 下列哪项不是角色适应不良的表现（　　　）

A. 紧张、伤感、焦虑

B. 易激惹

C. 体温升高

D. 肾上腺素、胆固醇升高

E. 心律失常

3. 人的最基本、最原始的情绪不包括（　　　）

A. 快乐　　　　B. 愤怒

C. 紧张　　　　D. 恐惧

E. 悲哀

4. 与患者角色的特征不符的是（　　　）

A. 脱离或减轻日常生活中的其他角色

B. 对其陷入疾病状态负责任

C. 有恢复健康的义务

D. 有寻求可靠治疗技术帮助

E. 有和医护人员积极配合的义务

5. 评估情绪与情感最常用的方法是（　　　）

A. 观察面部表情　　B. 观察测量生理反应

C. 观察体态　　　　D. 量表评定法

E. 交谈

6. 一位在监护室抢救成功的心肌梗死患者，当病情好转需要转入普通病室时，患者表现紧张不安，强调自己病情还很不稳定，不愿意搬出监护室。这种现象叫做（　　　）

A. 患者角色缺如　　B. 患者角色冲突

C. 患者角色消退　　D. 患者角色强化

E. 患者角色异常

（郭颖华）

第 6 章

心电图检查

自一百多年前科学家发明了心电图机，心电图检查逐渐成为临床上评估患者身体状况的重要方法之一。心电图检查是一项无创伤、无痛苦、简便易行的辅助检查手段，对多种疾病尤其是对心律失常及心肌梗死的诊断具有重要价值。

第1节　心电图的基本知识

> **案例 6-1**
>
> 患者，男，46 岁。因反复活动后胸闷、气促 5 年，心前区疼痛 3 年，加重 5 天入院。
>
> **问题：** 1. 是否考虑为该患者做心电图检查？
> 　　　　 2. 如何进行心电图检查？

心脏在机械收缩之前，先产生电激动。心房和心室的电激动可经人体组织传到体表形成电位。在体表利用心电图机把心脏每一心动周期所产生的电活动变化的曲线图形记录下来就是心电图（electrocardiogram，ECG）。

一、心电图导联与导联轴

（一）心电图导联

将电极置于人体表面任何两点，并通过导线分别与心电图机正负极相连，这种记录心电图的电路连接方法称为心电图导联。目前，临床广泛应用的心电图导联有 12 个，即 Ⅰ、Ⅱ、Ⅲ、aVR、aVL、aVF、V₁、V₂、V₃、V₄、V₅、V₆，其中，Ⅰ、Ⅱ、Ⅲ导联属于标准肢体导联，aVR、aVL、aVF 导联属于加压单极肢体导联，V₁、V₂、V₃、V₄、V₅、V₆ 导联属于胸导联。

1. 肢体导联　将心电图机的电极与人体四肢相连，包括标准肢体导联Ⅰ、Ⅱ、Ⅲ及加压单极肢体导联 aVR、aVL、aVF。标准肢体导联是将心电图机的正、负电极分别与两个肢体连接，反映的是两肢体之间的电位差；加压单级肢体导联是将心电图机的正电极与某一肢体相连接，负电极通过心电图机的中心电端与另外两个肢体相连接，反映的是正电极所连肢体的实际电位变化。肢体导联的连接方法及正负电极的位置见图 6-1、图 6-2 及表 6-1。

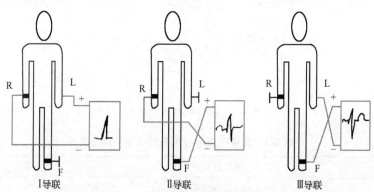

图 6-1　标准肢体导联的连接方式

R. 右上肢；L. 左上肢；F. 左下肢

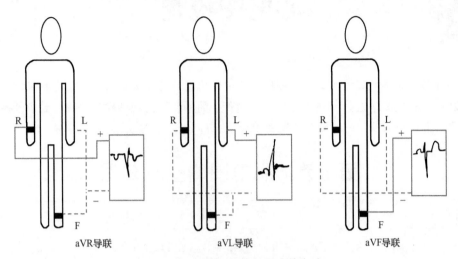

aVR导联 aVL导联 aVF导联

图 6-2　加压单极肢体导联连接方式

实线表示 aVR、aVL、aVF 导联检测电极与正极连接；虚线表示其余两肢体电极同时与负极连接构成中心电端

表 6-1　肢体导联的正极和负极的位置和连接方法

导联名称	正极（探查电极）	负极	导联名称	正极（探查电极）	负极
I	左上肢	右上肢	aVR	右上肢	左上肢+左下肢
II	左下肢	右上肢	aVL	左上肢	右上肢+左下肢
III	左下肢	左上肢	aVF	左下肢	左上肢+右上肢

2. 胸导联　属单极导联，用 V 或 C 表示，一般包括 $V_1 \sim V_6$（$C_1 \sim C_6$）导联。把心电图机正极作为探查电极放置在胸前的一定部位，心电图机负极通过中心电端与左上肢、右上肢、左下肢相连。由于探查电极离心脏很近，因此描记出的波形振幅较大。常用胸导联的连接方式及探查电极的安放位置见图 6-3 和表 6-2。

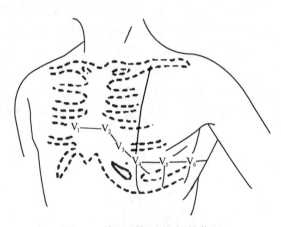

图 6-3　胸导联探查电极的位置

表 6-2　胸导联正极与负极的位置和连接方法

导联	正极（探查电极）	负极
V_1	胸骨右缘第 4 肋间	左上肢+右上肢+左下肢（通过中心电端）
V_2	胸骨左缘第 4 肋间	左上肢+右上肢+左下肢（通过中心电端）

续表

导联	正极（探查电极）	负极
V$_3$	V$_2$ 与 V$_4$ 连线的中点	左上肢＋右上肢＋左下肢（通过中心电端）
V$_4$	左锁骨中线第 5 肋间	左上肢＋右上肢＋左下肢（通过中心电端）
V$_5$	左腋前线 V$_4$ 水平	左上肢＋右上肢＋左下肢（通过中心电端）
V$_6$	左腋中线 V$_4$ 水平	左上肢＋右上肢＋左下肢（通过中心电端）

链接　　　　　　　　　　右胸导联与后胸导联

由于电极在体表放置的位置及连接方法的不同，就有了不同种类的心电图导联，有意义的导联除前面介绍的 12 种常见心电图导联外，还包括右胸导联和后胸导联。右胸导联包括 V$_3$R～V$_6$R，探查电极放置在右侧胸壁与 V$_3$～V$_6$ 对称的位置，疑患者有右心室肥大、右位心及右心室心肌梗死等病变时，可以加做 V$_3$R～V$_6$R 导联的心电图；后胸导联包括 V$_7$～V$_9$，V$_7$ 导联的探查电极放置于左腋后线与 V$_4$ 导联水平线相交处，V$_8$ 导联的探查电极放置于左肩胛线与 V$_4$ 导联水平线相交处，V$_9$ 导联的探查电极放置于左脊柱旁线与 V$_4$ 导联水平线相交处，疑患者有后壁心肌梗死时，可加做 V$_7$～V$_9$ 导联的心电图。

3. 心电图机导线的连接　目前国产心电图机的导线有不同的颜色，以标记不同的导联。肢体导联的导线多为黑色，末端有红、黄、绿、黑四种颜色，并分别用 R、L、F、RF 字母标明，其中红色导线接右上肢，黄色导线接左上肢，绿色导线接左下肢，黑色导线接右下肢，上肢电极连接在患者前臂屈侧腕关节上方约 3cm 处，下肢电极连接在小腿下段内踝上方约 7cm 处。胸导联为白色导线，其末端有颜色标记，即红、黄、绿、棕、黑、紫，明确标注 V$_1$～V$_6$ 或 C$_1$～C$_6$ 导联，分别连在相应胸导联正电极的不同位置。

✎ 护考链接

心电图 V$_1$ 导联正电极放置的位置是（　　　　）

A. 胸骨左缘第 5 肋间　　　　　　　　　B. 胸骨右缘第 2 肋间

C. 胸骨左缘第 2 肋间　　　　　　　　　D. 胸骨右缘第 4 肋间

E. 胸骨左缘第 4 肋间

答案：D。分析：胸导联包括 V$_1$～V$_6$，V$_1$ 导联位于胸骨右缘第 4 肋间。

（二）导联轴

某一导联正、负电极之间的假想直线，称为该导联的导联轴。某导联的心电图反映的就是该导联的导联轴所在直线的正负两个方向上的电变化。根据 Einthoven 提出的等边三角形假设，肢体导联的电极主要放置于左上肢（L）、右上肢（R）、左下肢（F），将这三个点连接起来可形成一个等边三角形。RL 表示 Ⅰ 导联的导联轴，RF 表示 Ⅱ 导联的导联轴，LF 表示 Ⅲ 导联的导联轴（图 6-4A）。在等边三角形内，通过中心点 O 分别向三条边作垂线，即得到三个加压单极肢体导联的导联轴，RR′ 表示 aVR 的导联轴，LL′ 表示 aVL 的导联轴，FF′ 表示 aVF 的导联轴（图 6-4B）。六个肢体导联的导联轴都位于额面，若将三个标准肢体导联的导联轴平行移至 Einthoven 三角形的中心，可以清晰地表明 6 个肢体导联的导联轴之间的方向关系，构成肢体导联额面六轴系统（图 6-4C）。

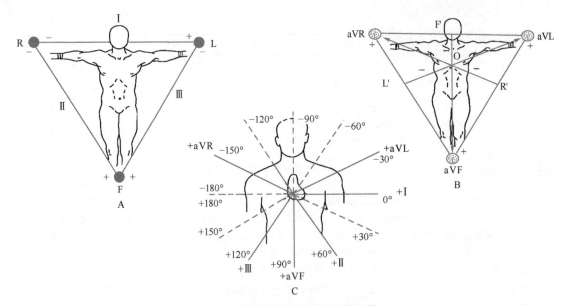

图 6-4　肢体导联轴及额面六轴系统

A. 标准导联的导联轴；B. 加压肢体导联的导联轴；C. 肢体导联额面六轴系统

二、心电图的组成与命名

正常心脏的起搏点在窦房结，窦房结产生的冲动首先兴奋心房，同时经结间束传导至房室结，然后经希氏束、左右束支、浦肯野纤维网，最后兴奋心室。这种先后有序的电激动传播，使每个心动周期按顺序出现心电变化，从而形成了心电图上的相应波段，统一命名为 P 波、QRS 波群、T 波、U 波四个波；P-R 间期和 Q-T 间期、S-T 段三个间期（段）。心电图各波段的关系如图 6-5 所示。

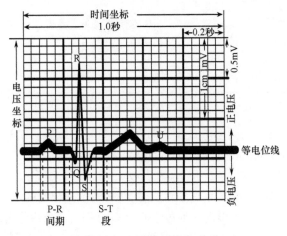

图 6-5　心电图的组成与命名

1. P 波　心房除极波，反映心房除极时的电位、时间和方向的变化。

2. P-R 间期　从 P 波起点到 QRS 波群起点的水平距离，反映心房除极开始到心室除极开始的时间。通常受年龄、心率及迷走神经张力的影响而发生变化。

3. QRS 波群　心室除极波，反映心室除极时的电位、时间和方向的变化。QRS 波群可因检测电极位置不同而呈多种形态，统一命名如下：QRS 波群中第一个在等电位线以上的正向波称为 R 波；R 波之前的负向波，称为 Q 波；R 波之后第一个负向波，称为 S 波；S 波之后再出现正向波，称为 R′ 波；R′ 波之后再有负向波，称为 S′ 波；如整个 QRS 波群均为负向波时称为 QS 波。一般可用英文字母的大小写来代表波幅的大小，振幅较大者用大写英文字母表示，如 Q、R、S；振幅较小者用小写英文字母表示，如 q、r、s（图 6-6）。

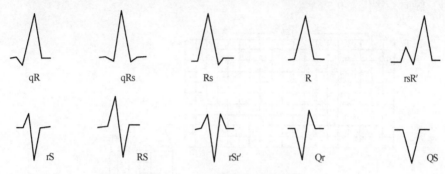

图 6-6 QRS 波群命名示意图

4. S-T 段 QRS 波群起点到 T 波起点之间的线段，反映心室除极结束至复极开始的电位变化。通常 S-T 段为一等电位线。

5. T 波 心室的复极波，反映心室复极过程的电位变化。

6. Q-T 间期 QRS 波群起点到 T 波终点之间的间距，反映心室除极、复极的全部时间。

7. U 波 T 波之后出现的小波，反映心肌激动的"后继电位"。

✏ **护 考 链 接**

心电图中代表心房除极的波是（   ）

A. P 波   B. QRS 波

C. T 波   D. U 波

E. S-T 段

答案： A。分析：心房除极的电流变化形成 P 波。

第2节　正常心电图

案例 6-2

　　患者，男，65 岁。因上呼吸道感染后诉乏力，活动后心悸，做心电图检查，其 P 波平均间隔为 12 小格。

问题： 该患者的心率为多少？

一、心电图的测量

（一）心电图记录纸

心电图记录纸是由纵横细线交错而成的方格组成，小方格的边长为 1mm。横线代表时间（秒），常规心电图的走纸速度为 25mm/s，所以每小格代表 0.04 秒。临床上可根据患者病情调节走纸速度，走纸速度提高到 50mm/s 或 100mm/s 时，则每小格 1mm 分别代表 0.02 秒或 0.01 秒。纵线代表电压（mV），当输入 1mV 的电压使标定电压曲线移动 10 小格时，每小格即代表 0.1mV。如在描记心电图时发现波形振幅过大，将标定电压调整为 1mV 相当于 5 小格，则此时每小格代表电压 0.2mV。为了方便阅读，心电图记录纸上用加粗的线绘制了边长 5mm 的大方格，在常规走纸速度（25mm/s）和常规定标电压（1mV/10mm）条件下，大方格横向一格代表 0.20 秒，纵向一格代表 0.5mV（图 6-7）。

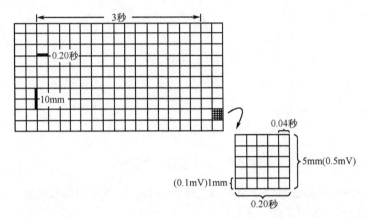

图 6-7　心电图记录纸

（二）心率的测量

心率计算公式：心率（HR）=60/R-R（或 P-P）间期。心律规则时，只需测量一个 R-R 或 P-P 间期的秒数，代入公式求出心率，如 R-R 间期为 0.8 秒，则心率为 60/0.8＝75 次 / 分；若心律不规则，则至少需测量同一导联上连续 5 个 R-R 或 P-P 间期，取平均值代入公式。也可采用查表法或心率尺直接读出相应的心率值。

（三）心电图的测量

1. 心电图各波振幅（电压）的测量　P 波振幅的测量以 P 波起始前的水平线为参考，QRS 波、S-T 段、T 波和 U 波振幅的测量，统一以 QRS 波起始部的水平线为准，若 QRS 起始部为向上或向下的斜段，则以 QRS 波群起点作为测量参考点。测量正向波的高度，应从等电位线上缘垂直测到波的顶点；测量负向波，应从等电位线的下缘垂直测到波的底端。如为双向波，则上下振幅的绝对值之和即为该波的电压。

2. 心电图各波时间的测量　要选择波形较为清晰的导联，从波的起始部的内缘测至波的终末部的内缘。单导联心电图机描记的心电图，P 波时间、QRS 波群时间应测量 12 个导联中最宽的 P 波和 QRS 波群；目前临床广泛应用的 12 导联同步心电图仪描记的心电图，其时间测量应从最早的 P 波（QRS 波群）起点测至最晚的 P 波（QRS 波群）终点。室壁激动时间（VAT）的测量，应从 V_1 或 V_5 导联的 Q 波或 R 波的起始部内缘测至 R 波顶端垂直线之间的距离。

3. 心电图各间期的测量

（1）P-R（或 P-Q）间期：应选择有明显 P 波的导联（常用 Ⅱ 导联），从 P 波的起点测至 QRS 波群的起点。

（2）Q-T 间期：应选择 T 波较为清晰的导联，从 QRS 波群的起点测至 T 波的终点。心律不规则时，应取 3～4 个心动周期中的 Q-T 间期的平均值。

（3）S-T 段：应选择等电位线较为平直的导联，且应注意在 J 点后的 0.04 秒处测量。S-T 段抬高的测量，应从等电位线的上缘测至抬高的 S-T 段的上缘；S-T 段压低时，则从等电位线的下缘测至压低的 S-T 段的下缘（图 6-8）。

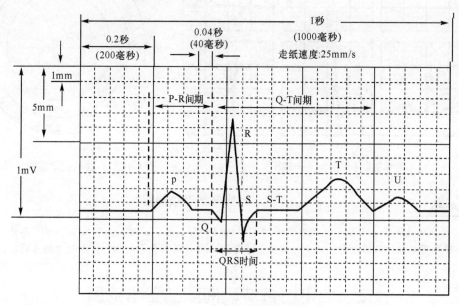

图 6-8　心电图各波段的测量

（四）平均心电轴

平均心电轴一般是指平均 QRS 电轴，即心室除极过程中的全部瞬间心电向量的综合，用来表示整个心室在其除极的整个过程中的平均电势强度及方向。一般采用心电轴与Ⅰ导联正侧段之间的角度来表示平均心电轴的偏移方向，并规定Ⅰ导联正（左）侧端为 0°，负（右）侧端为 ±180°，循 0° 的顺钟向角度为正，逆钟向角度为负。

1. 测量方法　常用的方法有目测法、振幅法和查表法，目测法最简单，临床应用广泛。

（1）目测法：目测Ⅰ、Ⅲ导联上 QRS 波群的主波方向来估计电轴是否偏移。若Ⅰ、Ⅲ导联的 QRS 波群主波方向均向上，电轴正常不偏移；若Ⅰ导联的 QRS 波群主波向上、Ⅲ导联的 QRS 波群主波向下，则可判定为电轴左偏；若Ⅰ导联的 QRS 波群主波向下、Ⅲ导联的 QRS 波群主波向上，则可判定为电轴右偏；若Ⅰ、Ⅲ导联的 QRS 波群的主波方向均向下，则电轴不确定（图 6-9）。

（2）振幅法：常采用分别测算Ⅰ、Ⅲ导联的 QRS 波群振幅的代数和，然后再将这两个数值分别在Ⅰ、Ⅲ导联的导联轴上画出垂线，得到两个垂线的交点。经过两垂线的交点及电偶中心 O 点的连线即为心电轴，测得该线与Ⅰ导联导联轴正侧的夹角即为心电轴的角度。

（3）查表法：是通过测算Ⅰ、Ⅲ导联 QRS 波群各波的代数和，查表求得心电轴的方法。

2. 临床意义　测定平均电轴有助于了解心脏在胸腔中的相对位置，心室内传导系统的分布及其功能上的改变，在电轴上也常有一定程度的反映。心电轴 −30°～+90° 属于正常范围；−90°～−30° 为心电轴左偏，常见于横位心、左心室肥大、左前束支传导阻滞等；+90°～+180° 为心电轴右偏，常见于垂位心、右心室肥大、左后束支传导阻滞等；−180°～−90° 为不确定心电轴，可见于正常变异心脏、高血压、冠心病等（图 6-10）。

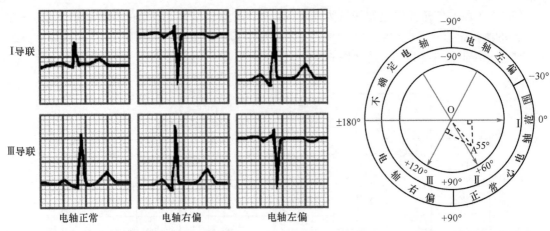

图 6-9 目测法测心电轴   图 6-10 心电轴正常范围及其偏移

链 接   怎样判断电轴偏移？

将Ⅲ导联放置于Ⅰ导联下方观察，按照"口对口，向左走，尖对尖，向右偏"即可判断。或依据Ⅰ导联与Ⅲ导联"针锋相对"为电轴右偏，Ⅰ导联与Ⅲ导联"背道而驰"为电轴左偏来判断。

二、心电图各波段间期的正常范围

（一）P 波

1. 形态与方向 正常 P 波形态在大部分导联上呈钝圆形，可有轻度切迹。P 波方向在Ⅰ、Ⅱ、aVF、$V_4 \sim V_6$ 导联均直立，aVR 导联倒置，其余导联可呈双向、倒置或低平。

2. 时间 一般小于 0.12 秒。

3. 振幅 肢体导联一般小于 0.25mV，胸导联一般小于 0.2mV。

（二）P-R 间期

P-R 间期与心率的快慢有关。成人心率在 60～100 次 / 分时，P-R 间期为 0.12～0.20 秒。心率越快，P-R 间期越短；心率越慢，P-R 间期越长。幼儿及心动过速者，P-R 间期相应缩短。老年人和心动过缓者 P-R 间期可略延长，但一般不会超过 0.22 秒。

（三）QRS 波群

1. 形态

（1）肢体导联：Ⅰ、Ⅱ导联 QRS 波群主波一般向上，Ⅲ导联主波方向多变。aVR 导联的 QRS 波群主波向下，可呈 QS、Qr、rS 或 rSr′形，aVL、aVF 导联的 QRS 波群可呈 qR、Rs、R 或 rS 形。

（2）胸导联：正常成人 V_1、V_2 导联多呈 rS 形，R/S＜1；V_5、V_6 导联多呈 qR、Rs、qRs 或 R 形，R/S＞1；V_3 或 V_4 导联多呈 RS 形，R/S 接近于 1。从 V_1 到 V_5 导联，R 波电压逐渐升高，V_6 的 R 波一般低于 V_5 的 R 波，S 波电压从 V_2 到 V_6 逐渐降低。

2. 时间 正常成年人 QRS 波时间＜0.12 秒，多数为 0.06～0.10 秒，一般不超过 0.11 秒。

3. 振幅

（1）肢体导联：正常成人Ⅰ导联的 R 波小于 1.5mV，aVR 导联的 R 波小于 0.5mV，aVL 导联的 R 波小于 0.2mV，aVF 导联的 R 波小于 2.0mV。

（2）胸导联：V_1 导联的 R 波一般不超过 1.0mV，V_5 导联的 R 波一般不超过 2.5mV。$R_{V_1}+S_{V_5}<1.2mV$；$R_{V_5}+S_{V_1}<3.5mV$（女），或 $<4.0mV$（男）。

通常 6 个肢体导联的 QRS 波群振幅（正向波与负向波振幅绝对值之和）不应都小于 0.5mV，6 个胸导联的 QRS 波群振幅不应都小于 0.8mV，否则称为低电压。

Q 波：除 aVR 导联外，其他导联的 Q 波振幅均不得超过同导联 R 波的 1/4，时间不超过 0.04 秒。超过正常范围的 Q 波称为异常 Q 波，是心肌梗死的特征性心电图改变之一。

（四）S-T 段

正常 S-T 段为一等电位线，可向上或向下有轻度偏移。但是在任何导联，S-T 段的向下偏移均不应超过 0.05mV；S-T 段向上偏移，在肢体导联及胸导联 $V_4 \sim V_6$ 均不应超过 0.1mV，在 V_1、V_2 导联不应超过 0.3mV，V_3 导联不超过 0.5mV。

（五）T 波

1. 形态及方向　正常 T 波的形态圆钝，双支不对称，前半部斜度较平缓，后半部斜度较陡。T 波方向大多与 QRS 波群主波方向一致，即 Ⅰ、Ⅱ、$V_4 \sim V_6$ 导联 T 波直立，aVR 导联倒置，在其他导联出现直立、双向或倒置均可，但若 V_1 导联的 T 波直立，则 $V_2 \sim V_6$ 导联的 T 波就不应倒置。

2. 振幅　在以 R 波为主的导联中，T 波不应低于同导联的 R 波的 1/10，否则为 T 波低平。胸导联的 T 波有时可高达 $1.2 \sim 1.5mV$，但 V_1 导联的 T 波一般不超过 0.4mV。

（六）Q-T 间期

Q-T 间期长短与心率快慢密切相关。正常 Q-T 间期的范围应为 $0.32 \sim 0.44$ 秒。

（七）U 波

$V_2 \sim V_3$ 导联较明显，在 T 波后 $0.02 \sim 0.04$ 秒出现，其方向多与 T 波的方向一致，U 波增高常见于低血钾，U 波低平常见于心肌缺血。

正常心电图各波段、期间的图形如图 6-11 所示。

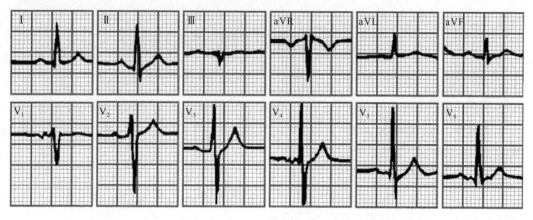

图 6-11　正常心电图

三、心电图的分析方法与临床应用

心电图的分析除了掌握心电图诊断标准和指标数值，还要掌握心电图分析的方法和技巧，只有将各种心电图变化与具体临床病例结合起来，才能对心电图作出正确的诊断和解释。

（一）心电图的分析方法

1. 全面的一般性阅读　按顺序将心电图摆放好，先确认定标电压和走纸速度，是否存在因基线不稳、交流电干扰、肌颤波等造成的伪差，各导联是否均正确描记。

2. 计算心率　测量 R-R 或 P-P 间期，代入公式计算出心率。若心律不规则时，需至少连续测量同一导联上 5 个 R-R 或 P-P 间期，求得平均值代入公式计算心率。

3. 判断心电轴　观察 Ⅰ、Ⅲ 导联 QRS 波群主波方向，大致确定心电轴的偏移情况，必要时可用计算法精确算出电轴偏移角度。

4. 观察和测量波形　测量并分析 P 波、QRS 波群、S-T 段与 T 波的形态、方向、振幅，测量 P-R 间期、Q-T 间期的时间并判定是否正常。

5. 作出初步诊断　阅读临床资料，根据患者的年龄、性别、症状、体征，结合心电图综合分析，从心律、传导、房室肥大、心肌四个方面作出初步诊断：心电图正常、心电图大致正常、心电图有可疑处、心电图不正常。

（二）心电图的临床应用

1. 心电图对各种心律失常、传导障碍的诊断和分析具有肯定价值，到目前为止仍没有其他任何方法能够替代心电图在这方面的作用。

2. 心电图特征性变化是诊断急性心肌缺血和心肌梗死的简便、可靠且实用的方法。

3. 对协助诊断心房与心室肥大、药物作用、电解质紊乱、心包炎、心肌病、心肌炎、慢性肺源性心脏病等具有特定的价值。

4. 除心血管疾病外，心电图与心电监护已广泛应用于手术麻醉、用药观察、危重患者抢救及航天和体育运动等领域中。

值得注意的是，心电图检查技术虽然经济、方便、无创伤、无痛苦，但是存在一定的局限性：心电图正常不能完全排除心脏病；易受个体差异等因素的影响；多种疾病可以引起相同的心电图改变等。因此，心电图在临床应用中，必须紧密结合临床其他资料才能作出正确客观的判断。

第 3 节　常见异常心电图

一、心房、心室肥大

心房、心室扩大和（或）肥厚系由心房或心室内压力增高及负荷过重引起，是器质性心脏病常见的结果，当心脏肥大达到一定程度时，可表现于心电图上。分析心电图改变对心房、心室肥大的诊断有一定的参考价值。

（一）心房肥大

1. 右心房肥大　心电图表现为 P 波高尖，称"肺型 P 波"，常见于肺源性心脏病、肺动脉高压。右心房肥大的心电图特点如图 6-12 所示。

（1）肢体导联 P 波振幅≥0.25mV，以 Ⅱ、Ⅲ、aVF 导联最明显。

（2）V_1 导联 P 波直立时，振幅≥0.15mV，如 P 波呈双向时，其振幅的算术和≥0.20mV。

（3）P 波时间正常。

2. 左心房肥大　心电图表现为心房除极时间延长、电压正常；P 波增宽且常呈双峰型，称"二尖瓣型 P 波"，常见于风湿性心脏病二尖瓣狭窄。左心房肥大的心电图特点如图 6-13 所示。

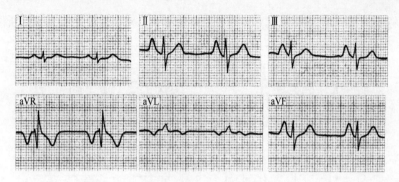

图 6-12　右心房肥大

（1）P 波增宽：时间≥0.12 秒，顶端常伴有切迹，呈双峰型，两峰间距≥0.04 秒，以 I、II、aVR、aVL 导联较明显。

（2）V_1 导联 P 波常呈双向，先正后负，负向波较深。将 V_1 导联负向 P 波的时间乘以负向 P 波振幅，称为 P 波终末电势（Ptf）。左心房肥大时，Ptf_{V_1} 绝对值超过 0.04mm·s。

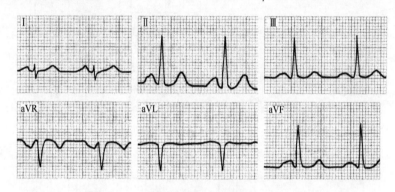

图 6-13　左心房肥大

3. 双侧心房肥大　主要表现为 P 波增宽（时间≥0.12 秒）、增高（振幅≥0.25mV）；V_1 导联 P 波大双向，上下振幅均超过正常范围，多见于严重的先天性心脏病及风湿性心脏病联合瓣膜病。

（二）心室肥大

心电图诊断心室肥大的敏感性较低，临床实用价值不如超声心动图，但由于心电图操作简便、费用较低，在临床上仍是诊断心室肥大的一项主要辅助检查方法。

1. 左心室肥大　心电图表现如图 6-14 所示。

（1）QRS 波群高电压：Rv_5（或 Rv_6）>2.5mV，$Rv_5 + Sv_1 \geqslant 3.5mV$（女）或≥4.0mV（男）；$R_{aVL} > 1.2mV$ 或 $R_{aVF} > 2.0mV$；$R_I > 1.5mV$ 或 $R_I + S_{III} > 2.5mV$。

（2）QRS 时间延长：可达 0.10～0.11 秒，一般仍小于 0.12 秒。

（3）心电轴左偏。

（4）ST-T 改变：以 R 波为主的导联，ST 段的下移>0.05mV，T 波低平、双向或倒置，以 S 波为主的导联，则可见到直立的 T 波。当 QRS 波群电压增高同时伴有 ST-T 改变者，称为左室肥大伴劳损。

以上左心室肥大的心电图改变，以左心室电压增高的意义最大，特别是左心前导联电压增高。仅有左心室电压增高不一定表示心脏存在器质性病变，若电压增高同时伴有上述其他改变，则更具有诊断意义。符合上述标准越多、超过正常值越大，对于左心室肥大的诊断价值越高。

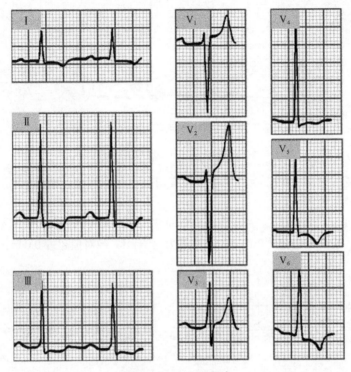

图 6-14　左心室肥大

2. 右心室肥大　心电图表现如图 6-15 所示。

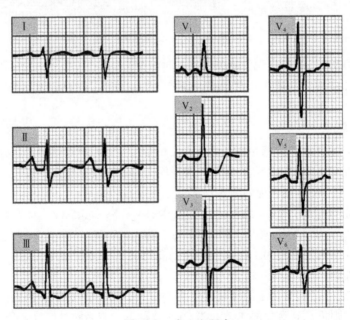

图 6-15　右心室肥大

（1）右心室 QRS 波群高电压的表现：V_1 或 V_{3R} 导联 R/S＞1；R_{V_1}＞1.00mV 或 R_{V_1}＋S_{V_5}＞1.05mV（重症＞1.2mV）；R_{aVR}＞0.50mV 或 aVR 导联 R/S＞1。

（2）QRS 时限多正常。

（3）额面心电轴≥＋90°（重症可＞＋110°）。

（4）ST-T 改变：右胸导联（V_1、V_2）可表现为 S-T 段低，伴 T 波双向或倒置，称右心室肥大伴劳损。

3. 双侧心室肥大　多见于各种心脏病晚期，心电图可表现为：①大致正常心电图，是由于双侧心室电压同时增高而互相抵消所致；②单侧肥大心电图，而另一侧心室肥大的图形被掩盖；③双侧心室肥大心电图。

二、心 肌 梗 死

案例 6-3

　　患者，男，60 岁。因上腹痛伴呕吐 1 小时入院。值班住院医师按急性胃肠炎给予输液和止痛等治疗，不见好转。患者逐渐出现胸闷、呼吸困难。急做心电图检查，结果表明为心肌梗死。立即减慢输液速度，并将患者转入冠心病监护病房进行抢救，最终转危为安。

问题：1. 心肌梗死的基本心电图图形有哪些？

　　　　2. 心电图检查在诊断急性心肌梗死时有何价值？

70%～80% 的急性心肌梗死患者心电图有典型改变，绝大多数心肌梗死的根本原因是冠状动脉供血不足，主要发生在冠状动脉粥样硬化基础上。当心肌某一部分发生急性供血不足，将影响到心室肌复极的正常进行。心电图主要表现为 ST-T 及 Q 波的异常改变，其改变的导联和类型取决于缺血的部位、严重程度和持续时间。随着时间推移，心肌相继发生缺血、损伤甚至坏死，心电图上先后出现如下图形改变（图 6-16）。

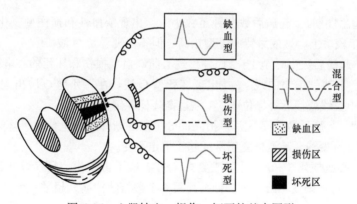

图 6-16　心肌缺血、损伤、坏死的基本图形

（一）心肌梗死的基本图形

1. 缺血型改变　主要是缺血型 T 波改变。

（1）T 波高尖：常见于心内膜下心肌缺血，对向缺血区导联出现高耸直立的 T 波，基底部窄、双支对称、电压高，即"T 波高尖"。一般认为，肢体导联 T 波＞0.5mV，心前区导联 T 波＞1.0mV 为 T 波高尖。

（2）T 波倒置：常见于心外膜下心肌缺血，面向缺血区的导联出现深尖、双支对称的倒置 T 波，常发生在冠状动脉供血不足时，又称为"冠状 T 波"。

（3）T 波低平或双向：心脏双侧对应部位的内膜下心肌均缺血，或心内膜和心外膜下心肌同时缺血时，心电图上可表现为 T 波低平、双向。

2. 损伤型改变　主要是 S-T 段移位。

（1）S-T 段移位：当心内膜下心肌缺血时，S-T 段多表现为下移超过 0.05mV，而当心外膜下心肌缺血时，S-T 段多表现为抬高＞0.1～0.3mV。

（2）S-T 段形态改变：S-T 段的上移和下移可表现为多种形态，有时 S-T 段形态改变比 S-T 段降低的程度有诊断意义，其中下移时以水平型下移或下斜型下移（指通过 P 波顶点的垂线与 S-T 段交角＞90°）较有意义，而上移时以弓背向上型单向曲线最有意义。

3. 坏死型改变　主要是病理性 Q 波。

在心肌缺血、损伤的基础上，进一步加重导致心肌细胞变性、坏死，心电图出现坏死型改变，主要是异常的 Q 波或 QS 波。

（二）心肌梗死图形的演变及分期

心肌梗死发生后，在心电图上出现一系列特有的规律性演变，这种演变对诊断心肌梗死具有重要意义。根据其变化特点，一般将其分为早期（超急性期）、急性期、亚急性期及陈旧期（图 6-17）。

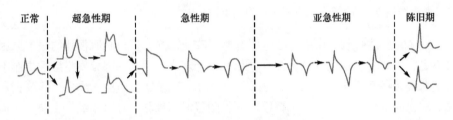

图 6-17　急性心肌梗死心电图图形的演变及分期

1. 早期（超急性期）　起病后数分钟至数小时，出现缺血性和损伤型变化。表现为巨大、高耸的 T 波，S-T 段呈上斜型或弓背向上型抬高，但不出现异常 Q 波。

2. 急性期　起病后数小时至 1～2 周，出现心肌缺血、损伤和坏死的心电图改变。表现为 S-T 段继续抬高，形成"单向曲线"，并出现坏死型 Q 波。在坏死型 Q 波出现后，抬高的 S-T 段逐渐下降至等电位线或接近等电位线，T 波逐渐降低并倒置加深。

3. 亚急性期　起病后数周至数月，抬高的 S-T 段逐渐降至等电位线，坏死型 Q 波继续存在，倒置的 T 波逐渐变浅，甚至恢复正常或趋于恒定不变。

4. 陈旧期　心肌梗死 3～6 个月后或更久，ST-T 段不再变化，只存留坏死性 Q 波，部分病例其坏死型 Q 波可逐渐变小或消失。如梗死后 S-T 段持续抬高，超过 6 个月，一般认为有室壁瘤的发生。

三、药物和电解质紊乱对心电图的影响

（一）药物对心电图的影响

1. 洋地黄效应　应用洋地黄类制剂后，心电图出现特征性表现：S-T 段下垂型压低；T 波低平、双向或倒置，ST-T 呈"鱼钩形"；Q-T 间期缩短。上述心电图表现常为已经接受洋地黄治疗的标志，即所谓洋地黄效应（图 6-18）。

2. 洋地黄中毒　最主要心电图表现是出现各种心律失常。常见的有频发性（二联律或三联律）和多源性室性期前收缩、窦性静止或窦性阻滞、心房扑动、心房颤动等，严重者出现室性心动过速，甚至室颤。洋地黄中毒还可出现房室传导阻滞。

（二）电解质紊乱对心电图的影响

1. 低血钾（图 6-19）

（1）ST-T 改变：S-T 段压低，T 波低平或倒置。

（2）U 波增高：U 波＞0.1mV 或 U/T＞1，或 T-U 融合呈双峰。

（3）Q-T 间期一般正常或轻度延长，表现为 Q-T-U 间期延长。

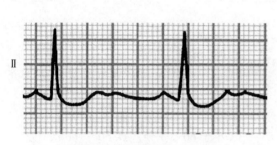

图 6-18　洋地黄效应心电图

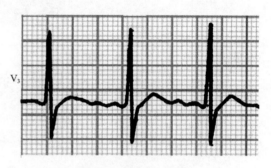

图 6-19　低血钾心电图

2. 高血钾（图 6-20）

（1）T 波高尖，基底部变窄，呈"帐篷状"。

（2）QRS 波群增宽，P 波增宽，振幅减低，甚至消失，出现窦室传导。

（3）S-T 段压低。

（4）高血钾还可引起窦性心动过缓、传导阻滞，严重者出现室性心动过速、心室扑动、颤动，甚至心脏停搏。

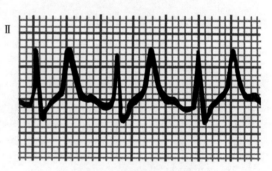

图 6-20　高血钾心电图

3. 高血钙

（1）S-T 段缩短或消失。

（2）Q-T 间期缩短。

（3）T 波低平或倒置。严重高血钙（如快速静脉注射钙剂时），可发生窦性静止、窦房阻滞、室性期前收缩、阵发性室性心动过速等。

4. 低血钙

（1）S-T 段明显延长，致 Q-T 间期延长。

（2）直立 T 波变窄、低平或倒置。

（3）很少发生心律失常。

护考链接

心绞痛与心肌梗死心电图表现最有鉴别意义的是（　　　）

A. T 波高耸　　　　　　　　B. T 波倒置

C. S-T 段下移　　　　　　　D. S-T 段抬高

E. 坏死型 Q 波

答案： E。分析：心肌坏死心电图的特征性改变是出现坏死型 Q 波，是与心绞痛的鉴别点。

自 测 题

A_1 型题

1. 下列心电图波段中，反映心室除极的是（　　　）

A. P 波　　　　　　　　B. QRS 波

C. S-T 段　　　　　　　D. T 波

E. U 波

2. 临床做心电图检查时，红色导线连在（　　　）

A. 左上肢　　　　　　　B. 右上肢

C. 左下肢　　　　　　　D. 右下肢

E. 任意肢体

3. 心电图波段中，反映兴奋从心房传导到心室时间的是（　　　）

A. P 波　　　　　　　　B. QRS 波

C. S-T 段　　　　　　　D. P-R 间期

E. Q-T 间期

4. V_1 导联的正电极安放在（　　　）

A. 胸骨左缘第 2 肋间

B. 胸骨右缘第 2 肋间

C. 左锁骨中线第 5 肋间

D. 胸骨左缘第 4 肋间

E. 胸骨右缘第 4 肋间

5. 通常心电图机的走纸速度是（　　　）

A. 15mm/s　　　　　　B. 25mm/s

C. 40mm/s　　　　　　D. 50mm/s

E. 75mm/s

6. 通常心电图记录纸纵向每小格相当于（　　　）

A. 1.00mV　　　　　　B. 0.50mV

C. 0.40mV　　　　　　D. 0.10mV

E. 0.05mV

7. 正常成人窦房结发放冲动的频率是（　　　）

A. 小于 20 次 / 分　　B. 20～40 次 / 分

C. 小于 60 次 / 分　　D. 60～100 次 / 分

E. 100～160 次 / 分

8. 正常心电图 S-T 段压低在任何导联均不超过（　　　）

A. 1mV　　　　　　　B. 0.5mV

C. 0.5mm　　　　　　D. 0.1mV

E. 0.05mV

9. 心律规则的常规心电图上，平均 R-R 间隔是 20 个小格，其心率是（　　　）

A. 50 次 / 分　　　　B. 60 次 / 分

C. 75 次 / 分　　　　D. 80 次 / 分

E. 100 次 / 分

10. P 波高尖且电压大于 0.25mV，应考虑（　　　）

A. 右心房肥大　　　　B. 左心房肥大

C. 左心室肥大　　　　D. 右心室肥大

E. 双侧心房肥大

11. 肺型 P 波常见于（　　　）

A. 二尖瓣狭窄　　　　B. 心包积液

C. 心肌梗死　　　　　D. 肺炎

E. 慢性肺源性心脏病

12. 病理性 Q 波见于（　　　）

A. 二尖瓣狭窄　　　　B. 心包积液

C. 心肌梗死　　　　　D. 肺炎

E. 慢性肺心病

13. 心电图 P 波大于 0.11 秒，呈双峰型改变，常见于（　　）

A. 左心房肥大　　　B. 右心房肥大

C. 左心室肥大　　　D. 右心室肥大

E. 双侧心房肥大

14. 关于左室肥大心电图改变的说法，正确的是（　　）

A. $Rv_5 \leqslant 2.5mV$

B. $Rv_5 + Sv_5 > 1.2mV$

C. $Rv_1 > 1.0mV$

D. $Rv_5 + Sv_1 > 4.0mV$（男）

E. $Rv_1 + Sv_5 > 3.5mV$（女）

（赵　欣）

第 7 章　实验室检查

实验室检查（laboratory examination）是运用生物学、物理学、化学、遗传学、分子生物学、微生物学、细胞学、免疫学等实验室检查手段，对被评估者的血液、体液、排泄物、分泌物及组织细胞等标本进行检测，以获得反映机体功能状态、病理变化等的客观资料，对协助疾病诊断、观察病情、判断预后、制订防治措施等均有重要意义。

实验室检查结果是健康评估的重要客观资料之一，与临床护理有着十分密切的关系，一方面大部分实验室检查的标本需护士采集；另一方面实验室检查的结果既作为客观资料的重要组成部分之一，又可协助和指导护士观察、判断病情，提出护理诊断。护士在临床护理工作中，必须熟悉常用实验室检查的目的、标本采集方法及结果的临床意义。

目前临床广泛应用的是真空定量采血系统，由穿刺针和真空采血管两部分组成。采用国际通用的试管帽和标签颜色显示采血管内添加剂的种类和检测用途，可根据采血项目选用（表 7-1、图 7-1）。

表 7-1　常用真空采血管、所含试剂及主要用途

采血管颜色	所含试剂	主要用途
红色	促凝剂	生成血清，用于大多数生化和免疫学检查
黄色	促凝剂/分离剂	生成血清，用于大多数生化和免疫学检查
绿色	肝素	生成血清，用于大多数生化和免疫学检查
紫色	EDTA	血细胞计数
蓝色	枸橼酸钠	凝血试验
黑色	枸橼酸钠	红细胞沉降率测定
灰色	氯化钠/草酸钠	葡萄糖/乳糖测定

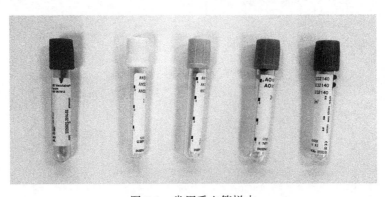

图 7-1　常用采血管样本

第1节 血 液 检 查

案例 7-1

患者，女，25岁。平时月经量多，近2周自觉头晕、浑身无力，活动后心慌气短，到医院咨询护士："怀疑自己贫血应做什么检查？"

问题： 假如你是接诊护士，应如何回答该患者提出的问题？

血液由血浆和血细胞组成，通过血液循环与全身各个组织器官密切联系，参与机体各项生理过程，维持机体生理平衡与稳定。血液的改变会影响全身组织、细胞的代谢，其他系统的病变也会引起血液成分的变化。故血液检查不仅是诊断血液疾病的主要依据，对于其他系统病变的诊断也有帮助，是临床上最常用的实验室检查项目之一。

链 接   血液标本的种类

①全血：多用于对血细胞成分的检查，如血细胞分类计数及血细胞形态检查等；②血浆：全血抗凝、离心后所得上层液体部分即为血浆，主要用于血液生化检查和凝血因子测定等；③血清：全血不加抗凝剂经一定时间自然凝固后所分离的液体部分，主要用于血液生化检查和免疫学项目测定等。

一、血液一般检查

（一）红细胞计数（RBC）和血红蛋白（Hb）测定

1. **标本采集** 静脉或毛细血管采血法。

2. **参考范围**

成年男性：红细胞计数（$4.0 \sim 5.5$）$\times 10^{12}$/L；血红蛋白 $120 \sim 160$g/L。

成年女性：红细胞计数（$3.5 \sim 5.0$）$\times 10^{12}$/L；血红蛋白 $110 \sim 150$g/L。

新生儿：红细胞计数（$6.0 \sim 7.0$）$\times 10^{12}$/L；血红蛋白 $170 \sim 200$g/L。

链 接   毛细血管采血法与静脉采血法

毛细血管采血法：用血量少于0.1ml的检查项目如血细胞计数、血红蛋白测定、末梢血涂片等可用毛细血管采血法。通常用一次性消毒采血针刺破消毒后的指端或耳垂等部位的毛细血管后使血液自然流出，用微量吸管吸取血液进行检查。缺点是易发生溶血、凝血和混入组织液。

静脉采血法：是目前临床最常用的采血方法，凡需血量较多超过0.2ml的检查，如红细胞沉降率、血细胞比容、凝血因子的测定等多用静脉采血法。常用肘部静脉，不明显时可用手背、踝部静脉，幼儿可用颈外静脉。采血时止血带结扎时间要短，以免影响血液成分的浓度；不宜在静脉输液管中采取血液标本，以免影响血液成分。

3. **临床意义**

（1）红细胞及血红蛋白增多：指单位容积血液中红细胞数及血红蛋白含量高于参考值高限。

1）相对性增多：又称假性增多，是由于血液浓缩而引起，血容量减少，红细胞相对增多。

见于剧烈呕吐、腹泻和大面积烧伤引起的脱水，通过输液、补充血容量，红细胞及血红蛋白可恢复，动态观察红细胞和血红蛋白的变化，可作为补液是否恰当的指标。

2）绝对性增多：由于生理或病理原因所致组织缺氧而引起。①生理性增多见于新生儿、高原居民及剧烈运动后等；②病理性红细胞增多包括代偿性增多常见于阻塞性肺气肿、肺源性心脏病、先天性心脏病及原因不明的骨髓增殖性疾病（如真性红细胞增多症）。

（2）红细胞和血红蛋白减少：指单位容积血液中红细胞数及血红蛋白含量低于参考值下限。

1）生理性减少：见于婴幼儿及儿童、老年人、妊娠中晚期妇女。

2）病理性减少：见于各种原因引起的贫血。①造血物质缺乏所引起的缺铁性贫血和营养性巨幼红细胞性贫血；②红细胞丢失过多所引起的失血性贫血；③红细胞破坏增多所引起的溶血性贫血（免疫性溶血性贫血、遗传性球形红细胞增多症、阵发性睡眠型血红蛋白尿等）；④骨髓功能衰竭所引起的再生障碍性贫血等。

✎ **护考链接**

成年男性血红蛋白参考值为（   ）

A. <120g/L   B. <110g/L

C. 110～150g/L   D. 120～160g/L

E. 170～200g/L

答案： D。分析：血红蛋白值及红细胞计数是反映机体是否贫血的重要指标，雄激素有促进造血的作用，而雌激素抑制造血，加之月经、生育、哺乳等影响，男性红细胞计数和血红蛋白量均高于女性，成年男性血红蛋白参考值为120～160g/L。

（二）白细胞计数及白细胞分类计数

案例7-2

患者，男，25岁。因3天前淋雨后突然高热、寒战，伴咳嗽、咳痰、胸痛。血常规显示：WBC 15.7×10⁹/L，中性分叶核粒细胞76%，杆状核粒细胞15%。

问题： 1. 患者白细胞有什么变化？

2. 患者白细胞的这些异常有什么临床意义？

白细胞（WBC）计数是计数单位容积的外周静脉血中白细胞的总数量。

外周血白细胞包括中性粒细胞、嗜酸性粒细胞、嗜碱性粒细胞、单核细胞、淋巴细胞5类。白细胞分类计数（DC）是测出外周静脉血中的各类白细胞占总数的百分比，根据白细胞总数和百分比，计算出每一类白细胞的绝对值，其公式为：某种白细胞绝对值＝WBC×某种白细胞占白细胞总数的百分比。

1. 标本采集 静脉或毛细血管采血。显微镜计数法和半自动血液分析仪可以采用毛细血管采血法；全自动血液分析仪则只能采用静脉抗凝血。

2. 参考范围

（1）白细胞计数：成人（4～10）×10⁹/L；6个月至2岁（11～12）×10⁹/L；新生儿（15～20）×10⁹/L。

（2）白细胞分类计数：见表7-2。

表 7-2 白细胞分类计数参考值

细胞类型		百分数	绝对值
中性粒细胞（N）	杆状核	1%～5%	（0.04～0.05）×10⁹/L
	分叶核	50%～70%	（2.00～7.00）×10⁹/L
嗜酸性粒细胞（E）		0.5%～5.0%	（0.05～0.50）×10⁹/L
嗜碱性粒细胞（B）		0～1%	（0～0.10）×10⁹/L
淋巴细胞（L）		20%～40%	（0.80～4.00）×10⁹/L
单核细胞（M）		3%～8%	（0.12～0.80）×10⁹/L

3. 临床意义

（1）中性粒细胞：外周血中，中性粒细胞占白细胞总数的 50%～70%，它的增减对白细胞总数的影响很大，在通常情况下，中性粒细胞的增减与白细胞总数的增减相一致。白细胞计数高于 $10×10^9$/L 称白细胞增多，低于 $4×10^9$/L 称白细胞减少，当中性粒细胞绝对值低于 $1.5×10^9$/L 称为粒细胞减少症，低于 $0.5×10^9$/L 时称为粒细胞缺乏症。

1）中性粒细胞增多：生理性增多见于新生儿、月经期、妊娠后期及分娩时、寒冷、饱餐、剧烈运动或沐浴后等。病理性增多见于：①急性感染，尤其是化脓性球菌感染，是中性粒细胞增多最常见的原因，但感染非常严重时，中性粒细胞数量反而降低；②严重组织损伤或坏死，如大手术后、严重外伤、大面积烧伤、急性心肌梗死等；③急性大出血，在出血 1～2 小时内中性粒细胞明显增多；④急性溶血，如血型不合的输血；⑤急性中毒，化学物质或药物（如铅、汞、安眠药等）中毒，尿毒症、糖尿病酮症酸中毒、蛇毒及毒蕈中毒等；⑥白血病、恶性肿瘤（特别是消化道恶性肿瘤）及骨髓增殖性疾病（真性红细胞增多症、原发性血小板增多症和骨髓纤维化等）。

2）中性粒细胞减少：见于①感染性疾病，其中病毒性感染是常见原因，如流行性感冒病毒、乙型肝炎病毒、风疹病毒、巨细胞病毒等感染；革兰氏阴性杆菌感染如伤寒、副伤寒杆菌感染也是常见原因；某些原虫感染如疟疾（疟原虫）、黑热病（杜氏利什曼原虫）时亦减少。②血液系统疾病如再生障碍性贫血、非白细胞性白血病、粒细胞减少及缺乏症。③化学药物副作用或放射线损伤，如使用抗肿瘤药、抗甲状腺药物、氯霉素、免疫抑制剂、放射线损害等。④其他：如脾功能亢进、淋巴瘤及某些自身免疫性疾病如系统性红斑狼疮等。

3）中性粒细胞的核象变化：即中性粒细胞核的分叶状况，标志着中性粒细胞的成熟程度。正常外周血液中的中性粒细胞有中性杆状核粒细胞和中性分叶核粒细胞 2 类，分叶越多的中性粒细胞越成熟，一般为 2～5 叶，以 3 叶的分叶核粒细胞占多数。当外周血液中不分叶核粒细胞（包括杆状核粒细胞及幼稚阶段的粒细胞）超过 5% 时，称为核左移。核左移常见于各种病原体所导致的感染、急性溶血、急性中毒和白血病等。外周血中 5 叶及 5 叶以上核的粒细胞超过 3% 时称为核右移。核右移常伴有白细胞总数减少，多见于造血功能受抑制时，是造血功能衰退或造血物质缺乏的表现。在罹病期突然出现核右移则表示预后不良，而在炎症恢复期可出现一过性核右移（图 7-2）。

链 接 类白血病反应

类白血病反应是指机体对某些刺激因素所产生的类似白血病表现的血象反应。外周血中的白细胞数值大多明显增高，并可有数量不等的幼稚细胞出现。当病因去除后，类白血病反应也逐渐消失。引起类白血病反应的病因以感染及恶性肿瘤最多见，其次是急性中毒、外伤、休克、急性溶血或出血、大面积烧伤、过敏及电离辐射等。

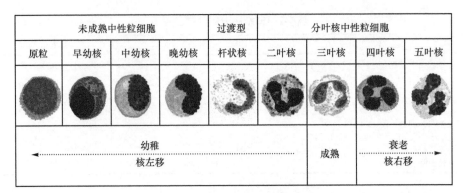

未成熟中性粒细胞				过渡型	分叶核中性粒细胞			
原粒	早幼核	中幼核	晚幼核	杆状核	二叶核	三叶核	四叶核	五叶核

图 7-2 中性粒细胞的核象变化

（2）嗜酸性粒细胞：嗜酸性粒细胞的增减对于疾病的诊断有重要意义。

1）嗜酸性粒细胞增多：见于过敏性疾病如支气管哮喘、荨麻疹、药物及食物过敏等；寄生虫病如蛔虫病、钩虫病、肺吸虫病、血吸虫病、肝吸虫病等；皮肤病如湿疹、剥脱性皮炎、银屑病等；某些恶性肿瘤，如淋巴瘤、肺癌、慢性粒细胞白血病、宫颈癌、鼻咽癌等；嗜酸性粒细胞白血病，可见嗜酸性粒细胞显著增高，以幼稚型增高为主；猩红热时嗜酸性粒细胞增高，可能是由于乙型溶血性链球菌所产生的酶能激活补体成分，吸引嗜酸性粒细胞浸润；肾上腺皮质功能低下的疾病亦可引起嗜酸性粒细胞增多。

2）嗜酸性粒细胞减少：见于伤寒，副伤寒初期，严重烧伤，大手术后，长期应用肾上腺皮质激素、促肾上腺皮质激素（ACTH）及肾上腺皮质功能亢进症等。

（3）嗜碱性粒细胞：嗜碱性粒细胞增多常见于慢性粒细胞白血病、嗜碱性粒细胞白血病、转移癌等；嗜碱性粒细胞减少一般无临床意义。

（4）淋巴细胞：出生 4～6 天的婴儿常出现淋巴细胞生理性增多，可持续到 6～7 岁。淋巴细胞病理性增减的临床意义如下：

1）淋巴细胞增多：①相对性增多，绝对值并不增多，系因中性粒细胞减少而引起淋巴细胞比例相对增高，见于再生障碍性贫血、粒细胞减少或粒细胞缺乏症；②绝对性增多，见于某些病毒或细菌感染性疾病，如风疹、流行性腮腺炎、传染性单核细胞增多症、百日咳、结核病；③急、慢性淋巴细胞白血病时均见淋巴细胞显著增多。

2）淋巴细胞减少：①相对减少，见于急性化脓性感染时，因中性粒细胞比例显著增高，分类时淋巴细胞比例减少；②绝对减少，主要见于接触放射线和应用肾上腺糖皮质激素之后。

（5）单核细胞：单核细胞生理性增多见于婴幼儿及儿童。病理性增多见于：①某些感染，如亚急性感染性心内膜炎、疟疾、黑热病、结核活动期及急性感染的恢复期，粟粒型肺结核时单核细胞明显增多，可高达 30%；②某些血液病，如粒细胞减少或粒细胞缺乏症的恢复期，淋巴瘤、恶性组织细胞病，且多为成熟型；③单核细胞白血病时，白细胞总数显著增高，分类出现大量的原始及幼单核细胞，可达 90% 以上。单核细胞减少无临床意义。

✎ **护考链接**

能导致嗜酸性粒细胞增多的疾病是（   ）
A. 支气管哮喘   B. 化脓性扁桃体炎
C. 急性心肌梗死   D. 肺结核
E. 急性阑尾炎

答案：A。分析：嗜酸性粒细胞增多可见于过敏性疾病（如支气管哮喘、荨麻疹、药物及食物过敏等）、寄生虫病（如蛔虫病、钩虫病、肺吸虫病、血吸虫病、肝吸虫病等）、皮肤病（如剥脱性皮炎、银屑病等）、某些恶性肿瘤（如淋巴瘤、肺癌、慢性粒细胞白血病、宫颈癌、鼻咽癌等）。

二、血小板计数

1. 标本采集　静脉或毛细血管采血。
2. 参考范围　（100～300）×10^9/L。
3. 临床意义

（1）血小板增多：血小板计数（PC 或 PLT）超过 $400×10^9$/L 称为血小板增多，血小板增多可增加血液的黏滞性，使血液处在血栓前状态，此时应采取必要的防栓措施。剧烈运动、饱餐、午后及妊娠中晚期等可引起生理性血小板增多。病理性血小板增多见于：①骨髓增殖性疾病，如慢性粒细胞白血病、真性红细胞增多症、原发性血小板增多症等。②反应性增多，如急性感染、急性失血或溶血、某些恶性肿瘤患者等。

（2）血小板减少：血小板计数低于 $100×10^9$/L 称为血小板减少。新生儿及女性月经周期第一天可引起生理性血小板减少。病理性血小板减少见于：①各种致病因素损害骨髓而致造血功能障碍时，如急性白血病、再生障碍性贫血、化学品及药物的毒性作用等；②血小板破坏过多和分布异常，如特发性血小板减少性紫癜、自身免疫性疾病、血栓性血小板减少性紫癜、弥散性血管内凝血（DIC）、脾功能亢进等；③某些细菌和病毒感染如伤寒、败血症和麻疹等。

链　接　　　　　　　　　　　**全自动血液分析仪**

全自动血液分析仪（AHA）是目前国内外临床检验最常用的筛检仪器之一。"精度高、速度快、易操作、功能强"是其强劲优势，还可与血涂片制备和染色仪进行组合，同时进行形态学复检。血液分析仪的功能包括：①全血细胞计数功能（红细胞、白细胞和血小板计数及其相关的计算参数）。②白细胞分类功能（3分群或5分类白细胞百分比和绝对值）。③血细胞计数和分类功能的扩展功能，如有核红细胞计数、网织红细胞计数及其相关参数检测；未成熟粒细胞、幼粒细胞、造血干细胞计数；未成熟血小板比率；淋巴细胞亚型计数；细胞免疫表型检测等。

三、血液其他检查

（一）血细胞比容

血细胞比容（HCT）是指在抗凝血的条件下，经离心沉淀压紧后，每 1L 全血中含有的红细胞体积（L）。

1. 标本采集　静脉采血，抗凝，混匀。
2. 参考范围　成年男性 0.40～0.50；成年女性 0.37～0.48；新生儿 0.47～0.67；婴幼儿 0.35～0.47。
3. 临床意义　血细胞比容是影响全血黏度的主要因素之一，血细胞比容增高可致全血黏度增高。严重的黏度增高，可造成黏滞综合征，引起组织血流量不足，造成缺氧和易致血栓形成等后果。凡引起红细胞绝对或相对增高的病因均可引起血细胞比容增高，反之则减少，与红细胞及血红蛋白测定的临床意义相同。

（二）网织红细胞计数

网织红细胞（Ret）是介于晚幼红细胞和成熟红细胞之间的过渡型细胞。

1. 标本采集　静脉或毛细血管采血。

2. 参考范围　成人 0.5%～1.5%；新生儿 2%～6%。

绝对值：成人（24～84）×10^9/L；新生儿（96～288）×10^9/L。

3. 临床意义　外周血网织红细胞是反映骨髓造血功能的敏感指标，对骨髓造血功能的评价、贫血的诊断、鉴别诊断及疗效判断等均具有重要的意义。

（1）作为评价骨髓造血功能的指标

1）网织红细胞增高：是骨髓造血活跃的标志，见于增生性贫血，尤以溶血性贫血为著，一般可达 10%～25%，溶血急进期可达 70%。

2）网织红细胞减少：说明骨髓造血抑制，见于增生不良性贫血，如再生障碍性贫血，尤以急性再生障碍性贫血为著，其绝对值可降至 15×10^9/L 以下，当采用放疗和化疗治疗肿瘤时，亦可造成对骨髓的抑制而致网织红细胞计数降低。

（2）作为贫血疗效观察的指标

1）增生性贫血和巨幼红细胞性贫血经抗贫血治疗有效时，网织红细胞增高先于红细胞和血红蛋白增多，于治疗 1～2 天网织红细胞即见升高，8～9 天达高峰，随贫血的好转逐渐恢复正常。

2）再生障碍性贫血，经一般抗贫血治疗无效，网织红细胞计数不增高，若有效时，则网织红细胞计数逐渐回升或轻微升高。

（三）红细胞沉降率

红细胞沉降率（ESR）简称血沉，指红细胞在一定条件下沉降的速度。它是反映红细胞聚集性的一项常用指标。影响红细胞沉降率的因素主要是血浆因素。血浆蛋白比例对红细胞沉降率的影响很大，纤维蛋白原和球蛋白对红细胞有显著的桥联作用，促使红细胞聚集，导致红细胞沉降率加快；白蛋白带负电荷，可增强红细胞的负电性，阻止红细胞聚集，而使红细胞沉降率减慢。

1. 标本采集　静脉采血 1.6ml，加 3.8% 枸橼酸钠 0.4ml 抗凝。

2. 参考范围　魏氏法（Westergren 法）：成年男性 0～15mm/1h 末；成年女性 0～20mm/1h 末。

3. 临床意义

（1）生理性增快：婴幼儿由于生理性贫血，孕妇及 60 岁以上老年人由于纤维蛋白原增高，老年人还可因胆固醇增高，均可引起红细胞沉降率增快。

（2）病理性增快：见于①炎症性疾病如急性细菌性炎症、结核病、风湿热等；②严重组织损伤及坏死，如大手术、大面积烧伤、心肌梗死等；③恶性肿瘤、白血病等；④高球蛋白血症如亚急性感染性心内膜炎、黑热病、系统性红斑狼疮、慢性肾炎、多发性骨髓瘤、巨球蛋白血症等；⑤各种贫血；⑥高胆固醇血症如动脉粥样硬化、糖尿病、肾病综合征等。

（四）出血时间测定

出血时间（BT）是指将皮肤毛细血管人工刺破后，血液自然流出到出血自然停止所需时间。主要反映血小板数量、功能及血管壁通透性和脆性的变化。

1. 标本采集　刺破微血管观察停止出血所需的时间。

2. 参考范围　WHO 推荐用模板法或出血时间测定器法，参考值为（6.9±2.1）分钟，>9 分钟为异常。

3. 临床意义　出血时间的长短主要受血小板数量和功能及毛细血管的结构和功能等因素的影响。出血时间延长见于血小板减少或功能异常，如原发性血小板减少性紫癜、血小板无力症等。也见于尿毒症、维生素 C 缺乏症、遗传性出血性毛细血管扩张症等引起的血管壁结构或功能异常，以及药物性出血，如服用阿司匹林、双嘧达莫等。

（五）凝血时间测定

凝血时间（CT）是指血液离体后至完全凝固所需的时间，可反映内源性凝血系统的功能状态。

1. **标本采集**　采集外周静脉血 3ml，分别注入 3 支试管并按序编号，每管 1ml，记录时间后送检。

2. **参考范围**　普通试管法：4～12 分钟；硅化试管法：15～32 分钟。

3. **临床意义**　凝血时间的长短与各凝血因子的含量和功能有关，本实验反映内源性凝血系统的功能状态，是内源性凝血系统的筛选试验之一。

（1）凝血时间延长：见于血友病、严重的肝损害、弥散性血管内凝血的后期和应用肝素治疗等。

（2）凝血时间缩短：见于弥散性血管内凝血早期、血栓性疾病等。

（六）凝血酶原时间测定

凝血酶原时间（PT）测定是指在血浆中加入组织凝血活酶和 Ca^{2+} 后，测定血浆凝固所需的时间，是反映外源性凝血系统的筛选试验。

1. **标本采集**　采集静脉血 2ml，注入含 3.8% 枸橼酸钠溶液 0.2ml 的试管内，充分混匀。

2. **参考范围**　11～13 秒，测定值超过正常对照值 3 秒以上为异常。为加强检测的准确性，可计算凝血酶原时间比值（PTR），即被检血浆的凝血酶原时间（秒）/ 正常血浆的凝血酶原时间（秒），参考值为 1.0±0.05。

3. **临床意义**

（1）凝血酶原时间延长：见于先天性凝血因子 Ⅱ、Ⅴ、Ⅶ、Ⅹ 及纤维蛋白原缺乏症、严重肝病、维生素 K 缺乏、纤维蛋白溶解亢进、使用抗凝药物等。

（2）凝血酶原时间缩短：见于血液高凝状态和血栓性疾病，如弥散性血管内凝血早期、心肌梗死、脑血栓形成、长期口服避孕药等。

（3）口服抗凝剂的监测：在应用口服抗凝剂的过程中需进行实验室监测以防出血，凝血酶原时间是监测口服抗凝剂的首选试验。使凝血酶原时间维持在正常对照值（12.0±1.0）秒的 1.5～2.0 倍，凝血酶原时间比值维持在 1.5～2.0 为最佳。

第2节　尿液检查

案例 7-3

　　患者，男，30 岁。咽痛、咳嗽 7 天，水肿伴少尿 5 天入院。医嘱进行血液、尿液等检查。

问题：1. 如果你是责任护士，应如何收集尿液标本？

　　　　2. 试预测该患者的尿常规结果并进行分析。

尿液由肾脏生产，是血液经肾小球滤过后由肾小管和集合管重吸收及排泌后所形成的终末排泄物，参与调节体液及其酸碱平衡。尿液可反映机体的代谢情况，且受泌尿系统等机体各系统功能状态的影响，因此尿液检查对于机体功能状态评估、疾病诊断、病情和疗效观察等具有重要的意义。

一、标本采集及注意事项

1. 收集尿液标本的容器需清洁、干燥、一次性使用，开口较大便于收集标本，需标记好姓名、病室、床号等患者相关资料。

2. 通常随时留取新鲜尿液 50～200ml 并及时送检，如不能及时送检须 4℃冷藏或加入甲苯 5ml 保存，同时也应避免强光照射，以免尿胆原等物质因光照或氧化而减少。

3. 成年女性留取尿液标本时，应避免阴道分泌物、月经血等污染；男性需注意勿混入精液；避免粪便混入尿液。

4. 做细菌培养时，应用 0.1% 苯扎溴铵对外阴和尿道口进行消毒，用无菌容器收集中段尿液。

5. 根据检查目的不同，可收集晨尿、随机尿、餐后尿、3 小时、12 小时、24 小时尿等。

✎ **护考链接**

尿标本采集正确的是（多项选择）（　　）
A. 尿液常规检查可随时留取新鲜尿液
B. 尿蛋白定性应留取 24 小时尿液
C. 做早孕试验时，以晨尿为好
D. 尿糖定性标本应加防腐剂
E. 细菌培养应留取中段尿或导尿于消毒容器中

答案：ABCE。分析：尿液标本采集时的注意事项较多，且可能影响到检查结果。尿糖检查随时留取新鲜尿液即可，不必加防腐剂，故除 D 选项外均正确。

二、尿液一般性状检查

（一）尿量

1. 参考值　正常成人 24 小时尿量为 1000～2000ml，平均为 1500ml。

2. 临床意义　尿量多少取决于肾小球滤过率、肾小管浓缩与稀释功能，也与饮水量、排汗量、气温、年龄、精神因素、食物中水分及用药等因素有关。

（1）多尿：成人 24 小时尿量超过 2500ml。

1）生理性多尿：见于饮水过多，饮茶、饮酒过量，精神紧张，受寒，服用利尿药后。

2）病理性多尿：见于内分泌疾病如糖尿病、尿崩症等；肾脏疾病如慢性肾炎、慢性肾盂肾炎、多囊肾等，此类多尿昼夜尿量比例失常，夜尿增多；药物影响如使用噻嗪类利尿药、甘露醇、山梨醇等药物后。此外，肾移植术后也可多尿。

（2）少尿：成人 24 小时尿量低于 400ml（或每小时尿量低于 17ml）。

1）生理性少尿：见于出汗过多、水分摄入不足等。

2）病理性少尿：①肾前性少尿：见于大出血、休克、心功能不全等导致肾缺血，严重呕吐、腹泻、烧伤等引起脱水，严重肝病、水肿和严重创伤、感染等应激状态；②肾性：见于肾实质病变如肾衰竭、肾移植术后急性排斥反应；③肾后性：见于因结石、损伤、肿瘤压迫、畸形、膀胱功能障碍、前列腺增生引起尿路梗阻。

（3）无尿：成人 24 小时尿量低于 100ml 或 12 小时内完全无尿。主要见于严重的急性肾功能不全及肾移植术后发生排异反应时。

（二）颜色

1. 正常颜色　正常新鲜尿液中含有尿色素、尿胆原、尿胆红素及尿卟啉等物质，一般为淡黄色透明液体。尿液颜色的深浅与某些食物及药物的摄入、尿量多少及尿液在膀胱存留时间有关。

2. 临床意义

（1）血尿：尿液内含有一定量的红细胞时称血尿。每 1000ml 尿液中含血量超过 1ml 即可出现淡红色，称为肉眼血尿。因出血量不同，血尿可表现为淡红色云雾状、洗肉水样、血红色或有血凝块等。在排除月经血污染的前提下，血尿提示泌尿系统有出血，如急性肾炎、肾结核、肾结石、肾肿瘤；出血性疾病如特发性血小板减少性紫癜等；也提示全身性疾病，如感染性心内膜炎、系统性红斑狼疮等。

（2）血红蛋白尿和肌红蛋白尿：血红蛋白尿时尿液呈暗红色、酱油色或浓茶色，是血管内溶血所致。镜检无红细胞，但潜血试验阳性可证实。见于阵发性睡眠型血红蛋白尿、蚕豆病、恶性疟疾、血型不合的输血反应等。肌红蛋白尿呈粉红色或暗红色，常见于挤压综合征、缺血性肌坏死，偶见于剧烈运动后。

（3）胆红素尿：因尿中含有大量的胆红素而呈深黄色，振荡后可见黄色泡沫，见于胆汁淤积性黄疸和肝细胞性黄疸。若尿液放置过久，尿胆红素被氧化为胆绿素可使尿液呈棕绿色。

（4）乳糜尿：丝虫病、肾周围淋巴管阻塞等疾病时，淋巴管破裂或阻塞使乳糜液（脂肪微粒）或淋巴液进入尿液中而呈乳白色混浊状态，称为乳糜尿。

（5）脓尿和菌尿：尿内含有大量白细胞或细菌等炎性渗出物，排出的新鲜尿即可混浊，放置后可有黄白色或白色云絮状沉淀，经离心沉淀镜检可见大量脓细胞，见于泌尿系统的化脓性感染。

（三）气味

1. 正常气味　正常尿液无特殊气味，久置后由于尿素分解可出现氨臭味。

2. 临床意义　糖尿病患者因尿中含有大量酮体尿液可有烂苹果味；有机磷农药中毒时尿液有蒜臭味；刚排出的尿液即有氨味，可能为慢性膀胱炎或尿潴留。

（四）比重

尿比重高低因尿中水分、盐类及有机物含量而异，病理情况下受尿糖、尿蛋白及细胞成分影响。

1. 正常参考值　正常成人普通饮食情况下，尿比重在 1.015～1.025，最大波动范围为 1.003～1.030，新生儿为 1.002～1.004。

2. 临床意义

（1）尿比重增高：见于高热、出汗过多、脱水、心功能不全、急性肾小球肾炎、糖尿病等。

（2）尿比重降低：见于慢性肾衰竭、尿崩症等。若尿比重持续固定在 1.010 左右，提示肾实质严重损害。24 小时连续多次测定尿比重，有助于了解肾的浓缩稀释功能。

（五）酸碱度

1. 正常参考值　正常人尿液一般为弱酸性，pH 为 6.0～6.5。

2. 临床意义

（1）pH 降低：见于酸中毒、发热、脱水或服用氯化铵时，亦可见于糖尿病酮症酸中毒、痛风、白血病时。

（2）pH 增高：见于碱中毒、泌尿系统变形杆菌感染、肾小管性酸中毒及应用碱性药物时。

三、化 学 检 查

（一）尿蛋白检查

1. **参考值** 正常人尿中蛋白质含量甚微，尿蛋白定性试验呈阴性反应，定量试验尿蛋白含量为 30～80mg/24h。

2. **临床意义** 各种原因造成尿内蛋白质含量超过 150mg/24h，蛋白质定性试验呈阳性反应称为蛋白尿。

（1）生理性蛋白尿：剧烈活动、妊娠期、长时间暴露在严寒中、高热等因素使肾血管痉挛或充血，肾小球通透性增加，引起功能性蛋白尿，尿蛋白定性一般不超过（＋），定量多＜500mg/24h；晨尿中无蛋白，较长时间站立后尿中蛋白量增高，而平卧后尿蛋白又减少或消失，称体位性蛋白尿，又称直立性蛋白尿，系立位时局部因素引起肾脏被动充血所致。

（2）病理性蛋白尿：根据尿蛋白的来源又分为以下几种。①肾小球性蛋白尿：因肾小球滤过膜损伤、通透性增加，血浆蛋白的滤出量增多，肾小管不能将滤出的蛋白质完全重吸收而发生蛋白尿，以白蛋白为主，蛋白量常＞1000mg/24h，多见于原发性或继发性肾小球疾病、肾循环障碍、缺氧等；②肾小管性蛋白尿：是指肾小球滤过功能正常，而肾小管重吸收功能障碍所致的蛋白尿；以 α_1、β_2 微球蛋白为主，白蛋白含量正常或轻度增加，蛋白质量常＜1000mg/24h，见于肾盂肾炎、急性肾小管坏死、急慢性间质性肾炎等，也见于解热镇痛药、氨基糖苷类抗生素等药物的影响；③混合性蛋白尿：是指肾小球和肾小管均受损，尿中出现小分子量及大分子量的蛋白质，见于慢性肾炎、肾小管间质病、糖尿病肾病、肾病综合征及系统性红斑狼疮等；④溢出性蛋白尿：肾小球滤过及肾小管重吸收功能均正常，但由于血浆中异常蛋白质（如免疫球蛋白的轻链，血红蛋白或肌红蛋白）增加，这些小分子的蛋白质可经肾小球滤出，但肾小管不能完全重吸收而产生蛋白尿，见于多发性骨髓瘤、急性肌肉损伤、急性溶血性疾病；⑤组织性蛋白尿：受炎症、中毒或药物刺激，肾组织破坏释入尿液的蛋白增加或肾小管对 T-H 糖蛋白的分泌量增加所致的蛋白尿。

（二）尿糖检查

1. **参考值** 正常人尿糖定性试验为阴性，定量试验为 0.56～5.00mmol/L。

2. **临床意义** 正常人尿液中可有微量葡萄糖，当血液中葡萄糖浓度＞8.88mmol/L 时，经肾小球滤出的葡萄糖超过肾小管重吸收能力的最大限度即肾糖阈，或因近端肾小管重吸收功能障碍时，引起尿糖增加，称为糖尿。

（1）生理性糖尿：①饮食性糖尿，是由于食糖过多或输注葡萄糖溶液过多过快所致；②精神性糖尿，因精神过度紧张、情绪激动，使交感神经兴奋、肾上腺素分泌增多，引起一过性高血糖而出现的糖尿；③妊娠性糖尿，妊娠过程中由于细胞外液量增加，近曲小管的重吸收功能受到抑制，可使肾糖阈值下降而出现糖尿，可见于有些正常孕妇，尤以妊娠晚期多见。

（2）病理性糖尿：①暂时性糖尿，又称应激性糖尿，因应激反应时肾上腺素或胰高血糖素分泌过多或延髓血糖中枢受到刺激，产生的暂时性高血糖与糖尿，见于急性心肌梗死、颅脑外伤、脑血管意外等。②血糖正常性糖尿，又称肾性糖尿，血糖浓度正常，因肾小管对葡萄糖重吸收能力减退，肾糖阈降低引起的糖尿；慢性肾炎或肾病综合征也可因肾小管受损，导致对糖的重吸收障碍而出现糖尿；家族性糖尿是因先天性近曲小管缺损所致。③血糖增高性糖尿，糖尿病时胰岛素分泌量不足和（或）胰岛素抵抗使体内各组织器官对葡萄糖的利用率降低引起糖尿；甲状腺功能亢进症由于糖吸收增快使餐后血糖增高而出现糖尿；嗜铬细胞瘤时可因肾上腺素及去甲肾上腺素大量分泌致使磷酸化酶活性加强，促使肝糖降解为葡萄糖引起血糖增高而出现糖尿。④其他原因导致糖尿，哺乳期的乳糖尿、遗传性半乳糖或果糖尿、戊糖尿等。

（三）尿酮体检查

酮体是体内脂肪分解代谢的中间产物，包括乙酰乙酸、β- 羟丁酸和丙酮三种成分。

1. 参考值　尿酮体定性试验为阴性，定量试验为 0.34～0.85mmol/24h。当血中酮体增高而从尿中排出，尿酮体检查阳性时称为酮尿。

2. 临床意义　酮尿可见于糖尿病酮症酸中毒、妊娠期剧烈呕吐、子痫、重症患者不能进食、消化吸收严重障碍等。

（四）尿胆红素与尿胆原检查

1. 参考值　正常人尿胆红素定性试验为阴性，尿胆红素定量试验≤2mg/L。尿胆原定性试验为阴性或弱阳性；尿胆原定量试验≤10mg/L。

2. 临床意义

（1）尿胆红素阳性主要见于胆汁淤积性黄疸，其次是肝细胞性黄疸，溶血性黄疸尿胆红素则为阴性。

（2）尿胆原阳性（或增加）主要见于溶血性黄疸、肝细胞性黄疸；发热、心功能不全等可呈弱阳性。尿胆原减少或缺如见于胆道梗阻、黄疸极期、严重肾衰竭、新生儿服用抑制肠道细菌的药物等。

（五）尿亚硝酸盐测定

1. 参考值　正常人尿亚硝酸盐定性试验为阴性。

2. 临床意义　正常人尿液中有适量硝酸盐，当尿液中存在能产生硝酸盐还原酶的细菌时，可将其还原为亚硝酸盐。通常尿亚硝酸盐试验阳性可提示尿路感染，但阴性者不能完全排除感染的可能。尿液中亚硝酸盐与白细胞同时检查更有意义。

四、显微镜检查

（一）尿细胞检查

1. 参考值　正常尿液中可有少量上皮细胞（可来自肾脏至尿道口的整个泌尿系统）和白细胞，见不到或偶见红细胞。

2. 临床意义

（1）红细胞：离心沉淀后每高倍视野（HP）中红细胞数平均为 1～2 个；若肉眼观察尿液无红色，显微镜下红细胞超过 3 个 /HP，称为镜下血尿，意义同肉眼血尿。

（2）白细胞和脓细胞：脓细胞即炎症过程中破坏或死亡的白细胞，正常尿中可见少量白细胞（脓细胞），通常为 0～5 个 /HP。若尿中白细胞（脓细胞）超过 5 个 /HP 且尿外观正常者，则称为镜下脓尿，主要见于泌尿系炎症如肾盂肾炎、膀胱炎、尿道炎、精囊炎、前列腺炎等，也可见于肾结核、肾肿瘤等。

（3）上皮细胞：正常尿液中可见少量上皮细胞，由肾脏、尿路等处细胞脱落而来，主要包括移行上皮细胞和鳞状上皮细胞。当泌尿系感染（如肾盂肾炎、膀胱炎、尿道炎等）时，尿液中上皮细胞数量增多并伴大量白细胞；肾盂、输尿管、膀胱颈炎时可见移行上皮细胞成片脱落；急性肾小管坏死、肾移植排斥反应、慢性肾炎、肾梗死等可见肾小管上皮细胞脱落。

（二）尿管型检查

管型的形成与尿中的蛋白质在肾小管和集合管受浓缩、酸化、盐析等作用有关，蛋白质、细胞或细胞碎片等在肾小管、集合管中凝固而形成圆柱状体，称为管型。管型是尿沉渣中最有诊断价值的病理性成分。

1. **参考值** 正常人尿中无管型或偶见少量透明管型。

2. **临床意义**

（1）透明管型：当肾脏有轻度或暂时性功能改变如剧烈运动、高热、全身麻醉及心功能不全等，可出现一过性透明管型。在肾实质病变如肾小球肾炎时，透明管型明显增多。也可偶见于正常人晨尿中。

（2）颗粒管型：多提示肾单位有淤滞现象，细颗粒管型见于慢性肾炎、肾病综合征及药物中毒性肾小管损伤；粗颗粒管型见于慢性肾炎或急性肾炎后期。

（3）细胞管型：①红细胞管型，红细胞经肾小球滤出、肾小管出血或血液流入肾小管所致，是诊断肾小球病变的重要依据，常见于急性肾小球肾炎、慢性肾小球肾炎发作期、急性肾小管坏死、肾移植后急性排斥反应；②白细胞管型，提示有化脓性炎症，最常见于急性肾盂肾炎、间质性肾炎，亦可见于非感染性炎症如狼疮性肾炎等；③上皮细胞管型，表示肾小管有病变，为肾小管上皮细胞脱落的证据，常见于急性肾炎、急进性肾炎、子痫、肾移植急性排斥反应。

（4）脂肪管型：管型基质中含脂肪变性的肾小管上皮细胞，见于肾病综合征、类脂性肾病等。

（5）肾衰竭管型：是指在集合管中形成粗大的管型，急性肾功能不全患者，在多尿期的早期可大量出现。随着肾功能的改善，肾衰竭管型可逐渐减少而消失。在慢性肾功能不全时，尿内出现此种管型提示预后不良。

（6）蜡样管型：表示肾脏有长期而严重的病变，预后较差，见于慢性肾小球肾炎的晚期及肾淀粉样变等。

（三）尿结晶检查

尿沉渣中的有机沉淀物，主要是盐类结晶体，多来自食物或盐类代谢，其形成取决于该物质的饱和度、尿液酸碱度及温度等因素。常见尿结晶为尿酸结晶、草酸钙结晶或磷酸盐类结晶，一般来说并无临床意义。当新鲜尿液中结晶体伴随较多红细胞出现时，应考虑尿路结石；严重肝实质损伤、氨基酸代谢障碍时分别见亮氨酸、酪氨酸结晶；自磺胺药物应用以来，尿中磺胺类结晶的检出，具有一定的临床意义。

✎ **护考链接**

患者，女，32岁。发热、腰痛、尿频、尿痛2天，尿液外观混浊，镜检可见白细胞（＋＋＋＋），有白细胞管型。最可能的是（　　）

A. 急性肾小球肾炎　　　　　　　B. 急性肾盂肾炎

C. 急性膀胱炎　　　　　　　　　D. 急性尿道炎

E. 肾病综合征

答案： B。分析：发热、腰痛、尿频、尿糖是典型的泌尿系感染症状，同时伴有管型，故最可能是急性肾盂肾炎。

五、尿液其他检查

（一）尿沉渣计数

尿沉渣计数是收集一定时间内的尿液，计数其细胞、管型的数量，用于肾脏疾病的鉴别诊断和疗效观察。

1. **12 小时尿沉渣计数**　试验日除正常饮食外不再多饮水。19:00 排空膀胱，准确收集 12 小时尿量，计数其细胞数和管型的数量。正常情况下，透明管型<5000/12 小时；红细胞<50 万 /12 小时；白细胞<100 万 /12 小时。若上述细胞、管型数明显增高见于泌尿系感染，如肾盂肾炎、尿路感染、前列腺炎等，肾小球肾炎时可轻度或明显增加。

2. **1 小时细胞排泄率测定**　嘱患者正常饮食，不得过量饮水或服用利尿药。于早晨 6:00 排尿弃去，准确收集 3 小时尿量送检。计数尿中的细胞数，将其结果除以 3，即为 1 小时细胞排泄率。通常，男性红细胞<3 万 / 小时，白细胞<7 万 / 小时；女性红细胞<4 万 / 小时，白细胞<14 万 / 小时。急性肾小球肾炎时红细胞排泄率增加，肾盂肾炎时白细胞排泄率增加。

（二）尿淀粉酶检查

1. **参考范围**　碘淀粉比色法：1000～1200U/L；DNP 法：<490U/L（37℃）。

2. **临床意义**　淀粉酶主要由唾液腺和胰腺分泌。急性胰腺炎时，因胰腺水肿压迫胰腺导管而致胰液渗漏入组织间隙，血和尿中淀粉酶显著增高。一般于发病后 6～12 小时血液中淀粉酶活性增高，持续 3～5 天降至正常，于发病后 12～24 小时尿中淀粉酶活性增高，持续 3～10 天降至正常。尿淀粉酶增高还可见于休克、创伤、异位妊娠、糖尿病酸中毒、腹膜炎等。

（三）尿 17- 羟皮质类固醇测定

尿 17- 羟皮质类固醇（17-OHCS）是糖皮质激素及其氢化代谢产物，其含量在一定程度上反映肾上腺皮质的分泌功能。

1. **标本采集**　严格完整收集 24 小时尿液，加入甲苯 5ml 防腐。

2. **参考范围**　成年男性：21.34～34.50μmol/L；成年女性：19.30～28.20μmol/L。

3. **临床意义**　尿 17-OHCS 显著增高见于各种原因所致的肾上腺皮质功能亢进，显著降低见于肾上腺皮质功能减退。

第 3 节　粪 便 检 查

> **案例 7-4**
>
> 　　患者，女，38 岁。发热、腹痛、腹泻伴里急后重 2 天，大便 5～10 次 / 日，呈黏液脓血样。粪便镜检结果：红细胞（＋）/HP，白细胞（＋＋＋）/HP，巨噬细胞 0～2，寄生虫卵（－）。
>
> **问题：**　1. 如果你是接诊护士，应建议患者做何检查？
> 　　　　　2. 如何完成标本采集工作？

粪便由食物残渣、胃肠道分泌物、肠道黏膜脱落细胞、细菌、水分等组成，通过粪便检查，可以了解消化系统有无炎症、出血、寄生虫感染、肿瘤等病变，也可间接了解消化道、肝、胆、胰腺的功能及肠道菌群是否合理、有无致病菌等，以协助诊断消化系统疾病和其他有关疾病。

一、粪便标本采集与注意事项

1. 采集粪便标本应用清洁、干燥、不渗不漏的一次性容器。

2. 常规取粪便标本时采用自然排便法，取便量为 3～5g，约为拇指样大小，稀便取 5ml，要求新鲜并立即送检；应尽量取脓血、黏液部分。

3. 无粪便而必须检查时，不能用灌肠后标本送检，可采用肛诊法采集标本，以指套黏附的粪便送检；蛲虫卵检查应使用透明薄膜拭子于清晨排便前自肛门周围的皱襞外拭取标本送检；检查寄生虫，需采集 24 小时标本；集卵或孵化毛蚴时，需收集一次排出的全部大便；检查溶组织阿米巴滋养体时冬季要注意保温；做细菌培养需用无菌带盖容器留取标本。

4. 检查大便隐血情况，前 3 天禁食铁剂、动物血、瘦肉、富含维生素及叶绿素的食物。

5. 标本采集后一般在 1 小时内检验完毕。

二、粪便检查项目及临床意义

（一）一般性状检查

1. 排便量与次数　排便量及排便次数受饮食量、食物种类及消化器官功能状态的影响，正常成人一日排便 1～2 次，排便量为 100～300g。胃肠、胰腺有炎症、功能紊乱及消化不良时粪便量增多。

2. 颜色与性状　正常成人粪便为黄褐色成形软便，婴儿粪便一般呈金黄色，粪便颜色与形状可因食物、药物的影响而改变。病理情况下粪便的性状常有如下改变。

（1）水样或糊状便：常因肠蠕动亢进或肠黏膜分泌过多所致，见于急性肠炎、肠结核、食物中毒等；小儿肠炎时粪便呈绿色稀糊状，出血坏死性肠炎时粪便呈红豆汤样。

（2）黏液便、脓性便与黏液脓血便：肠道炎症时多有黏液便，小肠炎症时黏液与粪便混合均匀，大肠炎症时增多的黏液不与粪便混合；脓性便与脓血便见于细菌性痢疾、溃疡性结肠炎、结肠或直肠癌；若为阿米巴痢疾粪便常呈紫红果酱色，脓少血多，有明显腥臭味，称果酱样便。

（3）柏油样大便：粪便呈黑色或暗褐色，质软富有光泽，似柏油样，见于上消化道出血，如消化性溃疡、肝硬化等。红细胞被胃液破坏后，血红蛋白中的铁和肠道内的硫化物结合形成硫化铁，同时刺激过多小肠黏液分泌进而形成柏油样大便。服用铁剂或食入较多动物血或内脏等也可引起黑便，应注意鉴别。

（4）鲜血便：见于下消化道出血，如肛裂和痔、直肠癌、直肠息肉等；痔的出血表现为排便之后滴鲜血，其他疾病的出血血液常附着于粪便表面。

（5）米泔样便：粪便呈白色淘米水状，见于霍乱、副霍乱。

（6）白陶土便：因粪便中粪胆素减少或缺如，使粪便呈白色，见于各种原因所致的胆道梗阻。

（7）细条状便：为直肠和肛门狭窄所致，可见于直肠癌。

（8）乳凝块或绿色便：提示脂肪及蛋白质未完全消化，多见于小儿消化不良。

3. 气味　正常粪便中因含蛋白分解产物如吲哚及粪臭素而有臭味。食肉者味重，食素者味轻。直肠癌继发感染常有恶臭或腥臭。

4. 寄生虫体　肠道寄生虫病者在寄生虫多或使用驱虫药后粪便中可出现寄生虫体，如蛔虫、蛲虫及绦虫节片等。

（二）显微镜检查

1. **食物残渣**　正常粪便中的食物残渣为无定形的细小颗粒。肌纤维、植物细胞、结缔组织残屑、淀粉颗粒、脂肪滴等大量出现，提示消化不良或胰腺功能不全等。

2. **细胞**　正常人粪便中无红细胞，偶见白细胞。红细胞增多见于下消化道出血、炎症和肠癌；粪便出现大量白细胞或脓细胞见于肠道下端炎症；正常粪便中可有少量扁平上皮细胞，大量出现可见于假膜性肠炎；过敏性肠炎及肠道寄生虫病可见较多的嗜酸性粒细胞；乙状结肠癌、直肠癌时可在粪便中发现癌细胞。

3. **寄生虫和虫卵**　粪便中常见的虫卵有蛔虫卵、蛲虫卵、鞭虫卵、钩虫卵等。

✏️ **护考链接**

1. 白陶土样便可见于（　　　）
A. 细菌性痢疾　　　　　　　　　　B. 慢性溃疡性结肠炎
C. 结肠癌　　　　　　　　　　　　D. 胃溃疡
E. 胆道梗阻

答案：E。分析：本题考查粪便的颜色及性状。细菌性痢疾、慢性溃疡性结肠炎、结肠癌多为黏液、脓性及脓血便，胃溃疡若引起上消化道出血可见柏油样便，胆道梗阻时多见白陶土样便。

2. 米泔样便常见于（　　　）
A. 急性肠炎　　　　　　　　　　　B. 肠结核
C. 霍乱　　　　　　　　　　　　　D. 消化不良
E. 阿米巴痢疾

答案：C。分析：本题考查粪便的颜色及性状。急性肠炎、肠结核多为稀糊便，小儿消化不良多为凝乳样便，阿米巴痢疾粪便呈紫红果酱样，霍乱患者典型粪便改变为米泔样便。

（三）粪便其他检查

1. **粪便隐血试验**　肉眼及显微镜均不能证实的胃肠道出血称隐血（或称潜血、匿血）。临床可通过化学检查法（邻甲苯胺法或试带法）和免疫学方法进行粪便隐血检查。正常人粪便隐血试验阴性，各种原因所致的上消化道出血可呈阳性。消化性溃疡患者活动期粪便隐血试验常呈阳性，静止期则为阴性；消化道肿瘤如胃癌患者粪便隐血试验持续阳性，阳性率可达95%，因此隐血试验可作为提示消化道肿瘤的初筛试验。

2. **粪便胆红素定性试验**　粪胆红素定性阴性，粪胆素定性阳性。胆汁淤积性黄疸粪胆素减少或缺如，粪便呈淡黄色或陶土色，粪胆素定性试验阴性。溶血性黄疸粪胆素含量增多，粪色加深，粪胆素定性试验强阳性。

第4节　肾功能检查

案例7-5

　　刘先生，46岁，因反复水肿10年，发热、咳嗽7天入院。患者于入院前18天开始眼睑水肿，逐渐全身水肿。入院前5天，无明显原因出现发热、咳嗽，伴食欲减退、精神不振。住院检查：Hb 75g/L，RBC 2.78×10^{12}/L，血肌酐798μmol/L，尿素氮28.6mmol/L。

问题：请分析该患者的肾功能检查结果是否正常？

肾功能检查是用来了解人体肾脏功能有无损害及损害严重程度的一系列检查，对肾脏病变的诊断、病情动态观察及疗效评价都具有重要的意义。肾功能检查主要包括肾小球功能检查和肾小管功能检查两大类。

链　接

肾脏主要功能有哪些？

肾脏是人体最重要的器官之一。首先，机体在新陈代谢过程中产生多种废物，肾脏通过生成尿液来排泄代谢产物、废物和毒物，维持体内水、电解质和酸碱平衡，以维持内环境的稳定。其次，肾脏还具有内分泌功能：分泌肾素、前列腺素、激肽、促红细胞生成素等多种生物活性物质，来调节血压、刺激骨髓造血、调节钙磷代谢。

随尿液排出的代谢产物、废物和毒物主要是通过肾小球的滤过功能完成的，反映其滤过功能最重要的指标为肾小球滤过率（GFR），即单位时间内经肾小球滤出的血浆液体量，所以此项检查为判断肾功能最重要的客观指标，是临床诊断肾功能分期的重要依据。其中，内生肌酐清除率测定是检验肾小球滤过率最重要的指标。另外，血清肌酐和血清尿素氮检查对肾脏的滤过功能也有重要意义。

一、肾小球功能检查

（一）内生肌酐清除率测定

肾在单位时间将若干毫升血液中的内生肌酐全部清除出去，称内生肌酐清除率（Ccr），能反映肾小球的滤过功能。正常血浆中肌酐可分为外源性和内源性两种，内源性肌酐是肌酸代谢产物，其血浆浓度比较恒定。在一般情况下，肌酐由肾小球滤出后，肾小管不重吸收，也很少排泌。因此，其清除率相当于肾小球的滤过率。

1. 标本采集

（1）试验前 3 日嘱患者无肌酐饮食（素食），并限蛋白质摄入量（每日低于 40g），避免剧烈运动，留尿期间禁服利尿药。

（2）试验日晨 8：00，排空膀胱，弃去尿液，将此后至次日晨 8：00 的 24 小时尿液收集于加有甲苯防腐剂（约 5ml）的标本瓶内。

（3）试验日次晨取血 2～3ml，注入抗凝管内，充分混匀，与 24 小时尿液同时送检。

（4）测量身长、体重，以计算体表面积，应用下列公式计算出每分钟肌酐清除率（ml/min）。

2. 参考范围　成人：80～120ml/min。

3. 临床意义

（1）判断肾小球滤过功能损害的敏感指标：Ccr＜80ml/min，提示肾小球滤过功能已有损害，但血尿素氮、肌酐测定仍在正常范围，故 Ccr 是早期反映 GFR 的敏感指标。

（2）评估肾功能损害的程度

1）临床常用 Ccr 代替 GFR。轻度肾功能损害的 Ccr 为 51～70ml/min；中度损害为 30～50ml/min；重度损害为＜30ml/min。

2）慢性肾衰竭患者将肾功能分为 4 期：肾衰竭代偿期 Ccr 为 51～80ml/min；肾衰竭失代偿期 Ccr 为 20～50ml/min；肾衰竭期 Ccr 为 10～19ml/min；肾衰竭终末期 Ccr＜10ml/min。

（3）指导临床治疗与护理：慢性肾衰竭 Ccr 为 30～40ml/min 时，应限制蛋白质摄入；小于 30ml/min 时，用氢氯噻嗪等利尿药治疗常无效；小于 10ml/min 时，应进行肾替代治疗。此外，肾衰竭时经肾代谢或从肾排出的药物也应根据 Ccr 降低的程度来调节用药剂量和决定用药间隔时间。

✐ **护 考 链 接**

最能反映早期肾小球功能损害的检查项目是（　　）
A. 血清肌酐测定　　　　　　　　　B. 血清尿素氮测定
C. 内生肌酐清除率测定　　　　　　D. 酚磺肽排泌实验
E. 尿胆红素定性试验

答案： C。分析：内生肌酐清除率是早期反映肾小球滤过率的敏感指标。

（二）血清尿素氮和血清肌酐测定

1. 血尿素氮（BUN）测定　　血尿素氮是蛋白质代谢的终末产物，其生成量取决于饮食中蛋白质摄入量、组织蛋白质的分解代谢及肝功能状态。尿素主要经肾小球滤过，肾小管重吸收 30%～40%，大部分随尿排出，当肾实质受损，肾小球滤过率降低，血中的尿素氮升高，所以血尿素氮能反映肾小球滤过功能。

（1）标本采集：空腹静脉采血 3ml，注入黄色或红色帽真空采血管。

（2）参考范围：尿素酶法：成人 1.8～7.1mmol/L；儿童 1.8～6.5mmol/L。

（3）临床意义

1）肾小球滤过功能损害：由于尿素只有在有效肾单位受损约 50% 以上时才开始上升，因此尿素氮是反映肾小球滤过功能损害的中晚期指标，见于各种原因引起的肾功能不全。

2）肾前性少尿：如休克、严重脱水、心力衰竭、肝肾综合征等所致的血容量不足，使肾血流量减少导致少尿，可使血尿素氮增高，但血肌酐增高不明显，血肌酐浓度多数不超过 200μmol/L。

3）蛋白质分解或摄入过多：如高热、急性传染病、消化道出血、大面积烧伤、甲状腺功能亢进症、应用大剂量肾上腺皮质激素和高蛋白饮食等，均可使血尿素氮增高，但此时血清肌酐一般不增高，以上情况矫正后，血尿素氮可下降。

2. 血清肌酐（Cr）测定　　血清肌酐是肌酸的代谢产物，在控制外源性肌酐，未进行剧烈运动的情况下，其浓度主要取决于肾小球滤过率。肾功能受损时，血清肌酐可上升。

（1）标本采集：空腹静脉采血 1ml，注入黄色或红色帽真空采血管。

（2）参考范围：成人为 30～106μmol/L。

（3）临床意义：肾储备能力很大，当 GFR 降低到 50% 时，Cr 仍可正常，降至正常水平的 1/3 时，Cr 明显上升，所以 Cr 增高提示肾脏病变严重，常作为氮质血症、肾衰竭等病情观察和疗效判断的有效指征。

二、肾小管功能检查

（一）尿浓缩稀释试验

1. 标本采集

（1）昼夜尿比重试验：试验日患者三餐如常进食，但每餐含水量在 500～600ml 或以下，此外不再进餐、饮水。8：00 排尿弃去，10：00、12：00、14：00、16：00、18：00、20：00 及次日 8：00 各留尿 1 次，分别测定尿量和尿比重。

（2）3 小时尿比重试验：试验日患者正常饮食和活动，8：00 排尿弃去，此后每隔 3 小时排尿 1 次至次日 8：00，分置于 8 个容器中，分别测定尿量和尿比重。

2. 参考范围 正常 24 小时尿量为 1000~2000ml，昼尿量多于夜尿量，12 小时夜尿量小于 750ml，昼尿量与夜尿量之比不应小于（3~4）：1，最高尿比重大于 1.020；最高尿比重与最低尿比重之差大于 0.009。

3. 临床意义 主要评价肾小管浓缩和稀释功能。多尿、低比重尿，夜尿增多，或尿比重固定在 1.010，提示肾小管浓缩功能差，见于慢性肾炎、慢性肾盂肾炎、慢性肾衰竭、慢性间质性肾炎等。少尿伴高比重尿见于血容量不足所致的肾前性少尿。尿量大于 4L/24h，尿比重低于 1.006，见于尿崩症。

（二）尿渗量测定

尿渗量（uosm）是指尿内全部溶质的微粒总数量而言。尿渗量和尿比重都能反映尿中溶质的含量，但尿渗量更能准确反映肾浓缩和稀释功能。

1. 标本采集 晚餐后禁饮 8 小时，次晨空腹留尿 100ml，同时采集空腹静脉血 2ml 注入肝素抗凝管内一并送检。

2. 参考范围 正常人禁饮后尿渗量为 600~1000mmol/L，平均 800mmol/L；血浆渗量为 275~305mmol/L，平均 300mmol/L；尿 / 血浆渗量比值为（3.0~4.5）：1。

3. 临床意义 禁饮尿渗量在 300mmol/L 左右时，与正常血浆渗量相等，称为等渗尿；< 300mmol/L，称为低渗尿；正常人禁水 8 小时后尿渗量 < 600mmol/L，再加尿 / 血浆渗量比值 < 1，均提示肾浓缩功能障碍，见于慢性肾盂肾炎、尿酸性肾病、慢性肾炎后期等。

链　接 **肾损害时肾功能检查一定有异常吗？**

正常肾有强大储备功能，当肾损害尚未达到明显程度时，各种检测仍可正常，因此并不是肾损害的早期诊断指标，有时肾功能检测正常，也不能排除器质性肾损害，肾功能检查对病变严重程度及预后有一定价值。同时，肾功能检测的判断要注意肾外因素的影响，如水肿、休克、心力衰竭、输尿管梗阻、某些药物等。肾功能是多方面的，完整的肾功能包括肾小球滤过功能、肾小管重吸收功能，因此不能把肾功能的某个单项检查误称为"肾功能"。

第 5 节　肝功能检查

案例 7-6

刘先生，59 岁，反复腹胀 1 年余，加重伴少尿 2 天就诊。伴乏力、食欲减退，既往有肝炎病史 9 余年。实验室检查：血清总蛋白 52g/L，白蛋白 26g/L，球蛋白 29g/L；血清总胆红素 172μmol/L，血清结合胆红素 80μmol/L，血清非结合胆红素 92μmol/L；ALT 117U/L。

问题： 请分析该患者的肝功能检查是否正常？有无黄疸及黄疸的严重程度？

肝是人体十分重要的实质脏器，具有代谢、生物转化、分泌与排泄等多种功能。肝脏病变时，肝的各种功能均发生相应的变化。通过对肝的物质代谢、生物转化和解毒及分泌与排泄等功能的实验室检查，可了解有无肝病变、肝受损的程度和肝功能状态。对肝脏疾病的诊断、病情及疗效观察、预后判断和相关疾病的预防具有重要的意义。临床对肝功能常用的实验室检查有血白蛋白质代谢测定、血清胆红素代谢测定和血清酶学测定。

一、血白蛋白质代谢测定

（一）血清总蛋白、白蛋白、球蛋白比值测定

肝是蛋白质代谢的重要场所。肝疾病最易使白蛋白合成功能障碍而致白蛋白降低，而肝因炎症、肝细胞破坏或由于抗原刺激免疫系统却造成球蛋白的升高，从而使白蛋白与球蛋白的比值（A/G）发生变化。

1. 标本采集　空腹静脉采血 1ml，黄色或红色帽真空采血管空腹采血。

2. 参考范围　血清总蛋白（TP）60～80g/L；血清白蛋白（A）35～50g/L；血清球蛋白（G）20～30g/L；A/G 为（1.5～2.5）：1。

3. 临床意义　常用于检查慢性肝损伤，可反映肝实质细胞储备功能。当血清总蛋白＞80g/L 或球蛋白＞35g/L，称为高蛋白血症或高球蛋白血症；血清总蛋白＜60g/L 或白蛋白＜30g/L 称为低蛋白血症，易出现腹水。

（1）总蛋白：总蛋白增高，见于各种原因所致的血液浓缩，如饮水不足、休克、严重脱水等。总蛋白减低，见于肝脏蛋白合成功能障碍、营养不良、结核病、肾病综合征、严重烧伤、急性大出血、甲状腺功能亢进症、恶性肿瘤、长期高热及营养不良等。

（2）白蛋白：白蛋白增高见于重度脱水致血液浓缩者。白蛋白减低见于严重肝炎及肝硬化失代偿期、营养不良及消耗性疾病、肾炎、肾病综合征等。

（3）球蛋白：球蛋白增高引起血清总蛋白增高。球蛋白增高见于肝疾病、慢性炎症和感染、多发性骨髓瘤、淋巴瘤、自身免疫性疾病如系统性红斑狼疮及类风湿关节炎等。球蛋白减低主要因为合成减少，见于婴幼儿、免疫功能抑制如长期应用肾上腺皮质激素或免疫抑制剂、先天性低 γ 球蛋白血症等。

（4）A/G 比值减低或倒置：见于严重肝损害如慢性持续性肝炎、肝硬化、原发性肝癌，以及 M 蛋白血症如多发性骨髓瘤、淋巴瘤等。

✎ 护考链接

患者，男，56 岁。因腹胀、乏力半年余入院，既往有慢性肝炎病史 10 年余，判断患者肝功能严重受损的实验室检查指标有下列哪项（　　）

A. ALT　　　　　B. AST　　　　　C. A/G　　　　　D. STP　　　　　E. STB

答案： C。分析：A/G 比值减低或倒置，提示肝功能严重损害。

（二）血白蛋白电泳

血清中各种蛋白质的粒子大小、等电点及所带负电荷不同，因此在电场中各种蛋白质向阳极泳动速度不同，从而使蛋白质得以分离。借以了解血白蛋白中白蛋白及四种球蛋白的数值及其变化。

1. 标本采集　空腹静脉采血 1ml，黄色或红色帽真空采血管。

2. 参考范围　醋酸纤维膜电泳法：白蛋白 62%～71%；α_1 球蛋白 3%～4%；α_2 球蛋白 6%～10%；β 球蛋白 7%～11%；γ 球蛋白 9%～18%。

3. 临床意义

（1）肝脏疾病：轻症急性肝炎时，电泳结果无显著变化，病情加重后如慢性肝炎、肝硬化、

肝癌等可见白蛋白、α 球蛋白及 β 球蛋白减少，γ 球蛋白升高。

（2）肾病综合征、糖尿病：由于血脂增高可致 α_2 及 β 球蛋白增高，白蛋白及 γ 球蛋白减低。

二、血清胆红素代谢测定

血清总胆红素（TB）是血清非结合胆红素（UCB）和血清结合胆红素（CB）的总和。

1. 标本采集　空腹静脉采血，注入黄色或红色帽真空采血管，标本避免阳光照射。

2. 参考范围　血清总胆红素 1.7～17.1μmol/L；血清结合胆红素 0～6.8μmol/L；血清非结合胆红素 1.7～10.2μmol/L。

3. 临床意义

（1）判断有无黄疸及其程度：TB 在 17.1～34.2μmol/L 时为隐性黄疸或亚临床黄疸；轻度黄疸时 TB 为 34.2～171μmol/L；中度黄疸时 TB 为 171～342μmol/L；重度黄疸时 TB＞342μmol/L。通常溶血性黄疸为轻度黄疸，肝细胞性黄疸为轻中度黄疸，阻塞性黄疸通常为中度黄疸（不完全梗阻）、重度黄疸（完全梗阻）。

（2）判断黄疸的类型：TB 及 UCB 升高为溶血性黄疸，见于新生儿黄疸、异型输血、自身免疫性溶血等；TB 及 CB 升高为阻塞性黄疸，见于胰头癌、胆石症、胆道蛔虫症、肝癌等；三者皆升高为肝细胞性黄疸，见于肝脏的各种疾病，如急性黄疸型肝炎、慢性活动性肝炎、亚急性重型肝炎及肝硬化等。

三、血清酶学测定

肝含有丰富的酶，这些酶在肝细胞中产生、储存、释放或灭活。肝脏病变时，血液中与肝有关的酶浓度可以发生变化，因此通过检查血清酶的变化可了解肝脏病变情况及其程度。用于肝脏功能检查的血清酶主要是谷丙转氨酶（ALT）、谷草转氨酶（AST）、碱性磷酸酶（ALP）、γ- 谷氨酰转移酶（γ-GGT）。

（一）血清氨基转移酶测定

用于肝脏功能检查的氨基转移酶主要是 ALT 和 AST。ALT 主要存在于肝细胞胞质中，其次是骨骼肌、肾、心肌等组织中。AST 则在心肌中含量最高，其次是肝、骨骼肌和肾组织中。

1. 标本采集　空腹静脉采血，注入黄色或红色帽真空采血管。采血前避免剧烈运动，避免标本溶血。

2. 参考范围　连续监测法（37℃）：ALT＜40U/L，AST＜40U/L，ALT/AST 为 1.15。

3. 临床意义

（1）急性病毒性肝炎：ALT 与 AST 均显著升高，以 ALT 增高更明显，ALT/AST＞1。在病毒性肝炎感染后 1～2 周，氨基转移酶达高峰，3～5 周后逐渐下降，ALT/AST 比值也趋于正常。急性肝炎恢复期，如氨基转移酶不能恢复正常或再上升，提示肝炎转为慢性。急性重症肝炎，病程初期氨基转移酶升高，以 AST 升高更明显，如在症状恶化时，黄疸进行性加重，氨基转移酶反而降低，即"胆酶分离"现象，提示肝细胞严重坏死，预后不佳。

（2）慢性病毒性肝炎：氨基转移酶轻度升高或正常，慢性活动性肝炎时，ALT 多数升高至正常范围的 3～5 倍，且长期维持在较高水平。ALT/AST＞1；如果 AST 升高较 ALT 显著，提示慢性肝炎可能进入活动期。

（3）肝硬化：氨基转移酶活性取决于肝细胞坏死和肝纤维化的程度，终末期氨基转移酶正常或降低。

（4）脂肪肝：ALT 可持续轻度升高并伴有高脂血症。

（5）胆汁淤积：肝内、外胆汁淤积时，氨基转移酶轻度升高或正常。

（6）急性心肌梗死：以 AST 增高为主，在梗死后 6~8 小时开始增高。18~24 小时达高峰，4~5 天后恢复，若再次增高提示梗死范围扩大或新的梗死发生。

（二）血清碱性磷酸酶测定

碱性磷酸酶（ALP）是一组在碱性环境中水解磷酸酯产生磷酸的酶类，主要分布在肝、骨骼、肾、小肠、胎盘中，血清 ALP 大部分来源于肝和骨骼，所以 ALP 的测定主要用于辅助诊断肝胆和骨骼系统疾病。

1. 标本采集　空腹静脉采血，注入黄色或红色帽真空采血管。采血前避免剧烈运动，避免标本溶血。

2. 参考范围　成年男性 20~115U/L（37℃）；成年女性 20~105U/L（37℃）。

3. 临床意义

（1）肝胆疾病：肝内、外胆管阻塞性疾病，ALP 明显增高，与胆红素增高平行；累及肝实质细胞的肝胆疾病，ALP 轻度增高。

（2）骨骼疾病：如佝偻病、骨肉瘤、骨折愈合期等，血清 ALP 增高。

（三）血清 γ- 谷氨酰转移酶测定

γ- 谷氨酰转移酶（γ-GGT）主要分布于肝细胞和肝内胆管上皮中。肝胆疾病时，因合成亢进或排出受阻，γ-GGT 可升高。

1. 标本采集　空腹静脉采血，注入黄色或红色帽真空采血管。
2. 参考范围　连续监测法：成年男性 11~50U/L；成年女性 7~32U/L。
3. 临床意义

（1）胆道阻塞性疾病：γ-GGT 升高幅度与胆道阻塞的程度相平行，阻塞程度越重，持续时间越长，γ-GGT 越高。

（2）原发性或继发性肝癌：癌细胞合成 γ-GGT，使血清 γ-GGT 显著升高，且升高的幅度与癌组织大小呈正相关。所以对 γ-GGT 的动态观察，有助于判断疗效和预后。

（3）肝炎及肝硬化：急性肝炎时，γ-GGT 中等度升高；慢性肝炎、肝硬化在非活动期，γ-GGT 可正常，如 γ-GGT 持续攀升是病变活动或病情恶化的标志。

链接

由于肝的功能很复杂且代偿能力强，在肝疾病的早期，肝功能检查往往无异常，只有在肝细胞损伤到一定程度时，才可出现异常。因此，肝功能正常不能完全排除肝脏疾病。另外，某些肝外疾病也可引起肝功能异常。在诊断肝疾病时，应综合各项必要的检查项目，综合分析，才能做出正确的诊断。

第6节　脑脊液及浆膜腔积液检查

案例7-7

患者，女，9岁。因发热、头痛、喷射状呕吐伴嗜睡1天而入院。体格检查：T 39℃，嗜睡状态，右侧上下肢肌力为3级，左侧上下肢肌力为5级，颈部强直，巴宾斯基征右侧阳性，左侧阴性。血常规白细胞 $8.5×10^9/L$，中性粒细胞35，淋巴细胞65%。考虑病毒性脑炎。

问题： 入院后拟行脑脊液穿刺检查，请你分析可能出现的结果，并和其他常见中枢神经系统疾病的脑脊液化验结果进行鉴别。

一、脑脊液检查

脑脊液（CSF）是循环于脑和脊髓表面的一种无色透明液体，主要由脑室脉络丛细胞主动超滤和分泌形成，经蛛网膜绒毛及脊神经根周围间隙吸收入静脉。CSF对脑组织起着营养、代谢、保护、调节等多重功能。因为脉络丛对血浆的滤过具有选择性，形成了血脑屏障，所以正常CSF成分比较恒定。病理情况下，血脑屏障被破坏，CSF将发生改变。因此，CSF检查对中枢神经系统器质性病变的诊断具有十分重要的意义。

（一）标本采集

患者侧卧于硬板床上进行腰椎穿刺，必要时可从小脑延脑池或侧脑室穿刺获得。穿刺后先做压力测定，然后将脑脊液分别收集于3个无菌试管中，第一管做细菌培养，第二管做化学分析和免疫学检查，第三管做一般性状及显微镜检查。脑脊液标本必须立刻送检，以免影响检验结果。

（二）CSF检查的适应证与禁忌证

CSF检查的适应证：①有脑膜刺激症状者；②疑有颅内出血者；③疑有脑膜白血病者；④原因不明的头痛、抽搐、昏迷或瘫痪者；⑤需经椎管内给药治疗、麻醉或椎管造影者。

CSF检查的禁忌证：①有颅内高压者（视盘水肿或有脑疝先兆）；②休克、全身衰竭状态者；③疑有颅后窝占位性病变者；④穿刺局部有炎症者。

常见中枢神经系统疾病的脑脊液检查特点见表7-3。

表7-3　常见中枢神经系统疾病的脑脊液检查特点

	压力（kPa）	外观	凝固性	蛋白质（g/L）	葡萄糖（mmol/L）	氯化物（mmol/L）	细胞计数（×10⁶/L）和分类	细菌
正常人	0.69~1.76	透明	无	0.2~0.4	2.5~4.5	120~130	（0~8），L	无
化脓性脑膜炎	↑↑↑	混浊	凝块	↑↑	↓↓↓	↓	显著↑，N	化脓菌
结核性脑膜炎	↑↑	毛玻璃样混浊	薄膜	↑	↓	↓↓	中度↑，N、L	结核菌
病毒性脑膜炎	↑	透明或微混	无	↑	正常	正常	↑，L	无
隐球菌性脑膜炎	↑	透明或微混	可有	↑↑	↓	↓	↑，L	隐球菌
流行性乙型脑炎	↑	透明或微混	无	↑	正常或稍↑	正常	↑，N、L	无
脑出血	↑	血性	可有	↑↑	↑	正常	↑RBC	无
蛛网膜下腔出血	↑	血性	可有	↑	↑	正常	↑，RBC	无
脑肿瘤	↑	透明	无	↑	正常	正常	↑，L	无

注：↑，上升；↓，下降；L，淋巴细胞；N，中性粒细胞；RBC，红细胞。

二、浆膜腔穿刺液检查

人体的胸腔、腹腔和心包腔统称为浆膜腔。生理状态下，腔内有少量的液体起润滑作用。病理情况下，腔内液体增多称为浆膜腔积液。根据积液的形成原因及特点，将其分为两大类，即渗出液和漏出液。渗出液多为炎症性积液，主要由感染性或非感染性（如外伤、化学性刺激、风湿性疾病、恶性肿瘤等）原因所致。漏出液是非炎症性积液，主要由血浆胶体渗透压降低或毛细血管内流体静脉压升高或淋巴管阻塞等原因引起。

1. **标本采集** 在相应的检查部位穿刺抽取积液10～20ml。注入4支干燥试管，分别进行一般性状检查、化学检查、显微镜检查和细菌学检查，化学检查和细菌学检查的留取液中应加抗凝剂。

2. **检查内容及意义** 浆膜腔积液检查内容主要包括颜色及透明度、相对密度、凝固性、黏蛋白定性、蛋白定量、葡萄糖和乳酸脱氢酶（LDH）测定、细胞计数及分类、脱落细胞和细菌学检查等。临床通过对将膜积液性质的区分，对疾病的诊断和治疗有着重要意义。渗出液与漏出液的鉴别见表7-4。

表7-4 渗出液与漏出液的鉴别

鉴别要点	漏出液	渗出液
原因	非炎症所致	炎症、肿瘤、化学或物理性刺激
外观	淡黄、浆液性	不定，可为血性、脓性、乳糜性等
透明度	透明或微混	多混浊
相对密度	<1.018	>1.018
凝固性	不自凝	能自凝
黏蛋白定性	阴性	阳性
蛋白定量	<25g/L	>30g/L
葡萄糖定量	与血糖相近	常低于血糖水平
细胞计数	常<100×10^6/L	常>500×10^6/L
细胞分类	以淋巴细胞、间皮细胞为主	以中性粒细胞或淋巴细胞为主
细菌学检查	阴性	可找到病原菌
积液/血清总蛋白	<0.5	>0.5
积液/血清LDH比值	<0.6	>0.6
LDH	<200U	>200U

注：LDH，乳酸脱氢酶。

护考链接

下列为渗出液的特点的选项是（ ）

A. 蛋白质定量小于25g/L   B. 不自凝

C. 细胞计数小于500×10^6/L   D. 为非炎性积液

E. 黏蛋白定性为阳性

答案： E。分析：渗出液黏蛋白定性为阳性。

第7节 临床常用生物化学检查

一、空腹血糖检查

1. 标本采集

（1）采血前8小时内禁止饮食、吸烟，停用胰岛素和降血糖药物，避免精神紧张、剧烈运动等。

（2）取晨空腹静脉血1ml，注入干燥试管中立即送检，不抗凝；亦可注入含抗凝剂的试管中，混匀后送检。标本避免溶血。

2. 参考范围　葡萄糖氧化酶法：3.9～6.1mmol/L；邻甲苯胺法：3.9～6.4mmol/L。

3. 临床意义　空腹血糖（FBG）检查是目前诊断糖尿病的主要依据，也是判断糖尿病病情和控制程度的主要指标。

（1）空腹血糖增高：FBG增高而又未达到诊断糖尿病标准时称为空腹血糖过高。空腹血糖浓度＞7.0mmol/L时称为高血糖症。当FBG水平超过肾糖阈值（9mmol/L）时可出现尿糖阳性。常见原因有：

1）生理性：见于餐后1～2小时、高糖饮食、情绪激动、剧烈运动等。

2）病理性：见于1型或2型糖尿病、甲状腺功能亢进症、皮质醇增多症、垂体瘤、嗜铬细胞瘤、肝硬化、胰腺病变、颅内压增高、颅脑损伤、脑出血、中枢神经系统感染、妊娠呕吐、严重脱水、缺氧及药物影响如噻嗪类利尿药、口服避孕药等。

（2）空腹血糖降低：FBG浓度＜3.9mmol/L时为血糖降低。FBG＜2.8mmol/L时称为低血糖症。常见原因有：

1）生理性：见于剧烈运动后、妊娠期、哺乳期、饥饿状态等。

2）病理性：见于胰岛功能亢进、胰岛细胞瘤、胰腺癌、胰岛素及降糖药使用过量、生长激素及肾上腺皮质激素缺乏如呆小症、甲状腺功能减退症等。急性肝炎、肝坏死、肝硬化、肝癌、长期营养不良、不能进食等。

二、口服葡萄糖耐量试验

葡萄糖耐量试验（GTT）是检查葡萄糖代谢功能的试验，用于诊断症状不明显或血糖增高不明显的可疑糖尿病。GTT有静脉葡萄糖耐量试验（IVGTT）、口服葡萄糖耐量试验（OGTT），现多采用WHO推荐的75g葡萄糖标准OGTT。

链接

OGTT的适应证

OGTT的适应证：①无糖尿病症状，随机血糖或空腹血糖异常，以及有一过性或持续性糖尿者；②无糖尿病症状，但有明显的糖尿病家族史；③有糖尿病症状，但空腹血糖未达到诊断标准者；④妊娠期、甲状腺功能亢进症、肝脏疾病时出现糖尿者；⑤原因不明的肾脏疾病或视网膜病变；⑥分娩巨大胎儿或有巨大胎儿史的妇女。

1. 标本采集

（1）受试前3天正常饮食（每日糖类摄入量＞150g），受试前晚餐后禁食或禁食10～16小时。受试前8小时内禁止吸烟、饮酒或咖啡等刺激性饮料；停用胰岛素及肾上腺皮质激素类药并卧床休息，注意避免剧烈运动和精神紧张。

（2）先采取空腹血糖标本，然后一次饮完含 75g 葡萄糖的糖水 200～300ml，在服葡萄糖后30 分钟、1 小时、2 小时、3 小时采集静脉血各 1ml 和各时间的尿标本，分别测定血糖和尿糖。

2. 参考范围　空腹血糖 3.9～6.1mmol/L；服糖后 30 分钟至 1 小时，血糖达高峰，一般为7.8～9.0mmol/L，峰值＜11.1mmol/L；2 小时血糖≤7.8mmol/L；3 小时应恢复至空腹血糖水平；各次尿糖均为阴性。

3. 临床意义

（1）诊断糖尿病：2 次空腹血糖均≥7.0mmol/L；或 OGTT 血糖峰值＞11.1mmol/L，OGTT 2 小时血糖≥11.1mmol/L；随机血糖≥11.1mmol/L，且伴有尿糖阳性者；或有临床症状者可诊断为糖尿病。

（2）糖耐量异常：指 FBG＜7.0mmol/L，2 小时血糖为 7.8～11.1mmol/L，血糖达高峰时间可延长至 1 小时后，血糖恢复正常时间延长至 2～3 小时后，同时伴尿糖阳性者为糖耐量异常。见于 2 型糖尿病、甲状腺功能亢进症、肾上腺皮质功能亢进症、腺垂体功能亢进症、嗜铬细胞瘤、肥胖症等。

✏ 护考链接

糖尿病诊断标准为（　　　）

A. 空腹血糖均≥7.0mmol/L　　　　　　B. 空腹血糖均≥11.1mmol/L

C. 餐后血糖均≥7.0mmol/L　　　　　　D. 空腹血糖均≥9.4mmol/L

E. 空腹血糖均≥7.8mmol/L

答案： A。分析：2 次空腹血糖均≥7.0mmol/L 可诊断为糖尿病。

三、血清总胆固醇测定

1. 标本采集　采集空腹静脉血 2ml，注入干燥试管中送检，不抗凝。

2. 参考范围　2.86～5.98mmol/L。

3. 临床意义

（1）总胆固醇（TC）增高：见于高脂血症、长期大量进食胆固醇食物、动脉粥样硬化、甲状腺功能减退症、糖尿病、肾病综合征、胆结石、胆总管阻塞及应用某些药物如糖皮质激素、阿司匹林、口服避孕药等。

（2）总胆固醇减低：见于急性重型肝炎、肝硬化、严重贫血、甲状腺功能亢进症、长期素食、严重营养不良及应用某些药物如雌激素、甲状腺激素等。

四、血清三酰甘油测定

1. 标本采集　采集空腹静脉血 2ml，注入干燥试管中送检，不抗凝。

2. 参考范围　0.56～1.70mmol/L。

3. 临床意义

（1）三酰甘油（TG）增高：见于肥胖症、高脂饮食、原发性高三酰甘油血症、冠状动脉粥样硬化、动脉硬化症、肾病综合征、糖尿病、痛风、甲状腺功能减退症等。

（2）三酰甘油减低：见于肾上腺皮质功能减退症、严重肝脏疾病、吸收不良、甲状腺功能亢进症、低 β- 脂蛋白血症和无 β- 脂蛋白血症等。

五、血清脂蛋白测定

脂蛋白是血脂在血液中存在、转运及代谢的形式。超高速离心法根据密度不同将脂蛋白分为乳糜微粒（CM）、极低密度脂蛋白（VLDL）、低密度脂蛋白（LDL）、高密度脂蛋白（HDL）。

1. 标本采集　采集空腹静脉血 2ml，注入干燥试管中送检，不抗凝。
2. 参考范围　LDL 2.07～3.12mmol/L；HDL 1.03～2.07mmol/L。
3. 临床意义

（1）LDL 增高：可用于判断发生冠心病的危险性，因为 LDL 是动脉粥样硬化的危险因子，LDL 水平增高与冠心病发病呈正相关。其他如甲状腺功能减退症、肾病综合征、肥胖症、遗传性高脂蛋白血症、胆汁淤积性黄疸及应用雄激素、糖皮质激素等 LDL 也增高。

（2）LDL 减低：见于甲状腺功能亢进症、吸收不良、肝硬化及低脂饮食和运动等。

（3）HDL 增高：可用于评价患冠心病的危险性，HDL 增高对防止动脉粥样硬化、预防冠心病的发生有重要作用。HDL 水平高的个体患冠心病的危险性小，HDL 水平低的个体患冠心病的危险性大。HDL 增高还可见于慢性肝炎、原发性胆汁性肝硬化等。

（4）HDL 减低：见于动脉粥样硬化、糖尿病、肾病综合征、慢性肾衰竭及应用雄激素、β 受体阻滞剂等。

六、血清电解质测定

电解质指体液中无机物与部分以电解质形式存在的有机物的统称，如钾（K）、钠（Na）、氯（Cl）、钙（Ca）、磷（P）等。电解质在维持细胞的正常代谢和功能、酸碱平衡及细胞内外的渗透压等方面起着重要作用。

1. 标本采集　采集空腹静脉血 3ml，注入干燥试管中送检，不抗凝，避免溶血。
2. 参考范围　血钾：3.5～5.5mmol/L；血钠：135～145mmol/L；血钙：2.25～2.58mmol/L。
3. 临床意义

（1）血钾增高：血钾＞5.5mmol/L 时为高钾血症。见于①体内钾排出减少，如肾衰竭、肾上腺皮质功能减退症、长期应用抗醛固酮类药物或潴钾利尿药等；②摄入量过多，如输入大量库存血、补钾过多过快、高钾饮食等；③细胞内钾外移增多，如溶血、严重烧伤、组织挤压伤、胰岛素缺乏、代谢性酸中毒等均可致细胞内钾外流、外逸或重新分布引起血钾增高。

（2）血钾减低：血钾＜3.5mmol/L 时为低钾血症。见于①体内钾排出过多，如呕吐、腹泻、服用排钾利尿药、肾小管功能障碍等；②摄入不足，如长期低钾饮食或禁食后补钾不足、胃肠功能紊乱等；③钾向细胞内转移或细胞外液稀释，如应用大量胰岛素、代谢性碱中毒、心功能不全或肾性水肿等。

（3）血钠增高：血钠＞145mmol/L 为高钠血症。见于①摄入过多，如进食过量钠盐或注射高渗盐水，伴有肾功能障碍等；②体内水分丢失过多或摄入不足，如大量出汗、烧伤、长期腹泻、呕吐、进食困难等；③内分泌疾病，如肾上腺皮质功能亢进症、原发性或继发性醛固酮增多症、垂体肿瘤等。

（4）血钠减低：血钠＜135mmol/L 为低钠血症。见于①摄取不足，如长期低盐饮食、营养不良等；②钠丢失过多，如严重呕吐、腹泻、胃肠引流、大面积烧伤、尿毒症、糖尿病酮症酸中毒、服用大剂量利尿药、肾上腺皮质功能减退、穿刺抽液过多等。

（5）血钙增高：血钙＞2.58mmol/L 为高钙血症。见于溶骨作用增强如原发性或继发性甲状旁腺功能亢进症、多发性骨髓瘤、转移性骨癌等；钙吸收作用增强如维生素 A 或维生素 D 摄入过多；以及急性肾衰竭或静脉输入钙过多等。

（6）血钙减低：血钙<2.25mmol/L 为低钙血症。见于甲状旁腺功能减退症、甲状腺切除术后、维生素 D 缺乏症、佝偻病、胆汁淤积性黄疸、妊娠、恶性肿瘤骨转移、肾病综合征、慢性肾小球肾炎、尿毒症、急性坏死性胰腺炎等。

七、血清肌酸激酶测定

肌酸激酶（CK）也称为肌酸磷酸激酶（CPK），主要分布于骨骼肌、心肌、脑组织等处。

1. 标本采集　采集空腹静脉血 2ml，注入干燥试管中送检，不抗凝，注意切勿溶血。

2. 参考范围　酶偶联法（37℃）：男性 38～174U/L；女性 26～140U/L。

3. 临床意义

（1）CK 增高：急性心肌梗死、心肌炎时明显增高；各种肌肉疾病如多发性肌炎、进行性肌营养不良、骨骼肌损伤等，以及心脏手术或非心脏手术后、溶栓治疗后、转复心律、心导管检查等均可引起 CK 增高。

（2）CK 减低：见于长期卧床、激素治疗、甲状腺功能亢进症等。

八、乳酸脱氢酶测定

乳酸脱氢酶（LD）广泛存在于机体的各种组织中，以心肌、骨骼肌和肾脏含量最丰富，其次为肝脏、脾脏、胰腺等组织。

1. 标本采集　采集空腹静脉血 2ml，注入干燥试管中送检，不抗凝，注意切勿溶血。

2. 参考范围　连续检测法：104～245U/L。

3. 临床意义

（1）心脏疾病：急性心肌梗死时 LD 活性增高，病程中 LD 持续增高或再次增高提示梗死范围扩大或再次出现梗死。

（2）肝脏疾病：急性病毒性肝炎、肝硬化、慢性活动性肝炎、胆汁淤积性黄疸等时 LD 显著增高。

（3）恶性肿瘤：胃癌、结肠癌、肺癌、乳腺癌、恶性淋巴瘤等时 LD 明显增高。

（4）其他：贫血、休克、骨骼肌损伤、肾脏病等均可引起 LD 增高。

九、血清淀粉酶测定

淀粉酶（AMS）主要来自胰腺和唾液腺，其次是心脏、肝、肺及甲状腺等组织。

1. 标本采集　采集空腹静脉血 2ml，注入干燥试管中送检，不抗凝，注意切勿溶血。

2. 参考范围　总活性：Somogyi 法 800～1800U/L；染色淀粉法 760～1450U/L；胰型同工酶 P-AMS 39%～55%。

3. 临床意义

（1）AMS 活性增高

1）胰腺炎：急性胰腺炎是 AMS 增高的最常见原因。血清 AMS 一般于发病 6～12 小时开始增高，12～72 小时达到高峰，3～5 天恢复正常。但 AMS 活性升高的程度不一定与胰腺组织的损伤程度完全一致。

2）胰腺癌：早期可有 AMS 增高，可能为胰腺导管阻塞。

3）非胰腺疾病：如腮腺炎、消化性溃疡穿孔、服用吗啡、酒精中毒及肾衰竭等。

（2）AMS 活性降低

1）慢性胰腺炎：多由于胰腺组织严重破坏，导致胰腺分泌功能障碍所致。

2）胰腺癌：晚期由于肿瘤压迫时间过久，腺体组织纤维化，导致分泌功能降低所致。

第 8 节　常用的免疫学检查

案例 7-8

王女士，61 岁，反复腹胀 1 年余，加重伴少尿 2 天就诊。伴乏力、食欲减退，既往有肝炎病史 8 余年。实验室检查：血清总蛋白 45g/L，白蛋白 25g/L，球蛋白 28g/L，ALT 105U/L，HBeAg（＋）、抗 -HBs（－）、HBeAg（＋）、抗 -HBe（－）、抗 -HBc（＋），AFP（－）。

问题： 请分析该患者可能诊断为何种疾病？患者的病因是什么？

一、病毒性肝炎标志物测定

链接　　　　　　　　　　　**病毒性肝炎的类型**

病毒性肝炎主要有 7 型，甲型（HA）、乙型（HB）、丙型（HC）、丁型（HD）、戊型（HE）、庚型（HG）、输血传播病毒肝炎（TTV 肝炎），分别由肝炎病毒甲型（HAV）、乙型（HBV）、丙型（HCV）、丁型（HDV）、戊型（HEV）、庚型（HGV）、输血传播病毒（TTV）引起。

检查血中有无乙型病毒性肝炎标志物是诊断乙型肝炎及确定其病变类型、判断其发展和预后的重要指标。乙型病毒性肝炎标志物共有三对，包括乙型肝炎病毒表面抗原（HBsAg）及表面抗体（抗 -HBs）、乙型肝炎病毒 e 抗原（HBeAg）及 e 抗体（抗 -HBe）、乙型肝炎病毒核心抗原（HBcAg）及核心抗体（抗 -HBc）。由于核心抗原存在于肝细胞核中，释放时又常被 HBsAg 包裹不游离于血清中，难以测定，所以临床上只对标志物中的其他两对半进行检查（表 7-5）。

表 7-5　HBV 标志物检测与分析

HBsAg	抗 -HBs	HBeAg	抗 -HBe	抗 -HBc	临床意义
－	－	－	－	－	未感染 HBV
－	＋	－	－	－	HBV 感染后或疫苗接种后获得免疫
－	＋	－	＋	＋	HBV 感染恢复阶段，正在产生免疫力
－	－	－	－	＋	既往 HBV 感染，未产生抗 -HBs
－	－	－	＋	＋	曾有 HBV 感染或急性感染恢复期，传染性低
＋	－	＋	－	＋	急性或慢性乙肝，HBV 复制活跃，传染性极强
＋	－	－	＋	＋	急性或慢性乙肝，HBV 复制减弱，传染性低
＋	－	－	－	＋	急性或慢性乙肝，HBV 复制减弱，传染性中度
＋	－	－	－	－	急性 HBV 感染早期，慢性 HBsAg 携带者
＋	－	＋	－	－	急性 HBV 感染早期，HBV 复制活跃，传染性强
－	＋	－	－	＋	HBV 感染恢复阶段，已经产生免疫力

链　接　　　　　　　　　　　**HBV-DNA 检测**

　　HBV-DNA 阳性是诊断急性乙型肝炎病毒感染可靠的指标，表明病毒复制及具有传染性，也可判断 HBsAg 携带者有传染性。此检测可用于筛检献血员、监测血制品的传染性和乙肝疫苗的安全性。

　　1. 标本采集法　空腹静脉采血，注入黄色或红色帽真空采血管。

　　2. 参考范围　均为阴性。

　　3. 临床意义

　　（1）HBsAg 阳性：是 HBV 感染的标志，见于乙型肝炎潜伏期和急性期；慢性肝炎、肝硬化、肝癌；慢性 HBsAg 携带者。HBsAg 虽然本身不具传染性，但因常与 HBV 同时存在，常作为传染性的标志之一。

　　（2）抗 -HBs 阳性：抗 -HBs 是保护性抗体，表明机体具有一定的免疫力，见于隐性感染 HBV、急性乙型肝炎恢复后及接种乙型肝炎疫苗后，是乙型肝炎好转康复的标志，也是机体对 HBsAg 产生免疫力的标志。

　　（3）HBeAg 阳性：表明乙型肝炎处于活动期，提示 HBV 复制，传染性强。HBeAg 持续阳性，说明肝细胞损害严重，易转变为慢性乙型肝炎或肝硬化、肝癌。HBeAg 如转为阴性，表明病毒停止复制。

　　（4）抗 -HBe 阳性：不是中和抗体。提示病毒复制减少，传染性减低，但并非无传染性，见于急性肝炎恢复期、慢性肝炎、肝硬化、肝癌。

　　（5）抗 -HBc 阳性：不是中和抗体，是 HBV 对肝细胞损害程度的标志，也可反映 HBV 的复制情况，主要包括 IgM、IgG 和 IgA 三型。

　　1）抗 -HBc 总抗体：主要反映的是抗 -HBc IgG，其检出率比 HBsAg 更敏感，所以作为 HBsAg 阴性的 HBV 感染的敏感指标，也用作乙型肝炎疫苗、血液制品的安全性鉴定和献血员的筛选。

　　2）抗 -HBc IgM：是感染 HBV 后血液中最早出现的特异性抗体，是近期感染的指标，是诊断急性乙型肝炎和判断病毒复制、传染性强的重要指标。IgM 转阳，预示乙型肝炎复发；IgM 转阴，预示乙型肝炎逐渐恢复，此时抗 -HBc IgG 出现阳性反应。

　　3）抗 -HBc IgG：在感染 HBV 后 1 个月左右开始增高，对机体无保护作用，在体内持续时间长，是 HBV 曾经感染的指标，不是早期诊断指标，具有流行病学的意义。

护考链接

　　乙肝五项指标检查下列哪种结果表明（　　　）

　　A. HBsAg 阳性　　　　　　　　　　　B. 抗 -HBs 阳性

　　C. 抗 -HBc 阳性　　　　　　　　　　　D. HBsAg、抗 -HBe、抗 -HBc 均为阳性

　　E. HBsAg、HBeAg、抗 -HBc 均为阳性

　答案：E。分析：HBsAg、HBeAg、抗 -HBc 均为阳性称为乙肝大三阳，提示乙肝患者具有强传染性。

二、肿瘤标志物

　　肿瘤标志物是由肿瘤细胞合成、释放，或是机体对肿瘤细胞反应而产生或升高的一类物质。肿瘤标志物存在于血液、细胞、组织或体液中，反映肿瘤的存在和生长。通过对肿瘤标志物的

检测，可对肿瘤的诊断、治疗和复发起到监测作用，对预后的判断也有一定的价值。

（一）血清甲胎蛋白的测定

甲胎蛋白（AFP）是胎儿早期由肝脏和卵黄囊合成的一种糖蛋白，出生后，血清中的 AFP 受到抑制而很快消失。当肝细胞或生殖腺胚胎组织发生恶性病变时，血中 AFP 含量明显升高。

1. 标本采集　空腹静脉采血，注入黄色或红色帽真空采血管。

2. 参考范围　$<20\mu g/L$（不同方法参考范围不同）。

3. 临床意义　AFP 的临床意义主要表现在：① AFP 升高主要见于原发性肝癌，AFP＞$300\mu g/L$ 有诊断意义；② AFP 是肝癌治疗效果和预后判断的一项敏感指标，AFP 在一定程度上反映肿瘤的大小，其动态变化与病情有一定的关系；③其他肿瘤如睾丸癌、卵巢癌、畸胎瘤、胃癌、胰腺癌时血中 AFP 含量也可升高；④病毒性肝炎、肝硬化患者血 AFP 轻度升高；⑤妊娠 3 个月后体内 AFP 开始升高，分娩后 3 周恢复正常。

（二）血清癌胚抗原测定

癌胚抗原（CEA）是一种富含多糖的蛋白复合物。早期胎儿的消化管及某些组织均有合成癌胚抗原的能力，但妊娠 6 个月以后含量逐渐降低，出生后含量极低。

1. 标本采集　空腹静脉采血，注入黄色或红色帽真空采血管。严重溶血标本影响测定结果。

2. 参考范围　$<5\mu g/L$（不同方法参考范围不同）。

3. 临床意义　CEA 是一种光谱肿瘤标志物，虽然不作为诊断某种恶性肿瘤的特异性指标，但在恶性肿瘤的鉴别诊断、病情监测、疗效评价上仍有重要的临床价值：① CEA 增高主要见于胰腺癌、结肠癌、乳腺癌、直肠癌、胃癌、肺癌等；②结肠炎、胰腺炎、肝脏疾病、肺气肿等，血中 CEA 轻度升高；③观察病情，病情好转时 CEA 浓度下降，病情加重时可升高。

自 测 题

A_1 型题

1. 成年男性血红蛋白的正常值是（　　）

A. 105～150g/L　　B. 110～150g/L

C. 115～155g/L　　D. 120～150g/L

E. 120～160g/L

2. 成年女性红细胞的正常值是（　　）

A.（3.5～5.0）×10^9/L

B.（3.5～5.0）×10^{12}/L

C.（4.0～5.5）×10^9/L

D.（4.0～5.5）×10^{12}/L

E.（4.0～5.0）×10^{12}/L

3. 临床判断贫血及贫血程度的重要指标是（　　）

A. 红细胞计数　　B. 血红蛋白测定

C. 网织红细胞计数　D. 红细胞沉降率

E. 红细胞脆性试验

4. 中性粒细胞增多常见于（　　）

A. 急性化脓性腹膜炎

B. 病毒性肝炎

C. 伤寒

D. 再生障碍性贫血

E. 脾功能亢进

5. 正常成人血小板的参考值是（　　）

A.（100～150）×10^9/L

B.（100～200）×10^9/L

C.＞300×10^9/L

D.（100～300）×10^9/L

E.＞400×10^9/L

6. 网织红细胞减少，见于（　　）

A. 缺铁性贫血　　B. 溶血性贫血

C. 出血性贫血　　　D. 巨幼红细胞性贫血

E. 再生障碍性贫血

7. 少尿是指 24 小时尿量少于（　　　）

A. 100ml　　　　　B. 200ml

C. 300ml　　　　　D. 400ml

E. 500ml

8. 血红蛋白尿见于（　　　）

A. 急性肾小球肾炎　B. 急性肾盂肾炎

C. 肾结石　　　　　D. 急性溶血

E. 肾结核

9. 尿中出现白细胞管型提示（　　　）

A. 急性肾小管损害　B. 急性肾盂肾炎

C. 急性肾炎　　　　D. 慢性肾炎早期

E. 慢性肾炎晚期

10. 有关尿液检查正确的是（　　　）

A. 镜下血尿红细胞＞3 个 /HP

B. 镜下脓尿白细胞＞3 个 /HP

C. 管型不可含有细胞

D. 大量上皮细胞属于正常

E. 尿液一般为弱碱性

11. 尿中蜡样管型常见于（　　　）

A. 正常人　　　　　B. 高热患者

C. 尿路结石　　　　D. 急性肾盂肾炎

E. 慢性肾炎晚期

12. 尿液呈酱油色见于（　　　）

A. 胆汁淤积性黄疸　B. 急性溶血

C. 肝细胞性黄疸　　D. 肾肿瘤

E. 晚期丝虫病

13. 下列哪项检查最适用于糖尿病患者（　　　）

A. 尿糖检查　　　　B. 尿酮体检查

C. 尿蛋白定性　　　D. 尿胆红素测定

E. 尿细胞和尿管型检查

14. 米泔样便见于（　　　）

A. 急性肠炎　　　　B. 肠结核

C. 霍乱　　　　　　D. 消化不良

E. 阿米巴痢疾

15. 白陶土样便可见于（　　　）

A. 细菌性痢疾　　　B. 慢性溃疡性结肠炎

C. 结肠癌　　　　　D. 胃溃疡

E. 胆道梗阻

16. 柏油样便常见于（　　　）

A. 消化性溃疡　　　B. 溃疡性结肠炎

C. 结肠癌　　　　　D. 内痔

E. 肛裂

17. 粪便隐血试验持续阳性时最大可能为（　　　）

A. 消化性溃疡　　　B. 慢性胃炎

C. 胃癌　　　　　　D. 肝硬化

E. 细菌性痢疾

18. 内生肌酐清除率测定是反映（　　　）

A. 肾小球滤过功能

B. 体内蛋白质分解功能

C. 体内蛋白质合成功能

D. 远端肾小管功能

E. 近端肾小管功能

19. 做内生肌酐清除率检查，实验前 3 日的饮食是（　　　）

A. 高热量饮食　　　B. 高蛋白饮食

C. 无肌酐饮食　　　D. 多纤维素饮食

E. 正常饮食

20. 一慢性肾炎患者，血肌酐 184μmol/L，血尿素氮 13mmol/L，应考虑为（　　　）

A. 肾功能正常

B. 肾功能损害

C. 慢性肾衰竭代偿期

D. 慢性肾衰竭失代偿期

E. 尿毒症期

21. 下列哪种血白蛋白降低有助于急性肝炎的早期诊断（　　　）

A. 血清总蛋白　　　B. 血清白蛋白

C. 血清 α 球蛋白　　D. β 球蛋白

E. 血清 γ 球蛋白

22. 急性肝炎时增高最能反映肝细胞受损程度的是（　　　）

A. 血清胆红素　　　B. ALT

C. AST　　　　　　D. 血清胆碱酯酶

E. 血清胆固醇

23. 患者，男，58 岁。因腹胀、乏力 6 个月余入院。既往有慢性肝炎病史 10 余年。判

断患者肝功能受损的实验室检查指标有下列
哪项（　　）

    A. ALT   B. AST

    C. AFP   D. TP

    E. TB

24. 红色均匀一致的脑脊液最常见于（　　）

    A. 蛛网膜下腔出血 B. 穿刺损伤

    C. 蛛网膜下腔梗阻 D. 化脓性脑膜炎

    E. 脑炎

25. 某患者，胸腔积液呈淡黄色，相对密
度 1.010，黏蛋白试验阴性，细胞数 $60 \times 10^6 /L$。
应考虑（　　）

    A. 胸膜肿瘤   B. 结核性胸膜炎

    C. 化脓性胸膜炎   D. 缩窄性心包炎

    E. 全身严重水肿

26. 典型的结核性脑膜炎的脑积液改变是
（　　）

    A. 细胞数和蛋白增高，糖和氯化物含量
       同时降低

    B. 细胞数和蛋白增高，糖和氯化物含量
       正常

    C. 细胞数和蛋白正常，糖和氯化物含量
       同时升高

    D. 糖含量正常，氯化物含量升高

    E. 糖含量升高，氯化物含量降低

27. 某患者测得空腹血糖为 6.7mmol/L，
为确定病情，首先应考虑做何种检查（　　）

    A. 血常规检查   B. 血清电解质测定

    C. OGTT 试验   D. 血脂测定

    E. 血气分析

28. 患者，男，63 岁。因"心前区疼痛 2
小时"入院，疑为急性心肌梗死，诊断心肌
梗死敏感性最高的指标是（　　）

    A. 乳酸脱氢酶   B. 肌钙蛋白 T

    C. 肌红蛋白   D. CK-MB

    E. LDH

29. 下列哪项指标和动脉硬化的发生呈负
相关（　　）

    A. TC   B. TG

    C. LDL   D. HDL

    E. LDL-C

30. 血钾增高见于（　　）

    A. 严重呕吐   B. 长期腹泻

    C. 使用排钾利尿药 D. 输入大量库存血

    E. 长期低钾饮食

31. 急性乙型肝炎最早出现的血清学指标
是（　　）

    A. HBsAg   B. 抗 -HBs

    C. HBeAg   D. 抗 -HBe

    E. 抗 -HBc

32. 患者以往健康，最近检查发现，ALT
增高，血清总胆红素 8.55μmol/L，甲型肝炎
抗原阳性，HBsAg 阴性，HBcAb 阴性。此患
者诊断为（　　）

    A. 急性乙型肝炎

    B. 甲型肝炎隐性感染

    C. 急性甲型肝炎，无黄疸型

    D. 甲型肝炎携带者

    E. 甲型肝炎恢复期

33. 下列哪项为肝癌标志物（　　）

    A. 血清前白蛋白   B. 甲胎蛋白

    C. 单胺氧化酶   D. ALT

    E. AST

34. 某患者，疑为原发性肝癌，下列哪项
对期早期诊断有重要价值（　　）

    A. ALT   B. AST

    C. AFP   D. MAO

    E. CK

（赵　欣　陈　莹）

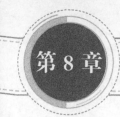

第 8 章

影像学检查

影像学检查包括 X 线检查、超声检查、放射性核素检查、计算机体层摄影（CT）、磁共振成像（MRI）等技术，是现代医学中的重要诊断方法，是健康评估的重要组成部分，在临床医疗、护理工作中发挥越来越重要的作用。了解各种影像学的特点，熟悉其临床应用，指导并帮助患者做好检查前准备和检查后的护理，是护理专业人员必须具备的基本条件。

第1节 X 线 检 查

案例 8-1

患者，男，19 岁。1 小时前摔伤左小腿，当即感左小腿疼痛，因疼痛而入院，查体：T 37.1℃，P 88 次 / 分，R 22 次 / 分，BP 120/70mmHg，患肢不能活动，未发现有活动性出血和骨质外露，神志清楚，表情痛苦。患肢拒按，疼痛难忍，初步考虑左小腿骨折，拟进行腿部 X 线检查。

问题：如何指导患者做好检查前准备工作？

X 线检查是利用 X 线的特性，使人体内部结构和器官形成某种影像，并根据各自影像特点判断有无病变及病变性质的一种临床诊断方法。自 1895 年德国物理学家伦琴发现 X 线以后，X 线检查很快被应用于医学领域，成为现代医学诊断方法中一种重要的辅助手段之一。近几十年来，X 线检查的发展很快，研究的范围也越来越广，除各种疾病的检查诊断外，具备治疗作用的介入放射学已成为 X 线造福于人类的新兴学科，并有力地推动了临床医学的发展。

一、概　述

（一）X 线的特性

1. **穿透性**　X 线是一种波长甚短的电磁波，对物质有很强的穿透力，能穿透普通光线所不能穿透的物质，如人体、衣服等。其穿透量的多少与 X 线波长、物质的密度、厚度等因素有关。X 线波长越短，穿透力越大；物质密度越低，厚度越薄，则 X 线越易穿透。穿透性是 X 线成像的基础。

2. **荧光效应**　X 线照射到某些荧光物质如硫化锌、钨酸钙等时，可激发它们产生肉眼可见的荧光。荧光的强弱和所照射的 X 线量成正比，与被穿透物体的密度及厚度成反比。荧光效应是 X 线透视的基础。

3. **感光效应**　X 线能使胶片感光，感光强弱和胶片接受的 X 线量成正比，经显影定影后形成黑白影像。感光效应是 X 线摄片的基础。

4. **电离作用和生物效应**　X 线穿透物质时，可使物质的分子分解成为正负离子，称为电离作用。同样，X 线穿透人体时，也产生电离作用，使人体组织细胞的功能、形态受到不同程度的影响，这种作用称为生物效应。生物效应是 X 线防护和治疗疾病的基础。

（二）X 线成像的基本原理

X 线的成像是利用 X 线的穿透性、荧光效应和感光效应的特性，以及人体不同密度的组织对 X 线吸收不同的原理，或者借助造影剂产生组织密度差别而达到成像的目的。当 X 线穿过人体各种不同组织结构时，密度高、组织厚的部分吸收 X 线多；密度低、组织薄的部分吸收少。因此，穿过人体后到达荧光屏或胶片上的 X 线的量出现差异，从而形成明暗或黑白对比不同的影像。

1. 自然对比 人体的组织结构存在不同的密度、厚度差异，根据其密度从高到低可以分为四种。①骨骼：密度最高，吸收的 X 线多，透过的 X 线少，X 线摄片呈白色，透视呈黑色。②软组织：包括肌肉、内脏、体液等。它们的密度基本相同，X 线摄片呈灰白色。③脂肪：其密度略低于软组织，X 线摄片呈灰黑色。④气体：密度最低，吸收的 X 线少，透过的 X 线多，X 线摄片呈黑色，透视下呈明亮透光影。这种利用人体组织或器官自然存在的密度差别形成的对比影像称为自然对比。人体组织密度差异和 X 线影像关系见表 8-1。

表 8-1 人体组织密度差异和 X 线影像关系

组织	密度	吸收 X 线量	透过的 X 线量	X 线影像	
				透视	摄片
骨骼	高	多	少	黑	白
软组织、体液	稍低	稍少	稍多	较暗	灰白
脂肪组织	更低	更少	更多	较亮	灰黑
含气组织	最低	最少	最多	最亮	黑

2. 人工对比 除胸部及四肢有鲜明的自然对比外，人体内许多组织和器官如胃肠、肝、胆、肾等，与周围的组织结构缺乏明显的对比，可以用人为的方法引入一定量的密度上高于或低于它的物质，使之形成对比，称为人工对比。形成人工对比的方法称为造影检查，引入的物质称为造影剂。

（三）X 线检查方法及检查前准备

1. 普通检查

（1）透视：是最基本、最简单的 X 线检查方法，适用于肺、心、膈、胸膜的检查。优点为简便易行、费用低廉、诊断迅速，可多方位观察器官的形态及动态变化。缺点是影像清晰度较差，缺乏影像记录，不便于随访观察和会诊。

（2）摄片：是指 X 线通过人体后使胶片感光，产生影像，应用于胸、腹、四肢、头颅、骨盆和脊柱检查。优点是成像清晰，能显示细微结构，胶片可留存，便于集体讨论分析和复查比较。缺点是不能观察器官的动态影像。

（3）数字 X 线成像（DR）：为数字化 X 线摄影技术，与普通透视、摄片相比，可进行数字化储存，且图像分辨率和工作效率更高，有丰富的图像处理功能从而获得满意的诊疗效果。缺点是造价较为昂贵。

（4）检查前准备：检查前向患者说明检查的目的、注意事项和需要配合的姿势，胸部摄片时需屏气，嘱患者除去照射部位的厚层衣服及干扰 X 线穿透的物品，如金属饰物、发夹、膏药、敷料等。除急腹症外，腹部检查应先清理肠道，以免影响检查质量。创伤患者检查时，应尽量少搬动。危重患者检查必须有医护人员监护。

2. 特殊检查 主要有体层摄影、荧光摄影、放大摄影、钼靶软射线摄影等。其中钼靶软射线摄影主要用于乳腺检查。

3. 造影检查 造影检查是将造影剂引入器官内或其周围，使之产生人工对比以显示组织器官形态和功能的方法。主要用于胃肠道、肾、心血管等缺乏自然对比的组织和器官。

（1）造影剂：分为两类。一类是高密度造影剂，常用的有钡剂、碘剂。另一类是低密度造影剂，包括空气、氧气、二氧化碳等。

（2）造影方法：根据引入造影剂的方式不同有两种。

1）直接引入法：①口服进入：如消化道钡餐检查；②逆行进入：如泌尿道造影、子宫输卵管造影等；③体表穿刺进入：如心血管造影。

2）间接引入法：也叫生理排泄法，是将造影剂经过口服或静脉注射引入血液循环后，根据其经某一器官排泄、积聚的特点，使该器官显影。如口服造影剂胆囊造影、静脉注射造影剂肾盂造影等。

（3）造影检查前准备：造影检查前向患者询问有无禁忌证，向患者解释造影过程、目的、方法、注意事项、不良反应等以取得合作，备齐急救药物与用品，做好抢救准备。

1）胃肠钡餐检查前准备：检查前 3 天禁服影响胃肠功能的药物和含铋、镁、钙等重金属药物；检查前禁食 10 小时以上；有幽门梗阻者检查前应先抽出胃内滞留物。

2）钡灌肠检查前准备：检查前 1 天摄少渣半流质饮食，下午至晚间饮水 1000ml 左右；做气钡双重造影检查前一晚须服用番泻叶导泻；检查当日禁早餐，检查前 2 小时做彻底清洁灌肠。

3）静脉肾盂造影检查前准备：检查前 2～3 天禁服含高密度元素的药物如铋剂、碘剂、钡剂等；检查前 2 天摄入无渣半流质饮食，检查前一晚服用缓泻剂或清洁灌肠；检查前排空小便并做碘过敏试验。

4）子宫输卵管检查前的准备：检查前 3 天禁止性生活；检查前 1 天做碘过敏试验，检查前一日晚导泻灌肠；检查前冲洗阴道排空膀胱备皮。

5）心血管造影检查前准备：造影前检测出、凝血时间；造影前 1 天做碘和普鲁卡因过敏试验；穿刺部位备皮；造影前禁食 6 小时，造影前肌内注射苯巴比妥 0.1g，连接好心电监护仪，必要时可先吸入适量氧气。

（四）X 线检查中的防护

X 线照射人体后会发生生物效应，对人体造成一定程度的损害。因此，工作中应严格遵守操作规程，认真执行保健条例，遵循屏蔽防护和距离防护原则。

1. 工作人员的防护　工作人员应避免暴露在 X 线之中，可以使用铅或含铅物质作为屏障，如铅衣、铅手套、铅屏风等；增加与 X 线源的距离，尽量采用隔离室、X 线电视系统操作等。

2. 患者的防护　患者与 X 线管须保持不少于 35cm 的距离，控制检查次数和范围，应避免不必要的复查；屏蔽与检查无关的部位，特别是敏感部位，如男性的阴囊等。

二、呼吸系统的 X 线表现

（一）正常 X 线表现

胸部 X 线影像由胸廓、纵隔、膈和肺部组成（图 8-1）。

1. 胸廓　由软组织阴影（胸锁乳突肌、女性乳房、乳头）和骨骼阴影（肋骨、肩胛骨、锁骨）构成，其中以肋骨的影像最为突出。

2. 纵隔　位于胸骨之后，胸椎之前，介于两肺之间，由心脏、大血管、食管、气管、神经、淋巴组织、胸腺等器官和组织构成。

3. 横膈　由一层肌腱组织组成，位于胸腹腔之间，后前位分左右两叶，呈圆顶状的高密度阴影，右膈较左膈高 1～

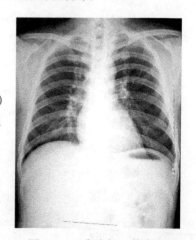

图 8-1　正常胸部 X 线表现

2cm。膈与心及胸壁相交处分别称心膈角及肋膈角。

4. **肺门** 是肺动静脉、支气管、神经和淋巴组织的综合投影,主要由肺动脉阴影构成。

5. **肺纹理** 是自肺门向肺野呈放射状向外周延伸的树枝状影,主要由肺动脉分支、肺静脉分支、支气管及淋巴管分支构成。

6. **肺野** 含有空气的肺在胸片上显示为透明区域,称为肺野,两肺野透明度相等。为了定位病变,人为地将两侧肺野纵行分为内带、中带和外带。分别在两侧第2、4肋骨前端下缘划一水平线,将两侧肺野分为上、中、下三野(图8-2)。

(二) 基本病变的X线表现

1. **渗出** 为急性炎症反应,渗出物充满肺泡或周围组织。X线表现为边缘模糊、中等密度的片状或云絮状阴影。见于肺部炎症、浸润性肺结核等(图8-3)。

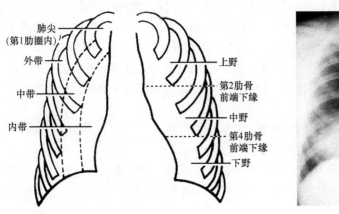

图 8-2　肺野的划分

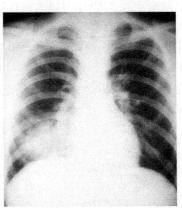

图 8-3　渗出病变

✎ **护考链接**

　　患者,男,19岁。2天前因淋雨后寒战、发热,伴咳嗽、咳痰、胸痛。X线胸片检查见右下肺野云絮状阴影。考虑( )

A. 肺气肿 　　　　　　　　　　B. 肺癌

C. 肺炎 　　　　　　　　　　　D. 胸膜炎

E. 胸腔积液

答案: C。分析:胸片检查见云絮状阴影为渗出性病变,故选C。

---

2. **增殖** 为慢性炎症反应,肺泡内有肉芽组织增生。X线表现为边缘清楚、密度较高的结节状或梅花花瓣状阴影。见于肺结核、各种慢性肺炎等(图8-4)。

3. **纤维化** 为慢性炎症愈合形式之一,肺泡内的肉芽组织在愈合时转变为纤维组织,使病灶变为瘢痕。X线表现为边缘锐利、密度较高的条索状阴影。见于肺结核和间质性肺炎等。

4. **钙化** 为坏死病灶愈合的一种表现,钙盐沉着于病灶内。X线表现为边缘锐利不整、高密度的斑点状或结节状阴影。见于肺结核愈合阶段。

5. **空洞** 为肺组织坏死液化并与支气管相通,经排出而形成。X线表现为圆形、类圆形或不规则的低密度透亮区,腔内有时可见液平面。见于肺结核、肺脓肿及肺癌等(图8-5)。

6. **肿块** 为肺组织内有实质性组织填充所致。X线表现为密度均匀或不均匀、边缘锐利或呈毛刺状的肿块性阴影。见于肺部肿瘤、结核球等(图8-6)。

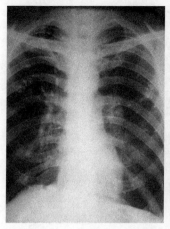 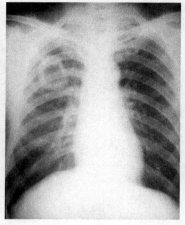 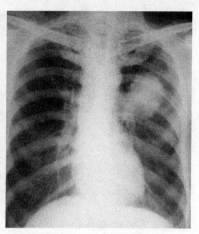

图 8-4 增殖病变   图 8-5 肺部空洞   图 8-6 肺部肿块

7. **肺气肿** 弥漫性肺气肿 X 线表现为两肺野透亮度增加，肺纹理稀疏、变细、变直，双侧膈低，肋间隙增宽。常见于老年人，多继发于慢性支气管炎、支气管哮喘及肺尘埃沉着病（尘肺）等。

8. **气胸** X 线表现为胸腔上部或外侧肺纹理消失出现透亮区，肺组织被压向肺门，纵隔向健侧移位，患侧膈下移、肋间隙变宽。常见于自发性气胸、胸壁外伤、胸部手术等。

9. **胸腔积液** 少量积液时，X 线表现为患侧肋膈角变钝。中等量积液时，X 线表现为胸腔下部呈均匀高密度影，上缘呈外高内低的斜形弧线。大量积液时，X 线表现为患侧胸腔广泛均匀高密度影，肋间隙增宽，纵隔向健侧移位。常见于结核性胸膜炎、肺癌等。

三、循环系统的 X 线表现

（一）正常 X 线表现

1. **心脏大血管的正常投影** 心脏位居胸腔中线偏左，心脏 4 个心腔和大血管在 X 线上的投影彼此重叠，通过不同体位投影，才能显示心脏各个房室的边缘。

2. **后前位投影** 见心脏左、右 2 个心缘，右心缘分上、下两段，上段为升主动脉与上腔静脉的复合影，下段为右心房影。左心缘分上、中、下三段：上段略向外突出的半球形影为主动脉弓影，中段为肺动脉段，亦称心腰部，下段为左心室，下方最突出部亦称心尖。

3. **右前斜位和左前斜位投影** 均见心脏前、后 2 个心缘。普通 X 线检查不能显示心内结构和分界。

（二）基本病变的 X 线表现

1. **二尖瓣型心（梨形心）** X 线表现为心腰部的饱满或突出，左心缘下段圆隆，右心缘下段较膨隆，心影外观呈梨形（图 8-7）。由于左心房增大、肺动脉压增高所致。常见于风湿性心脏病二尖瓣狭窄、慢性肺源性心脏病等。

2. **主动脉型心（靴形心）** X 线表现为心腰凹陷，心左缘下段向左、向下、向后隆凸，心影呈靴形（图 8-8）。由于左心室长期负荷过重，左心室增大所致。常见于原发性高血压、主动脉瓣膜病变。

3. **普大型心（烧瓶形心）** X 线表现为心脏向两侧对称扩展，横径增宽。常见于心肌炎、心包积液、全心功能不全（图 8-9）。

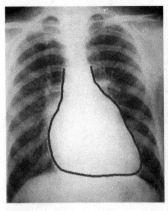

图 8-7 梨形心

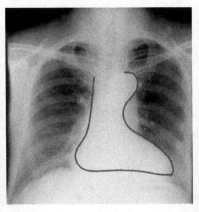
图 8-8 靴形心

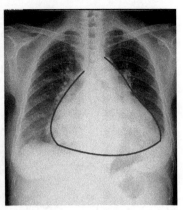
图 8-9 烧瓶形心

四、消化系统的 X 线表现

（一）正常 X 线表现

1. 食管 钡餐造影检查呈柔软光滑的管状影，充盈时宽度为 2～3cm，边缘光滑整齐，蠕动波对称，波形自上而下，在吞咽动作或受食物团的刺激时出现。食管黏膜皱襞表现为数条纤细纵行的条状透明影，互相平行，下端移行于胃小弯黏膜皱襞。

2. 胃 胃充盈时可呈现牛角形、鱼钩形、无力形和瀑布形，以鱼钩形最常见。一般钡剂后 2～4 小时可排空，如 6 小时后胃内仍有钡剂，为排空延迟。

（二）基本病变的 X 线表现

1. 充盈缺损 病变向腔内凸出，使该处的造影剂受排斥而形成造影剂的填充缺失者称充盈缺损，多见于肿瘤。良性肿块的边缘多整齐光滑，恶性病变边缘多不规则。

2. 龛影 是溃疡病变的 X 线征。消化道管壁局限溃烂形成凹陷被钡剂充盈后显示的影像称龛影，良性溃疡 X 线显示龛影呈圆形或椭圆形，密度均匀、边缘光滑整齐，底部平，其周围有一圈由黏膜水肿所致的透明带；恶性溃疡 X 线显示龛影形态不规则、边缘不整齐，常有充盈缺损，局部黏膜皱襞破坏、消失中断，其周围胃壁僵硬、蠕动消失。十二指肠钡剂充盈时球部呈边缘整齐的等腰三角形或圆锥形（图 8-10）。

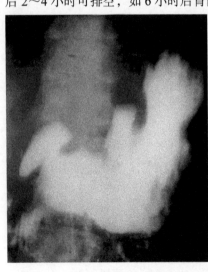
图 8-10 胃小弯侧巨大良性溃疡

五、骨、关节系统的 X 线表现

（一）正常 X 线表现

1. 骨 骨与软骨均属于结缔组织，在人体中骨的密度最高，在 X 线上呈高密度影。骨质按其结构分为密质骨和松质骨。长骨的骨皮质和扁骨的内外板为密质骨，X 线显影密度高且均匀。松质骨由骨小梁组成，X 线显影密度低于密质骨，且可见多数骨小梁交叉排列。

2. 四肢关节 关节由 2 个或 2 个以上的骨端组成，关节周围被关节囊所包围，其内层是滑膜，外层是致密结缔组织，包括关节面、关节囊和关节腔。关节面在 X 线上可以显示两个相对的、边缘光滑整齐的线状致密影，中间相距匀称的透亮间隙为关节腔，关节囊及关节软骨均不显影。

（二）基本病变的 X 线表现

1. 骨质疏松　X 线表现为骨密度低，骨小梁数目减少、变细、间隙增宽。广泛的骨质疏松，常见于老年人、营养不良者、绝经期后妇女等。

2. 骨质增生硬化　X 线表现为骨质密度增高，骨小梁增粗、增多、密集，骨皮质增厚、骨髓腔变窄或消失。常见于慢性炎症、骨病的修复期或骨肿瘤。

3. 骨软骨瘤　为良性骨肿瘤，好发于长骨的两端，生长慢，成年后停止生长。X 线表现为自长骨骨端一侧向外生长的骨性突起，肿瘤以细蒂或广基底与骨相连，瘤内骨质疏松，外为一层薄的骨皮质。

4. 骨折　长骨斜行骨折 X 线表现为骨折线清楚整齐，骨折断裂面多规则。长骨粉碎性骨折 X 线表现为骨折线不规则，骨折断端相互嵌入或压缩，也分离，骨小梁中断、扭曲和错位。

第 2 节　计算机体层摄影

计算机体层摄影（computer tomography），简称 CT，是把计算机与 X 线机相结合，应用到医学领域，使传统的 X 线诊断技术进入了计算机处理、电视图像显示的新时代。CT 使用 X 线束对人体选定层面进行扫描，取得信息，经计算机处理而获得重建图像。

一、设备及类型

CT 设备由 X 线管球、探测器（前两者统称为扫描部分）、计算机、图像显示器、记录图像和操作台等部分组成（图 8-11）。目前常用的 CT 设备类型有单排或双拼螺旋 CT、多排螺旋 CT、64 排螺旋 CT、后 64 排螺旋 CT。

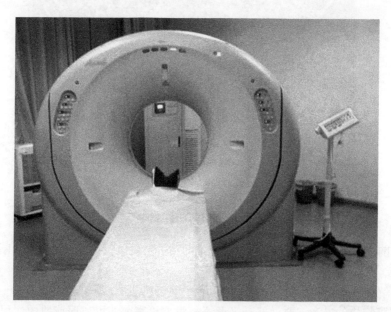

图 8-11　CT 设备扫描部分

CT 成像的原理

CT 是怎样把人体像切萝卜片一样切成横断面图像的呢？这就要讲讲 CT 成像的基本原理。

第一步进行 X 线扫描数据的收集和转换　X 线射入人体，就会被人体吸收而衰减，其衰减的程度与受检层面组织、器官的密度有关，密度越高，对 X 线吸收越多，其衰减程度越大。探测器收集衰减后的 X 线信号（X 线光子），将其转换为相应的数字信号（又称原始数据）后，输入计算机。

第二步进行图像的重建　用原始数据经过计算机复杂运算而得出显示数据，这一过程称为图像重建过程。

第三步进行图像的显示及储存　将得出的显示数据，再经过数字模拟转换，转变为不同灰暗度的光点，形成图像。可显示于荧光屏上，亦可以拍成照片或录入 DVD 光盘中永久保存。当然，亦可上传至网上进行院内会诊或远程会诊。

二、CT 的检查方法

1. 平扫　指血管内不注射对比剂的扫描。

一般多做横断层面扫描，层厚可选 1～10mm。但多排螺旋 CT 可在横断扫描的基础上，迅速做出多平面重建的图像。检查时患者要制动。腹部扫描患者需口服对比剂。

2. 增强扫描　指血管内注射对比剂后的扫描（图 8-12）。目的是提高病变组织与正常组织的密度差别，以显示平扫上未被显示或显示不清的病变；通过病变有无强化或强化类型，对病变作出定性诊断。对比剂为水溶性有机碘制剂。

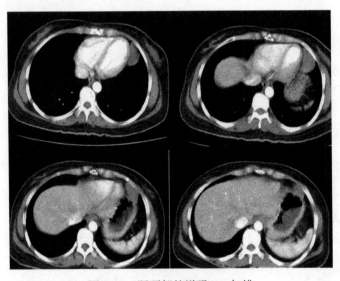

图 8-12　肝顶部的增强 CT 扫描

三、CT 检查前的注意事项

1. 扫描前应详细询问病史，复查患者携带的相关资料以备扫描时定位及诊断时参考。

2. 更衣、换鞋，以防灰尘带入机房。

3. 耐心解释，消除患者紧张情绪，请患者去除金属饰物，防止产生伪像。

4. 对胸腹扫描的患者，要做好呼吸训练，腹部检查前亦可口服或肌内注射 654-2 注射液

20mg；喉部扫描时嘱患者不要做吞咽动作；眼部扫描时嘱患者双眼保持不动；腹部、盆腔及腰椎扫描者，扫描前 1 周不服含金属药物，不做胃肠造影；儿童或不合作的患者，可根据情况给予镇静剂或给予麻醉。

5. 需做增强扫描的患者，扫描前 4 小时禁食。预先做碘过敏试验，试验阴性者请患者或其家属在使用碘对比剂合同书上签名。CT 室应准备氧气、吸痰器及抢救药品及器械等。

6. 对危重者请医护人员陪同并有必要的生命监护。

四、常见疾病的 CT 成像表现

1. **脑外伤**　CT 可直接显示血肿和脑挫裂伤，明确其部位、范围。颅内血肿，在急性期表现为均匀的高密度灶，除能确定其位置、大小及范围外，还能明确有无并发其他的脑损伤。根据血肿的形状与密度的变化，可判断血肿的部位及其病理演变过程。急性硬膜外血肿表现为颅骨内板下方局限性梭形均匀高密度区（图 8-13）；脑挫裂伤表现为低密度的脑水肿区有多发高密度小出血灶，边界清楚，同侧脑室常受压变窄或移位。

2. **脑梗死**　缺血性脑梗死脑血管闭塞后头 24 小时，CT 无阳性发现，以后则出现低的或混杂密度区，累及髓质和皮质，多为楔形或不规则形，边缘不清楚；出血性脑梗死表现为大片低密度区内出现点片状高密度影；腔隙性脑梗死表现为直径小于 1.0cm 的边缘清楚的低密度灶（图 8-14）。

3. **脑出血**　CT 可反映血肿形成、吸收和囊变的演变过程。血肿好发于基底核区和丘脑。新鲜血肿为边缘清楚、密度均匀的高密度区（图 8-15）。

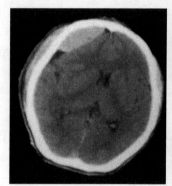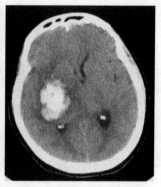

图 8-13　硬膜外血肿（CT）　　图 8-14　脑梗死（大脑中动　　图 8-15　基底核区脑出血
　　　　　　　　　　　　　　　　　　　　　　脉闭塞）

1、2 为腔隙性脑梗死

第 3 节　磁共振成像

磁共振成像（MRI）是利用原子核在磁场内共振所产生的信号，经计算机重建成像的一种成像技术。磁共振是一种核物理现象，不仅用于物理学和化学，也应用于临床医学领域。近年来，磁共振成像技术发展十分迅速，成为医学影像学的重要组成部分。MRI 检查范围基本上覆盖了全身各系统，并已在世界范围内广泛应用（图 8-16）。

一、MRI 成像原理

含有单数质子、单数中子或两者均为单数的原子核，均具有自旋运动而产生磁矩的现象。在自然状态下，它们排列的杂乱无章，但在外界强磁场的作用下，这些磁矩即按磁力线方向

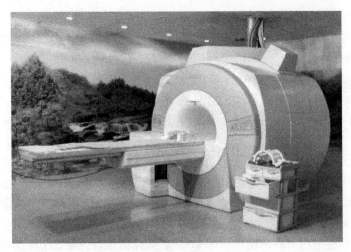

图 8-16 超导型磁共振成像设备

排列，如再施加一个与强磁场呈 90° 方向的射频脉冲，便产生一个与主磁场方向垂直的振荡磁场，使这些原子核被激发而产生相位和能量的改变。当脉冲停止后，有关原子核的相位和能量将以不同的时间恢复到原来平衡状态，这一恢复过程称为弛豫过程，而恢复到原来平衡状态所需的时间则称为弛豫时间。^{1}H 是人体内数量最多的元素，且原子核只含一个质子，是人体内最活跃、最易受外界磁场影响的原子核，故目前设计的磁共振成像机大多数是采用氢质子成像的。人体不同器官的正常组织和病理组织的氢原子核在被激活后恢复到原来平衡状态所需要的时间有一定的差异，这种组织间弛豫时间上的差别，是 MRI 的成像基础。这些信息为 MRI 探测器所接受，经计算机和信息转换器处理，可重建多方位层面的扫描图像，不仅可以显示高清晰度的组织解剖结构，且可利用强磁场，使体内微量元素成像和进行频谱分析，揭示被检查组织的代谢过程和功能变化。

MRI 图像有灰阶成像与多参数成像、血流成像、三维成像和质子弛豫增强效应与对比增强的特点，但也有不足，如对钙化灶显示不敏感，骨变化显示不够清楚，可受到 MRI 设备伪影、运动伪影、金属异物伪影的干扰等。

二、MRI 检查前的注意事项

1. 接诊时，核对患者一般资料，明确本次检查的目的和要求。

2. 对腹部及盆腔部位检查者，要进行空腹准备。

3. 金属皮带扣、衣扣、发卡、眼镜、钥匙、硬币、打火机、中性笔，以及含铁元素成分的项链、耳环、戒指等金属物品，不能带入检查室内。

4. 对难以配合检查的患儿，为防止其躁动导致的自身伤害及不合作带来的图像伪影，须在检查前半小时使用镇静催眠剂。检查前一天改变患儿的睡眠习惯，如晚睡、早起，可以在一定程度上帮助患儿在检查前更快入眠。

5. 向患者认真讲述检查过程，消除其紧张情绪。

6. 对危重者请医护人员陪同并有必要的生命监护。

三、MRI 临床应用

MRI 诊断现已广泛应用于神经系统、头颈部、胸腹部及关节等部位疾病的诊断。在神经系统包括脑和脊髓的应用价值高，尤其是对颅颈交界部位病变的显示明显优于其他成像技术。对脑脱髓鞘疾病、早期脑与脊髓先天性异常、脊髓空洞症的诊断价值较高。MRI 可显示心脏大血管的内腔与心壁和血管的结构，有利于心脏和大血管病变的诊断，也可用于观察纵隔肿瘤及其与血管之间的解剖关系、中心型肺癌的肺门肿块及纵隔淋巴结的转移情况等。MRI 可用于肝、肾、膀胱、前列腺和子宫等疾病的诊断，尤其是肿瘤的早期显示及分期的价值较高。MRI 在显示关节内病变及软组织病变有其优势。

四、MRI 的禁忌证

1. 装有心脏起搏器，疑有眼球内金属异物者，动脉瘤用银夹结扎术后，均严禁做 MRI 检查。体内滞留金属异物或金属假体者不宜做 MRI 检查。

2. 监护仪器、抢救器材不能带入 MRI 检查室。因此，在检查过程中如有生命危险的急诊、危重患者也不能做 MRI 检查。

3. 幽闭恐怖症的患者常难以完成此项检查。

第 4 节　超 声 检 查

案例 8-2

　　患者，女，25 岁。妊娠 28 周，出现无痛性阴道流血，遂来医院就诊，患者惊恐，主诉无其他不适，检查脉搏增快、血压下降，临床疑诊为前置胎盘。

问题： 该患者应首选哪种影像学检查？检查前应做哪些准备？

一、超声波的定义

超声波是指超过人耳听阈上限的声波（人耳能感知的声波频率范围是 20～20 000Hz）。超声波与声波在本质上是一致的，都是一种机械波，具有波长、频率、声速三个重要的物理量。一般临床诊断用的超声波频率范围在 2～20MHz，最常用的频率范围在 2.5～5MHz。

二、超声波的物理特性

1. 方向性（指向性）　超声在介质中能定向成束传播，具有较好的直线传播性。在相同声源直径下，频率越高，波长越短，方向性越好。医学上正是利用这一特性才能准确地对体内某一组织器官和病变进行定位探测。

2. 反射和折射　当一束超声波入射到比自身波长大很多倍的两种介质的交界面上时，就会产生反射和折射现象。主要与入射角、声阻抗有关。

3. 散射和绕射　如果物体是直径远小于超声波波长的微粒，超声在与微粒相互作用时，大部分超声能量被微粒吸收后再向四面八方辐射声波，这种现象称为散射。散射时，微粒成为新的声源。如果物体的界面尺寸与超声波波长相接近，超声波将绕过障碍而传播，称为绕射。人体组织内的细微结构对超声的散射，是脏器内部图像形成的依据。

4. 吸收与衰减　超声波在介质中传播时，由于介质内部的摩擦和非弹性碰撞而引起的声能损耗，称为吸收。随着介质对能量的吸收，声能就会随着传播距离的增加而使强度逐渐减少，称为超声波衰减。超声波的衰减特性对判断病变的物理性质和病理性质有一定价值。

5. 多普勒效应 又称多普勒频移。即声源与界面做相对运动时，声波出现密集现象，反之做背离运动时，则声波散开呈稀疏现象，它的频移值可以测量计算。多普勒效应在判断血流的方向、速度和形态等血流动力学变化方面有重要的价值。

三、人体组织的声学特性

根据各种组织的声学特性，可将人体组织器官分为下列五种类型。

1. 无回声型 包括体内各种体液物质，如血液、尿液、胆汁、脑脊液、羊水、各种浆膜腔积液等。因其内部不存在声抗阻，不产生回波，表现为无回声暗区。

2. 低回声型 超声通过人体内一些结构均匀的组织时，反射回声较少，表现为低回声图像，如肌肉、脂肪、肾实质、子宫、卵巢、淋巴结和某些肿瘤等。

3. 等回声型 回声强度接近或等于灰标的中等亮度部分，如超声通过肝、胰腺、甲状腺等结构时，呈现均匀细小的中等强度回声。

4. 强回声型 超声通过结构复杂、排列不规则的实质性组织结构，如心内膜、心包、心瓣膜、大血管壁及某些肿瘤时，反射回声较多，呈现为粗大不均匀的强回声光点或光斑、光带等。

5. 全反射型 当超声到达软组织与含气组织或坚实致密的结构所形成的界面时，声波几乎全部从界面上反射回来，不能透射入下一组织。表现为很强的反射，后方的组织结构不能显示。例如，肺、胃肠道、骨骼、结石等。

由于超声波具有上述物理特性及人体组织的声学性质，从而在超声诊断仪上形成了诊断所需的回声图和声像图。

四、超声检查的方法及临床应用

超声检查根据扫描方式和所得图像的不同，主要有以下几种。

1. A型超声诊断法 即幅度调制型，目前已被B型超声诊断法所代替。

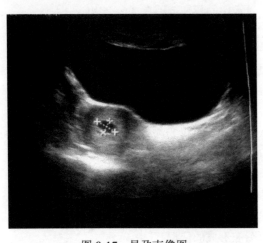

图 8-17 早孕声像图

2. B型超声诊断法 即辉度调制型，是一种超声显像诊断法，直接显示二维空间图像，故又称二维超声，能直接观察到器官的影像。B型超声诊断法具有实时、直观、形象、重复性强及操作方便等优点，已普遍应用于妇产科、泌尿科、消化系统和心血管系统等疾病的诊断，是目前临床上最常用、最基本的一种超声诊断法。临床应用广泛，其应用范围主要有：广泛应用于消化系统（肝、胆、脾、胰等）、生殖系统（子宫、卵巢等）、泌尿系统（肾、膀胱、前列腺等）、心血管系统等疾病的诊断；确定早期妊娠（图 8-17），鉴别胎儿是否存活，评估胎儿生长发育情况，诊断胎儿先天性发育异常和胎盘位置异常，检查节育环等；检测占位性病变及包块的大小、形态、物理性质；诊断各种积液（胸腔、腹腔、心包、肾盂等部位的积液）并评估积液量；在超声引导下行穿刺抽液、活检等介入性超声检查。

3. M 型超声诊断法 是将单声束超声波所经过的人体各层解剖结构的回声以运动曲线的形式显示的一种超声诊断法。主要用于检查心脏，可将运动的心壁、血管壁或瓣膜的活动情况记录下来，又称 M 型超声心动图。临床主要应用于心脏瓣膜疾病、先天性心脏病、冠心病、心包疾病及大血管疾病等的诊断。

4. D 型超声诊断法 是应用多普勒原理，将运动器官或血流中血细胞所产生的频移检出，以音频、频谱或图像方式显示出来的诊断方法。可以检测心血管内血液流动的方向、速度、性质、状态等信息，对各种先天性心脏病、心瓣膜病、血管是否有狭窄或闭塞均有重要诊断价值。

五、超声检查前的准备

1. 腹部检查 检查前 2 天内应避免行胃肠钡剂造影和胆系造影。肝、胆囊、胆道及胰腺检查者，要求检查前 1 天晚餐后禁食，次晨空腹排便后进行检查；胃的检查需饮水及服胃造影剂，以显示胃黏膜及胃腔。

2. 盆腔检查 包括妇科、产科、膀胱及前列腺等检查。检查前 2 小时饮水 500ml 以保持膀胱充盈。

3. 心脏、大血管及外周血管、浅表器官等部位的检查 一般不需特殊准备。

第 5 节 放射性核素检查

一、概 述

放射性核素检查是利用放射性核素的示踪原理及放射性测量技术，对体内组织器官的形态、大小与功能进行动态观察，并对那些曾认为无法分析的极微量而又有重要生物意义的物质进行精确定量的一种检查方法。该方法安全、简便、灵敏度较高，患者无痛苦。

二、诊 断 原 理

1. 体内检查法的诊断原理 放射核素或其标记物引入人体后，被脏器、组织摄取并能在其中停留足够时间，利用曲线图、平面或断层显像，了解组织、脏器的功能、代谢或血流灌注等情况。

2. 体外检查法的诊断原理 体外检查法是以放射性标记的配体为示踪剂，以竞争结合反应为基础，在试管内完成的微量生物活性物质的检测技术，最有代表性的是放射性免疫分析。

三、常用的放射性核素检查

1. 脏器显像及功能测定 甲状腺显像可准确估计甲状腺大小及重量，并了解甲状腺形态和位置，对甲状腺结节的性质加以区别。甲状腺摄 ^{131}I 率测定可用于诊断甲状腺功能亢进症、单纯性甲状腺肿、甲状腺功能减退症及亚急性非化脓性甲状腺炎等。脑平面显像主要用于血脑屏障受损的病变，如脑肿瘤、急性脑血管病、硬膜下出血的检查。脑血流灌注显像用于脑缺血、脑梗死、痴呆、癫痫等检查。肝显像可观察肝大小、位置、形态、功能和放射性分布情况，主要用于肝占位性病变如原发性肝癌、肝囊肿、肝脓肿及肝血管瘤等的检查。肾动态显像不仅可显示肾形态，还可显示肾血流灌注、实质功能和尿引流等方面的信息，临床应用于肾功能判断、有关肾疾病诊断、移植肾监测等。

2. 放射免疫分析 是利用放射性核素示踪技术和免疫反应的特点建立起来的一系列超微量分析技术，具有特异性强、灵敏度高、标本用量少、放射性核素不引入体内等优点，可以检测到 $10^{-12}\sim10^{-9}$ g 水平的物质，包括激素、生物活性物质、肿瘤标志物、药物等。

四、放射性核素检查前的准备

1. 脑平面显像 检查前给患者口服过氯酸钾 400mg，以封闭脉络丛、甲状腺、唾液腺等吸收示踪剂的组织，以免影响结果。

2. 甲状腺摄 ^{131}I 率测定 检查前停服含碘食物（海带、海蜇、紫菜等）及药物（碘含片、昆布、海藻等）4～6 周，并不得服用甲状腺片、抗甲状腺药（2 周）、抗结核药、溴剂、激素及避孕药。于检查当天早晨空腹服用 Na^{131}I 后，禁食 2 小时。

3. 肾动态显影 检查前 30 分钟饮水 300ml，并排空尿液以保证检查时有一定尿流量。

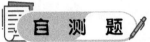

自测题

A$_1$ 型题

1. 有关 X 线的特性，下列哪一项是错误的（　　）
   A. 射频作用　　　　B. 荧光作用
   C. 摄影作用　　　　D. 电离作用
   E. 穿透性

2. X 线碘油造影前要进行的准备不包括（　　）
   A. 做碘过敏试验
   B. 了解有无心肾疾病史
   C. 了解有无过敏史
   D. 危重者要安排随行监护人员
   E. 备皮

3. 在进行磁共振成像检查前患者必须除去的物品是（　　）
   A. 发带　　　　　　B. 袜子
   C. 金属饰物　　　　D. 外衣裤
   E. 塑料物品

4. 对肺部疾病不宜选用的检查方法是（　　）
   A. 胸部透视　　　　B. 胸部 X 线摄片
   C. 胸部 CT　　　　D. 磁共振成像
   E. B 超

5. 磁共振成像检查的绝对禁忌证是（　　）
   A. 原因不明的昏迷者

B. 头痛、呕吐剧烈者
C. 怀疑纵隔病变者
D. 装有人工起搏器者
E. 有腹部包块者

6. 下列哪项宜做胃肠钡餐造影检查（　　）
   A. 疑有消化性溃疡者
   B. 反复上腹部腹痛原因不明者
   C. 疑有胃肠穿孔者
   D. 腹胀有肠蠕动者
   E. 近来服用铁剂治疗者

7. 体现人工对比的 X 线检查方法是（　　）
   A. 透视检查　　　　B. 摄片检查
   C. 造影检查　　　　D. CT
   E. 磁共振成像

8. B 超不能诊断下列哪个脏器的病变（　　）
   A. 肺　　　　　　　B. 胰腺
   C. 胆　　　　　　　D. 肝脾
   E. 肾

9. 疑为乳腺肿瘤，应选下列哪项检查（　　）
   A. X 线摄影　　　　B. 钼靶软射线摄影
   C. 胸部 X 线摄片　　D. 造影检查
   E. X 线透视

10. X 线摄影检查前的准备不正确的是

（　　）

    A. 充分暴露照射部位

    B. 摄片时要屏气

    C. 急腹症摄片前应清理肠道

    D. 创伤患者摄片时尽量少搬动

    E. 危重患者摄片必须有临床医护人员监护

A_3 型题

（11～13 题共用题干）

    孙先生，48 岁，反复无痛性血尿 3 个月入院。

    11. 要明确病因首选下列哪种检查（　　）

    A. 腹部 B 超　　　　B. 静脉肾盂造影

    C. CT　　　　　　　D. 腹部透视

    E. 腹部 X 线平片

    12. 如上述结果不明确，可进一步选择（　　）

    A. CT　　　　　　　B. 静脉肾盂造影

    C. 断层摄影　　　　D. 肾显像图

    E. B 超

    13. 做静脉肾盂造影检查前的准备工作中，下列哪项不妥（　　）

    A. 了解患者有无严重的心、肝、肾疾病

    B. 做碘过敏试验

    C. 向患者做必要的解释

    D. 清理肠道

    E. 不必限制饮水

（程飞飞）

第 9 章 护理病历书写

护理病历是有关护理对象的健康状态、护理诊断、护理措施及其效果评价等的系统记录，是运用护理程序对护理对象进行健康评估，把评估收集的资料进行分析、归纳和整理的书面记录。

书写护理病历的目的和意义：

1. 指导护理教学与科研　完整而规范的护理病历是理论与实践相结合的具体体现，是最为真实的教学素材。完整的护理病历也是护理科研重要的资料来源。

2. 指导临床护理实践　护理病历是对患者健康状况及其在住院期间病情演变过程的记录，是护理人员对患者的病情观察和实施护理记录的原始文字记载，是做出护理诊断、制订护理计划的重要依据，同时也是评价治疗和护理效果的依据。

3. 评价临床护理质量　护理病历可了解对患者的护理措施是否有效，是护理工作的具体体现，也是医院护理管理者的信息来源，是护理质量好坏的重要评价指标。

4. 提高法律依据　护理病历是护士实施护理过程的全面、真实的记录，是护士从事护理工作的主要证明文件，具有法律意义，也是医疗保险理赔、处理和解决医疗纠纷的重要依据。

护理病历书写的基本要求、格式与内容详见《基础护理学》相关章节。

（包春蕾）

实 训 指 导

实训1 一般状态、皮肤和淋巴结、头颈部评估

【实训目的】

1. 掌握一般状态、皮肤和淋巴结、头颈部评估的方法。
2. 熟悉一般状态、皮肤和淋巴结、头颈部评估的内容及临床意义。
3. 能正确记录所收集的资料并进行整理。

【实训学时】 1学时。

【实训准备】 手电筒、塑料尺、体温计、血压计、听诊器、护理记录单、无菌压舌板及棉签等。

【实训内容】

1. 一般状态评估 年龄、性别、生命体征、发育与体型、营养状态、意识状态、面容与表情、体位、步态。
2. 皮肤评估 皮肤颜色、湿度、弹性、皮疹、压疮、出血、蜘蛛痣、水肿。
3. 淋巴结评估 评估方法、淋巴结肿大的临床意义。
4. 头部、面部评估 头颅、眼、耳、鼻、口。
5. 颈部评估 颈部外形与活动、颈部血管、甲状腺、气管。

【实训方法】

1. 观看一般状态、皮肤和淋巴结、头颈部评估的录像。
2. 教师结合录像讲解注意事项并示教。
3. 学生2人1组，交互扮演评估者和被评估者，按顺序进行评估，教师巡回指导。
4. 教师抽查实训操作并点评。
5. 学生根据评估结果写出实训报告。

【注意事项】

1. 仪表端庄，态度和蔼。尊重、关心、体贴患者。
2. 操作要规范、熟练。
3. 实训报告书写应及时、完整、准确。

【实训作业】 完成实训报告。

一般状态、皮肤和淋巴结、头颈部评估实训报告

评估者：　　　　　　评估对象：　　　　　　日期：

一、一般状态

姓名：　年龄：　岁　性别：□男　□女

生命体征：体温　℃　脉搏　次/分　呼吸　次/分　血压　　mmHg

身高　　cm　体重　　kg

意识状态：□清醒　□嗜睡　□意识模糊　□昏睡　□昏迷　□谵妄

面容与表情：□正常　　□特殊面容（　　　　　　　　　　）

发育：□正常　　□异常（　　　　　　　　　）

体型：□匀称型　□瘦长型　□矮胖型

续表

营养状态：□良好　□中等　□不良　□恶病质

体位：□自动体位　□被动体位　□强迫体位（　　　　　　　　）

步态：□正常　□异常（　　　　　　　　）

二、皮肤

色泽：□正常　□发红　□苍白　□发绀　□黄染　□色素沉着　□色素脱失

湿度：□正常　□干燥　□潮湿　□多汗　□冷汗　□盗汗

弹性：□正常　□下降

完整性：□完整　□皮下出血　□压疮（　　　　　　）□其他（　　　　　）

水肿：□无　□有（　　　　　）　皮疹：□无　□有（　　　　　）

肝掌：□无　□有（　　　　　）　蜘蛛痣：□无　□有（　　　　　）

三、淋巴结　□正常　□肿大（　　　　　　　　）

四、头面部

头颅：□正常　□异常（　　　　　　　　）

眼睑：□正常　□水肿　□其他（　　　　　　　）

结膜：□正常　□水肿　□出血　□其他（　　　　　　）

巩膜：□正常　□黄染　□其他（　　　　　　）

瞳孔：□等大等圆　□不等大（左　　　mm，右　　　mm）

对光反射：□正常　□迟钝　□消失

眼球：□正常　□震颤　□突出　□下陷

鼻腔：□正常　□异常（　　　　　　　）

口唇：□红润　□发绀　□苍白　□疱疹

口腔黏膜：□正常　□出血点　□溃疡　□其他（　　　　　　　）

扁桃体：□正常　□Ⅰ°肿大　□Ⅱ°肿大　□Ⅲ°肿大

五、颈部

颈部活动：□正常　□受限　□颈项强直

颈静脉：□正常　□充盈　□怒张

气管：□居中　□右偏　　□左偏

肝颈静脉回流征：□阴性　□阳性

甲状腺：□正常　□Ⅰ°肿大　□Ⅱ°肿大　□Ⅲ°肿大

实训2　肺和胸膜评估

【实训目的】

1. 熟悉胸部常用的体表标志。

2. 掌握胸壁、胸廓与乳房评估及肺和胸膜评估的内容、方法，了解各种异常体征的临床意义。

3. 正确记录所收集的资料并进行整理。

【实训学时】　2学时。

【实训准备】　中性记号笔、塑料尺、软尺、听诊器、护理记录单、肺部模拟听诊仪。

【实训内容】

1. 视诊　胸部常用体表标志、胸廓外形、胸壁静脉、乳房、呼吸运动、呼吸频率、深度和节律。

2. 触诊　胸壁皮下气肿、压痛、乳房、胸廓扩张度、语音震颤、胸膜摩擦感。

3. 叩诊　正常胸部叩诊音、肺上界、肺下界、异常叩诊音。

4. 听诊　正常呼吸音、异常呼吸音、啰音、语音共振、胸膜摩擦音。

【实训方法】

1. 观看胸廓、胸壁、肺与胸膜评估的录像。

2. 教师结合录像讲解注意事项，并示教胸廓、胸壁、肺与胸膜评估方法。

3. 学生 2 人 1 组，交互扮演评估者和被评估者，按视诊、触诊、叩诊、听诊顺序进行评估，教师巡回指导。

4. 教师抽查实训操作并点评。

5. 学生利用模拟人进行肺和胸膜疾病异常体征的鉴别练习。

6. 学生根据评估结果写出实训报告。

【注意事项】

1. 仪表端庄，态度和蔼。尊重、关心、体贴患者。

2. 操作要规范、熟练，注意对称部位的比较。环境要安静、温暖。

3. 实训报告书写应及时、完整、准确。

【实训作业】　完成实训报告。

肺和胸膜评估实训报告

评估者：　　　　　　　评估对象：　　　　　　　日期：

一、视诊

胸廓外形：

胸壁静脉：□不显露　　　□显露、曲张

呼吸频率：　　　次 / 分

呼吸方式：□自主呼吸　□机械呼吸（　　　　　　　　）

呼吸节律：□规则　□不规则（　　　　　　）

呼吸困难：□无　□有　　吸氧：□无　□有

二、触诊

胸壁皮下气肿：□无　□有

胸壁压痛：□无　□有

胸廓扩张度：□对称　□不对称（　　　　　　　　）

语言震颤：□正常　□异常（　　　　　　）

胸膜摩擦感：□无　□有（　　　　　　　　）

三、叩诊

叩诊音：□正常　□异常（　　　　　　）

四、听诊

呼吸音：□正常　□异常

异常呼吸音：□无　□有（　　　　　　　）

啰音：□无　□干啰音　□湿啰音　□其他（　　　　　　　　）

胸膜摩擦音：□无　□有（　　　　　）

结论：

实训 3 心脏和血管评估

【实训目的】

1. 掌握心脏视诊、触诊、叩诊、听诊的内容和评估方法；熟悉心脏 5 个瓣膜听诊区的部位和听诊顺序；能区分第一、第二心音。

2. 掌握血管的评估方法。

3. 了解心脏疾病常见的异常体征。

【实训学时】 2 学时。

【实训准备】 多媒体教室、听诊器、直尺、标记笔、护理记录单、血压计、心脏模拟听诊仪。

【实训内容】

1. 视诊 心前区外形、心尖搏动。

2. 触诊 心尖搏动、心前区震颤、心包摩擦音。

3. 叩诊 叩诊方法、心浊音界。

4. 听诊 瓣膜听诊区位置、听诊顺序、听诊内容（心率、心律、正常心音、杂音与心包摩擦音）。

5. 血管评估 视诊、触诊、听诊。

6. 心脏疾病常见的异常体征 震颤、心包摩擦感、期前收缩、心房颤动、奔马律、第一心音和第二心音强度的改变、常见杂音和心包摩擦音。

【实训方法】

1. 观看心脏与血管评估的录像。

2. 教师结合录像讲解注意事项，并示教心脏与血管评估方法。

3. 同学每 2~3 人 1 组互相进行评估，教师巡回指导。

4. 在心脏模拟听诊仪上听诊心音、异常心音、常见杂音和心包摩擦音等。

5. 教师抽查实训操作并点评。

6. 学生根据评估结果写出实训报告。

【注意事项】

1. 仪表端庄，态度和蔼。尊重、关心、体贴患者。

2. 操作要规范、熟练。环境要安静、温暖，要充分暴露心前区。

3. 听诊要按顺序进行，反复辨听第一心音和第二心音。

【实训作业】 完成实训报告。

心脏和血管评估实训报告

评估者：　　　　　　评估对象：　　　　　　日期：

一、心脏评估

（一）视诊

心前区外形：

心尖搏动：□未见　　□可见，位置

（二）触诊

心尖搏动：

心前区震颤：□无　　□有（　　　　　　　　　　　　　　　　　　）

续表

心包摩擦感：□无　□有（　　　　　　　　　　　　　　）

（三）叩诊

心脏相对浊音界：□正常　□异常（　　　　　　　　　　　　　）

（四）听诊

心率：　　　次/分

心律：□齐　□不齐（　　　　　　　　　）

心音：□正常　□异常（　　　　　　　　　　　　）

额外心音：□无　□有（　　　　　　　　　　　）

杂音：□无　□有（　　　　　　　　　）

心包摩擦音：□无　□有（　　　　　　　　　　　　）

二、血管评估

脉搏：　　　次/分　　　　　　脉率：　　　次/分

血压：　　　　　mmHg

血管杂音：□无　□有（　　　　　　　　　）

周围血管征：□无　□有（　　　　　　　　　　）

结论：

实训 4　腹 部 评 估

【实训目的】

1. 熟悉腹部常用的体表标志及分区。

2. 掌握腹部评估的内容、方法及各种异常体征的临床意义。

3. 正确记录所收集的资料并进行整理。

【实训学时】　1学时。

【实训准备】　护理记录单、中性记号笔、塑料尺、软尺、听诊器、腹部模拟触诊仪。

【实训内容】

1. 视诊　腹部常用体表标志、腹部分区、腹部的外形、呼吸运动、腹壁静脉、肠型及蠕动波。

2. 触诊　体位、腹壁紧张度、压痛及反跳痛、腹部包块、肝、胆囊、脾、肾。

3. 叩诊　腹部叩诊音、肝叩诊及肝区有无叩击痛、胃泡鼓音区、膀胱叩诊及肾区有无叩击痛。

4. 听诊　肠鸣音、振水音、血管杂音。

【实训方法】

1. 观看腹部评估的录像。

2. 教师结合录像讲解注意事项，并示教腹部评估方法与顺序。

3. 学生2人1组，交互扮演评估者和被评估者，按顺序进行评估，教师巡回指导。

4. 教师抽查小组的实训操作并点评。

5. 学生根据评估结果写出实训报告。

【注意事项】

1. 仪表端庄，态度和蔼。尊重、关心、体贴患者。

2. 操作要规范、熟练。

3. 实训报告书写应及时、完整、准确。

【实训作业】 完成实训报告。

腹部评估实训报告

评估者：　　　　　　评估对象：　　　　　　日期：

一、视诊

外形：□正常　□凹陷　□膨隆（　　　　　　　　　）

呼吸运动：□胸式为主　□腹式为主

腹壁静脉：□不明显　□明显

胃肠型及蠕动波：□无　□有

二、触诊

腹肌紧张度：□正常　□增加　□减弱

压痛：□无　□有（　　　　　　　　）

反跳痛：□无　□有（　　　　　　　）

腹部包块：□无　□有（　　　　　　　）

肝大：□无　□有（　　　　　　　）

墨菲征：□无　□有（　　　　　　　）

脾大：□无　□有（　　　　　　　）

三、叩诊

肝区叩击痛：□无　□有（　　　　　　　　）

移动性浊音：□阴性　□阳性

肾区叩击痛：□无　□有 （　　　　　　）

四、听诊

肠鸣音：□正常　□活跃　□亢进　□减弱　□消失

振水音：□无　□有

血管杂音：□无　□有（　　　　　　　　）

结论：

实训 5　脊柱、四肢、神经反射评估

【实训目的】

1. 掌握脊柱、四肢、神经反射评估的内容与方法。

2. 了解异常反射、病理反射、脑膜刺激征的临床意义。

3. 正确记录所收集的资料并进行整理。

【实训学时】 1学时。

【实训准备】 护理记录单、叩诊锤、钝头竹签、棉签。

【实训内容】

1. 脊柱评估　弯曲度、脊柱压痛、叩击痛。

2. 四肢评估　有无畸形。

3. 浅反射评估　角膜反射、腹壁反射、跖反射。

4. 深反射评估　肱二头肌反射、肱三头肌反射、膝腱反射、跟腱反射。

5. 病理反射评估　巴宾斯基征、查多克征、奥本海姆征、戈登征。

6. 脑膜刺激征评估　颈项强直、凯尔尼格征、布鲁津斯基征。

【实训方法】

1. 观看脊柱、四肢、神经反射评估录像。

2. 教师示教脊柱、四肢、神经反射评估内容，强调评估要点及注意事项。

3. 学生 2 人 1 组，相互进行脊柱、四肢、神经反射的评估。

4. 教师巡回指导同学进行脊柱、四肢、神经反射的评估，并针对学生评估过程中存在的问题进行总结，必要时再次示教。

5. 学生将评估的内容及结果记录。

【注意事项】

1. 仪表端庄，态度和蔼。尊重、关心、体贴患者。

2. 操作要规范、熟练。

3. 实训报告书写应及时、完整、准确。

【实训作业】 完成实训报告。

脊柱、四肢、神经反射评估实训报告

评估者：　　　　　　评估对象：　　　　　　日期：

一、脊柱

脊柱弯曲度：□正常　□畸形　（　　　　　　　　）

活动度：□正常　□受限（　　　　　　　　）

二、四肢

四肢：□正常　□畸形（　　　　　　　　　）

活动度：□正常　□受限（　　　　　　　　）

三、神经系统

肌张力：□正常　□增强　□减弱

瘫痪：□无　□有（　　　　　　　　　）

（一）浅反射评估

角膜反射：□阴性　□阳性（　　　　　　　　　）

腹壁反射：□阴性　□阳性（　　　　　　　　　）

跖反射：□阴性　□阳性（　　　　　　　　）

（二）深反射评估

肱二头肌反射：□阴性　□阳性（　　　　　　　　）

肱三头肌反射：□阴性　□阳性（　　　　　　　　）

膝腱反射：□阴性　□阳性（　　　　　　　）

跟腱反射：□阴性　□阳性（　　　　　　　　）

（三）病理反射评估

巴宾斯基征：□阴性　□阳性（　　　　　　　　）

查多克征：□阴性　□阳性（　　　　　　　　）

奥本海姆征：□阴性　□阳性（　　　　　　　　）

戈登征：□阴性　□阳性（　　　　　　　）

（四）脑膜刺激征评估

颈项强直：□阴性 □阳性（ ）

凯尔尼格征：□阴性 □阳性（ ）

布鲁津斯基征：□阴性 □阳性（ ）

结论：

实训 6 心电图检查与分析

【实训目的】

1. 掌握心电图各导联的线路连接及心电图的描记方法。

2. 掌握正常心电图各波段、间期的形态及测量方法。

3. 熟悉心电图的分析步骤，初步识别正常与常见异常心电图。

【实训学时】 2 学时。

【实训准备】 心电图机、耦合剂、棉签、分规、护理记录单、正常心电图及心电图报告单。

【实训内容】

1. 心电图检查前患者的准备。

2. 心电图检查的电极连接与检查操作。

3. 正确阅读心电图——心电图各波段的测量及心电图报告单。

【实训方法】 观看心电图检查录像，再次熟悉心电图检查前患者的准备和心电图机的导线连接及检查操作。

教师示教心电图检查操作的一般流程，强调实践要点及注意事项。

分组、分角色进行心电图检查操作，实践中领悟心电图检查实践要点。

（1）患者方面的准备

1）进行心电图描记前，让患者静卧数分钟，使全身肌肉松弛，冬季应在比较温暖的环境中进行，以减少因肌肉震颤而引起的干扰。

2）对初次检查心电图者，操作前需做好解释工作，使患者明确心电图检查是无痛苦的，也没有危险性，以减少和消除心理上的紧张。

3）患者一般取平卧位，宜用木板床（宽度>80cm），摘去手表等金属物品。如用铁床，应注意绝缘，身体不可与其他任何导电体接触，可在床上垫上橡皮垫或塑料布，亦不能与墙壁和地面接触，以免受到干扰。

4）将四肢及胸前安放电极的部位擦洗干净，胸毛过多者需刮除，按部位逐一涂耦合剂，保持皮肤与电极良好的接触及导电性能。

（2）描记心电图的操作步骤

1）接好地线，以防交流电干扰并保障患者安全。

2）接好导联线，肢体导联的导线多为黑色，末端有红、黄、绿、黑四种颜色，并分别用 R、L、F、RF 字母标明，其中红色导线接右上肢、黄色导线接左上肢、绿色导线接左下肢、黑色导线接右下肢，上肢电极连接在患者前臂屈侧腕关节上方约 3cm 处，下肢电极连接在小腿下段内踝上方约 7cm 处。胸导联为白色导线，其末端有颜色标记，即红、黄、绿、棕、黑、紫，明确标注 V_1～V_6 导联，分别连在相应胸导联正电极的不同位置。

3）接通交流电源，打开电源开关，将导联变换器转至"零"点，预热 1～2 分钟后打开输入开关。

4）调定标准，输入定标电压 1mV＝10mm，走纸速度 25mm/s。

5）将导联变换器转至 T 处，此时可见记录笔随心跳而摆动。然后调整好基线，打开记录开关，依次记录Ⅰ、Ⅱ、Ⅲ、aVR、aVL、aVF、V_1～V_6 导联心电图。

6）记录完毕后，关上电源开关，整理好心电图机；在记录纸上注明姓名、性别、年龄、测定时间及导联等。

（3）心电图的阅读步骤

1）全面的一般性阅读：按顺序将心电图大致检查一遍，判断导线连接是否正确、标定电压及走纸速度是否准确、基线有无移动，是否存在伪差及干扰等，以正确评估心电图结果。

2）找出 P 波，确定是否窦性心律：测量 P-P 间期或 R-R 间期，判断心律是否整齐，根据公式计算出心率。

3）查看Ⅰ、Ⅲ导联 QRS 波的主波方向，大致判断心电轴有无偏移。

4）观察 P 波、QRS 波群、T 波、S-T 段的形态及方向，并分别测量时间、电压及 P-R 间期、Q-T 间期，与正常值进行比较，判断是否正常。

5）根据患者的年龄、性别、临床症状和体征，综合分析，做心电图评估，即心电图正常；心电图大致正常；可疑心电图；心电图不正常。

根据检查结果完成实训报告。

【注意事项】

1. 仪表端庄，态度和蔼。尊重、关心、体贴患者。

2. 操作要规范、熟练。环境要安静、温暖，要正确暴露心前区。

3. 电极连接要准确，电磁干扰要避免。

4. 实训报告书写应及时、完整、准确。

【实训作业】　完成实训报告。

心电图检查与分析实训报告

评估者：　　　　　评估对象：　　　　　日期：

心率：$=\dfrac{60}{|P\text{-}P|\text{或}|R\text{-}R|}=$　　次/分

心律：　　整齐/不整齐；心房率与心室率：　　　相同/不相同

1. P 波：有/无，方向（直立导联　　，倒置导联　　）

时间：　　电压：

2. QRS 波群：形态：　　，时间：　　，电压：

3. T 波方向与 QRS 主波方向：　　T 波：　　有　　无

4. U 波：　　有　　无

5. P-R 间期：

6. S-T 段：

7. 心电轴偏移：

结论：（心电图正常，大致正常，异常）

参 考 文 献

（美）托马斯，2004. 临床实验诊断学：实验结果的应用和评估. 吕元，朱汉民，沈霞，等译. 上海：上海科学技术出版社

高健群，2009. 健康评估. 第 2 版. 北京：科学出版社

李焕章，2006. 诊断学基础. 第 3 版. 北京：人民卫生出版社

刘华平，王玉玲，绳宇，2014. 护理评估技能实训. 北京：科学出版社

吕探云，2006. 健康评估. 第 2 版. 北京：人民卫生出版社

万学红，卢雪峰，2013. 诊断学. 第 8 版. 北京：人民卫生出版社

王峰，2015. 健康评估. 第 2 版. 北京：科学出版社

姚树桥，孙学礼，2008. 医学心理学. 第 5 版. 北京：人民卫生出版社

张淑爱，李学松，2015. 健康评估. 第 2 版. 北京：人民卫生出版社

赵桂芝，2002. 临床检验. 北京：人民卫生出版社

朱建宁，2013. 健康评估. 第 2 版. 北京：科学出版社

教学基本要求

一、课程性质和课程任务

健康评估是中等卫生职业教育护理、助产专业的一门必修的专业核心课程，是基础学科与临床学科之间的桥梁，是一门新型、交叉融合的应用学科，其理论知识丰富、临床实践性强，涉及护理学、心理学、社会学及行为学等多学科领域。健康评估在培养护理人员的全面素质和能力方面具有重要作用，是护士从事临床护理、社区护理和家庭护理必须掌握的基本理论、基本知识、基本技能。健康评估是研究个体或家庭对现存的或潜在的健康问题的反应的基本理论、基本技能和临床思维方法的学科。该课程的学习为学生顺利过渡到临床各专科护理学课程学习，以及毕业后从事临床护理、社区护理工作奠定良好的基础。

二、课程教学目标

（一）职业素养目标

1. 具有良好的职业道德和伦理观念，自觉尊重服务对象的人格，保护其隐私。

2. 具有良好的医疗安全与法律意识，自觉遵守医疗卫生、计划生育相关法律法规，依法实施护理措施。

3. 具有健康的心理和认真负责的职业态度，给予服务对象以人文关怀。

4. 具有勤学善思的学习习惯、细心严谨的工作作风、较强的适应能力，团队合作的职业意识及良好的沟通能力，关心、尊重、爱护患者。

5. 具有终身学习的理念，在学习和实践中不断地思考问题、研究问题、解决问题。

（二）专业知识和技能

通过教学，学生能独立进行问诊和体格检查，并能综合问诊、体格检查和实验室及其他辅助检查的结果，作出初步护理诊断 / 合作性问题，写出完整的护理病历。同时具备监测患者病情变化，预测疾病发展及危重并发症发生的能力。

1. 基本概念清楚，基本技能熟练，基本知识牢固。

2. 熟悉健康史的评估方法及内容，掌握症状的评估要点，能独立通过问诊收集病史。

3. 掌握身体状况评估的方法、内容及临床意义，能独立进行系统全面的身体状况评估，达到熟练、准确的程度。

4. 掌握心电图基本知识，能熟练地进行心电图操作，能区分正常和异常心电图，并初步判断常见异常心电图。

5. 掌握常用实验室检查的标本采集要求、正常参考值及异常结果的临床意义。

6. 熟悉常用影像学检查的应用指征及检查前后的护理。

7. 熟悉护理病历的书写格式及要求，能书写完整的护理病历。

8. 能够根据评估对象的生理、心理、社会等各方面的评估，提出初步护理诊断。

三、教学内容和要求

教学内容	了解	理解	掌握	教学活动参考
一、绪论				理论讲授
1. 健康评估的内容			√	多媒体
2. 健康评估的学习方法与要求	√			
二、健康评估的方法				理论讲授
（一）收集健康资料的方法				多媒体
1. 交谈		√		情景教学
2. 身体评估		√		
（二）健康史评估				
1. 健康史评估的方法和注意事项	√			
2. 健康史评估的内容		√		
（三）资料分析与护理诊断				
1. 资料分析		√		
2. 资料来源		√		
3. 资料分类		√		
4. 资料整理		√		
5. 提出护理诊断			√	
三、常见症状评估				理论讲授
（一）发热				多媒体
1. 病因及发生机制	√			情景教学
2. 临床表现		√		
3. 常见护理诊断/问题			√	
（二）咳嗽与咳痰				
1. 病因及发病机制	√			
2. 临床表现		√		
3. 常见护理诊断/问题			√	
（三）咯血				
1. 病因及发病机制	√			
2. 临床表现		√		
3. 常见护理诊断/问题			√	
（四）呼吸困难				
1. 病因及发病机制	√			
2. 临床表现		√		
3. 常见护理诊断/问题			√	
（五）水肿				
1. 病因及发病机制	√			
2. 临床表现		√		
3. 常见护理诊断/问题			√	
（六）恶心与呕吐				
1. 病因及发病机制	√			
2. 临床表现		√		
3. 常见护理诊断/问题			√	
（七）呕血与便血				
1. 病因	√			
2. 临床表现		√		
3. 常见护理诊断/问题			√	
（八）黄疸				
1. 病因及发病机制	√			
2. 临床表现		√		
3. 常见护理诊断/问题			√	
（九）意识障碍				
1. 病因及发病机制	√			
2. 临床表现		√		
3. 常见护理诊断/问题			√	
四、身体评估				理论讲授
（一）一般状态评估				多媒体
1. 性别	√			情景教学
2. 年龄	√			技能实践
3. 生命体征			√	
4. 发育与体型		√		
5. 营养状态		√		
6. 意识状态		√		
7. 面容与表情		√		
8. 体位		√		
9. 步态		√		
（二）皮肤、浅表淋巴结评估				
1. 皮肤评估			√	
2. 浅表淋巴结评估	√			
（三）头部、面部和颈部评估				
1. 头部		√		
2. 面部		√		
3. 颈部		√		
（四）胸部评估				
1. 胸部的体表标志		√		
2. 胸廓、胸壁和乳房评估	√			
3. 肺和胸膜评估			√	
4. 心脏评估			√	
5. 血管评估	√			
（五）腹部评估				
1. 腹部体表标志及分区		√		
2. 腹部的评估方法		√		
（六）肛门、直肠评估				
1. 体位		√		

教学内容	了解	理解	掌握	教学活动参考
2. 评估方法	√			
（七）脊柱、四肢与关节评估				
1. 脊柱评估	√			
2. 四肢与关节评估	√			
（八）神经功能评估				
1. 运动功能评估		√		
2. 感觉功能评估		√		
3. 神经反射评估		√		
五、心理与社会评估				理论讲授
（一）心理评估				多媒体
1. 心理评估的目的、意义与方法			√	情景教学
2. 心理评估的内容		√		
（二）社会评估				
1. 社会评估的目的及方法		√		
2. 社会评估的内容		√		
六、心电图检查				理论讲授
（一）心电图的基本知识				多媒体
1. 心电图导联与导联轴		√		情景教学
2. 心电图的组成与命名			√	技能实践
（二）正常心电图				
1. 心电图的测量	√			
2. 心电图各波段间期的正常范围		√		
3. 心电图的分析方法与临床应用		√		
（三）常见异常心电图				
1. 心房、心室肥大		√		
2. 心肌缺血		√		
3. 心肌梗死		√		
4. 药物和电解质紊乱对心电图的影响		√		
七、实验室检查				理论讲授
（一）血液检查				多媒体
1. 血液一般检查				情景教学
（1）红细胞计数和血红蛋白测定			√	
（2）白细胞计数及白细胞分类计数			√	
（3）血小板计数			√	
2. 血液其他检查		√		
（二）尿液检查				
1. 标本采集及注意事项			√	
2. 尿液一般性状检查		√		
3. 化学检查		√		
4. 显微镜检查		√		
5. 尿液其他检查		√		
（三）粪便检查				
1. 粪便标本采集与注意事项			√	
2. 粪便检查项目及临床意义		√		

教学内容	了解	理解	掌握	教学活动参考
（四）肾功能检查				
1. 肾小球功能检查		√		
2. 肾小管功能检查	√			
（五）肝功能检查				
1. 血白蛋白质代谢测定		√		
2. 血清胆红素代谢测定		√		
3. 血清酶测定		√		
（六）脑脊液及浆膜腔积液检查				
1. 脑脊液检查		√		
2. 浆膜腔穿刺液检查		√		
（七）临床常用生物化学检查				
1. 空腹血糖检查			√	
2. 口服葡萄糖耐量试验		√		
3. 血清总胆固醇测定		√		
4. 血清三酰甘油测定		√		
5. 血清脂蛋白测定		√		
6. 血清电解质检查			√	
7. 血清肌酸激酶测定		√		
8. 乳酸脱氢酶测定		√		
9. 血清淀粉酶测定		√		
（八）临床常用免疫学检查				
1. 病毒性肝炎标志物测定		√		
2. 肿瘤标志物	√			
八、影像学检查				理论讲授
（一）X线检查				多媒体
1. 概述		√		情景教学
2. 呼吸系统的X线表现		√		
3. 循环系统的X线表现		√		
4. 消化系统的X线表现		√		
5. 骨、关节系统的X线表现	√			
6. 计算机体层成像	√			
7. 磁共振成像	√			
（二）超声检查				
1. 超声波的定义	√			
2. 超声波的物理特性	√			
3. 人体组织的声学特性	√			
4. 超声检查的方法及临床应用	√			
5. 超声检查前的准备		√		
（三）放射性核素检查				
1. 概述	√			
2. 诊断原理	√			
3. 常用的放射性核素检查	√			
4. 放射性核素检查前的准备	√			
九、护理病历书写			√	

四、学时分配建议（54 学时）

教学内容	学时数		
	理论	实践	小计
一、绪论	1	0	1
二、健康评估的方法	3	0	3
三、常见症状评估	6	0	6
四、身体评估	13	7	20
五、心理与社会评估	2	0	2
六、心电图检查	6	2	8
七、实验室检查	10	0	10
八、影像学检查	4	0	4
九、护理病历书写	0	0	0
合计	45	9	54

五、教学基本要求的说明

（一）适用对象与参考学时

本教学大纲可供护理、助产等专业使用，总学时为 54 学时，其中理论教学 45 学时，实践教学 9 学时。

（二）教学要求

1. 本教材对理论教学部分要求有掌握、熟悉、了解三个层次。掌握：指对健康评估中所学的基本知识、基本理论有深刻的认识，并能灵活地应用所学知识分析、解释生活现象和临床问题。熟悉：指能够解释、领会概念的基本含义并会应用所学技能。了解：指能够理解、记忆所学知识。

2. 为了落实《"健康中国 2030"规划纲要》具体要求，做到思想性与特色性的结合、科学性与先进性的结合、理论性与实用性的结合、知识性与实效性的结合、教学性与自学性的结合，贯彻以培养能力为本位的教学理念。

（三）教学建议

1. 在教学过程中要积极采用现代信息技术及教学手段，加强直观教学，建立以学生为中心的自主学习模式，充分发挥教师的主导作用。加强学生公共卫生和全科医学教育，密切理论教学与实际联系，提倡早期接触临床，组织学生开展必要的讨论，增强学生的学习能力和分析问题能力，使学生加深对教学内容的理解和掌握。

2. 充分利用教学资源，结合标本、模型、活体、电教、多媒体等，采用讲授、演示、观察、讨论、微课引入等教学形式，做到文、声、像并茂，配合得当，直观鲜明，立体化呈现，充分调动学生学习的积极性，发挥学生的能动性，强化学生的动手能力和专业技能训练。

3. 建立科学的考试方法和教学评价制度，教学评价应通过课堂提问、单元测试、实验考核、期末考试等多种形式综合考评，注重对学生学习能力、动手能力、应用新知识能力的考核。

自测题参考答案

第1章

1. A 2. E 3. D 4. C

第2章

1. C 2. B 3. E 4. C 5. E
6. B 7. B 8. A 9. B 10. B
11. D 12. E 13. A 14. A 15. D

第3章

1. E 2. C 3. E 4. C 5. D
6. A 7. E 8. B 9. B 10. C
11. D 12. A 13. C 14. B 15. E
16. C 17. A 18. D 19. D 20. D

第4章

1. C 2. E 3. D 4. D 5. E
6. D 7. A 8. D 9. A 10. B
11. D 12. D 13. A 14. B 15. A
16. B 17. A 18. C 19. D 20. D
21. B 22. B 23. D 24. A 25. C
26. B 27. A 28. B 29. A 30. E
31. A 32. B 33. D 34. B 35. C
36. B 37. A 38. A 39. E 40. B

41. A 42. A

第5章

1. D 2. B 3. C 4. A 5. E
6. D

第6章

1. B 2. B 3. D 4. D 5. B
6. D 7. D 8. E 9. C 10. A
11. E 12. C 13. A 14. D

第7章

1. E 2. B 3. B 4. A 5. D
6. E 7. D 8. D 9. B 10. A
11. E 12. B 13. A 14. C 15. E
16. A 17. C 18. A 19. C 20. C
21. B 22. B 23. A 24. A 25. E
26. A 27. C 28. D 29. D 30. D
31. A 32. C 33. B 34. C

第8章

1. A 2. E 3. C 4. E 5. D
6. A 7. C 8. A 9. A 10. C
11. A 12. B 13. E